치과 임상의 힌트 Q&A

Dental Clinical Hint Q&A

도쿄 치과대학학회 치과학보 편집부 편
한 금 동 · 최 진 역

dh 대한나래출판사

DaehanNarae Publishing, Inc.

#1507 SK V1 Tower
Younmujang 5 gagil 25, Sungdong-gu,
Seoul 04782, Korea
TEL: +82-2-922-7080
FAX: +82-2-922-0841
E-mail: nrpub@naver.com
Website: www.dhpub.com

This book was originally published in Japanese under the title of:
Dental Outlook/Extra Issue. Rinsho no Hint Q&A
Edited by The Editorial Board of The Journal of the Tokyo Dental College Society

7-10, Honkomagome 1 Chome, Bunkyo-ku
Tokyo 113-8612, Japan

Printed in Korea

치과 임상의 힌트 Q&A

발행일 2019년 10월 10일
저자 도쿄 치과대학학회 치과학보 편집부
역자 한금동 · 최 진
발행인 최용원
편집디자인 유지원 · 이은의
표지디자인 유지원 · 이은의
교정 · 교열 김경미
발행처 **대한나래출판사** (등록 제2012-000051호/1994.6.10)
주소 서울시 성동구 연무장 5가길 25, SK V1 Tower 1507호 (성수동 2가 315-61)
전화 (02) 922-7080
팩스 (02) 922-0841
이메일 nrpub@naver.com
홈페이지 www.dhpub.com

ISBN 978-89-5741-685-3

정가 80,000원

머리말

도쿄 치과대학은 1890년부터 많은 임상 치과의사를 배출했고 연구측면에서도 커다란 성과를 거둬왔다. 도쿄 치과대학이 후원하는 학술연구단체인 도쿄 치과대학학회에서는 현재 격월로 기관지 "치과학보"를 간행하고 있다. "치과학보"는 1895년에 창간된 "치과의학총담"이 바탕이 되어, 도쿄 치과대학에서 실시한 연구·임상의 성과를 널리 공개하기 위한 학술잡지로 최신호는 이미 117권(Vol.117)까지 발행되었다.

치과 임상에 관한 Q&A는 현재도 "치과학보"에 연재되고 있는데, 도쿄 치과대학의 임상연수 치과의사들의 질문에 대해 제일선의 연구자·임상가인 도쿄 치과대학의 교원이 아주 쉽게 대답하는 형식으로 호평을 받는 기획이다. "치과 임상의 힌트 Q&A"는 이제까지 연재된 내용을 일부 첨가·수정하고, 앞으로 더 새로운 Q&A를 장려하는 목적에서 간행된 것이다. 그리고 이미 "치과학보"에 게재된 내용에 관해서는 그 성격상 첫 출간된 권(Vol.), 호(No.) 그리고 간행연도가 기록되어 있으나 이 책의 출판에 즈음해서는 대폭으로 첨가하고 수정했다.

이 책이 일상 임상의 재검토와 복습에 도움이 된다면 기쁠 것이다.

2017년 5월

도쿄 치과대학학회 치과학보 편집부

역자 약력

한 금 동

- 전남대학교 치과대학 졸업
- (현) 일곡열린치과의원 원장

최 진

- 전남대학교 치과대학 졸업
- 일본 심미치과협회 회원
- Basic Dental Practice Group(BDPG) 정회원
- (현) 서울미르치과의원 원장

역자 서문

이 책은 치과임상에서 흔히 접하는 궁금증에 대해 Q&A 형식으로 엮은 것입니다. 문답식으로 구성되어 있기는 하지만, 다양하게 접하는 임상에 대한 이론과 그 실천에 대한 체계적인 해설이 담겨 있습니다. 도쿄 치과대학은 설립된 지 100년이 넘는 역사가 있는데, 임상연구 성과를 이렇게 대외적으로 출간해온 것도 100년이 넘는다고 합니다. 그 일환으로 도쿄 치과대학이 후원하는 학술단체인 '도쿄 치과대학학회'에서는 그동안 발간해온 학술지("치과학보")에 실린 내용 가운데 중요한 것들을 추려 이 책으로 출간하게 되었습니다.

전문직으로서 치과의료에 종사한다는 것은, '평생학습을 통해 환자에게 더 나은 진료를 제공하려는 노력을 지속해야 한다'는 사명을 갖는 것이라고 합니다. 우리나라의 치과의사들도 학회, 연수회 또는 스터디그룹 등을 통해 임상능력을 높이기 위한 다양한 활동을 하고 있습니다. 물론 하루가 다르게 발전하는 신기술들을 익히기 위해서는 이러한 체계적인 학습도 필요하지만, 문답식 정리가 도움이 되는 경우도 상당히 많다고 생각합니다. 경험에 비춰보면, 임상에서 어려움이 있을 때 가장 먼저 하는 일이 동료나 선배에게 묻는 것이었습니다. 물론 다양한 치과 임상의 모든 영역을 몇 가지 항목으로 정리할 수는 없는 일이어서, 이 책을 통해 깊이 있는 결론을 얻기는 어려울 수도 있을 것입니다. 하지만 오랜 기간 호평을 받아온 기획물답게 다양한 주제들에 대해 쉽고 흥미로운 설명들로 채워져 있습니다.

환자와 대면하면서 발생하는 여러 가지 상황들이 소개되어 있고, 도해와 사진을 통한 설명들도 많아서 쉽게 이해할 수 있을 것입니다. 또한 전신질환과 치과 임상의 관계도 자세히 설명되어 있어 참고가 될 것입니다. 최신 재료-술식에 대한 내용도 계속 보완되고 있는데, 이런 내용의 기획을 100년 넘게 해오고 있다는 점도 놀라운 일입니다. 가볍게 읽을 수 있지만, 오랜 시간 축적된 알찬 내용들이 많아서 하나하나 읽다보면 임상에 큰 도움이 되리라 생각합니다.

역자들이 번역서를 소개하면서 어려움을 느끼는 것 중 하나가 용어에 대한 것입니다. 우리가 잘 사용하지 않는 용어들은 가능한 한 원서의 표현대로 옮겼습니다. 재료나 치료방법 중에는 우리에게 다소 생소한 것도 간혹 있지만, 전체적인 이해에는 별 어려움이 없을 것이라고 생각합니다.

덧붙여 언제나 좋은 임상 서적 출간을 위해 노력하고 계시는 대한나래출판사 최용원 사장님을 비롯해, 편집과 교정에 힘써 주신 모든 분들께 감사의 말씀을 드립니다.

이 책이 우리나라 임상가들에게 유용하게 읽히기를 기대해봅니다.

2019년 가을의 문턱에서

역자 일동

치과 임상의 힌트 Q&A

CONTENTS

CONTENTS

Question 1

총의치의 교합채득 순서와 주의사항에 대해 가르쳐 주십시오.

Answer

총의치의 교합채득이 어려운 이유는, 잔존치가 하나도 없으므로 교합고경 등 유치악일 때의 상태가 불분명하다는 점에 있습니다. 원점에서 시작합니다. 또한 교합채득이란 움직이지 않는 상악에 대해 움직이는 하악의 위치를 채득하는 것입니다.

간단하게 이야기하면, 하악은 근육에 의해서 두개골과 상악골에 그네처럼 매달려 있습니다. 따라서 하악위는 생체나 두위에 의해 영향을 받습니다. 이것도 교합채득을 어렵게 만드는 요인 중 하나입니다.

위의 사항을 염두에 두고 교합채득의 순서(그림 1-1)와 주의사항을 설명하고자 합니다.

교합상의 확인

교합상이 확실하게 제작되어 있지 않으면 교합채득이 잘 되지 않습니다. 교합상을 구강 내에 넣고 유지가 양호한지를 확인합니다.

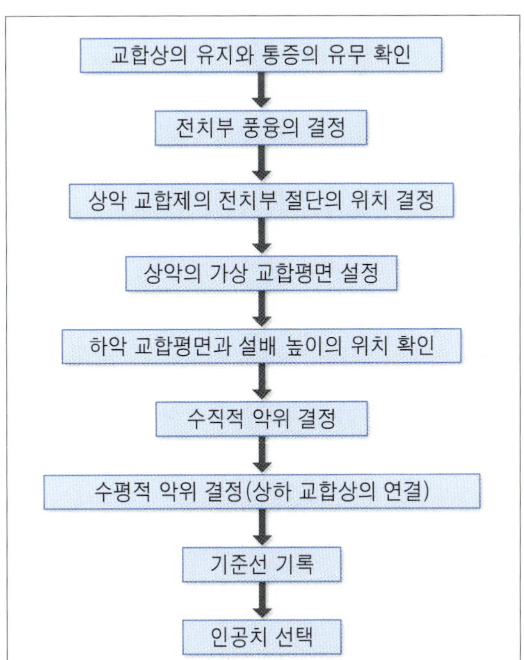

그림 1-1 교합채득의 순서.

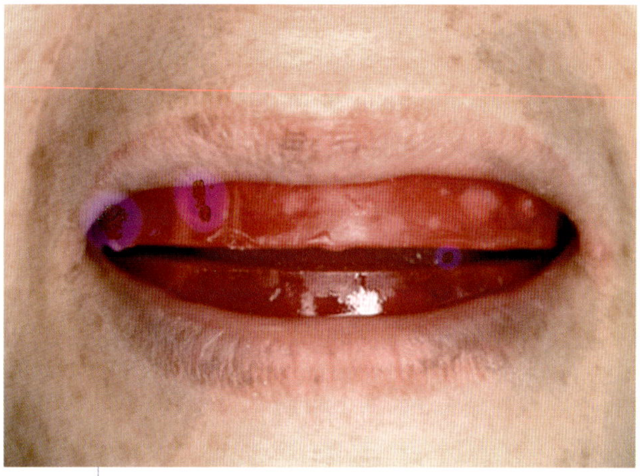

그림 1-2 이 증례에서는 상악 교합상의 전치부 절단에 해당하는 부위가 상순 하연보다 8mm 정도 하방에 있으므로 수정이 필요하다. 일반적으로 안정을 취할 때의 상순 하연보다 약 1~2mm 하방에 위치한다.

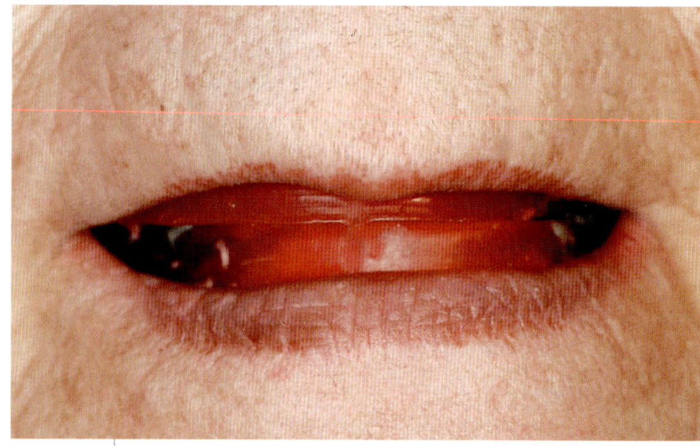

그림 1-3 상악 교합상을 상순 하연보다 2mm 하방이 되도록 수정했다.

예를 들어 유지가 나쁘면 하악안정위를 취할 수 없거나 교합시켰을 때 교합상이 이탈되는 일이 생깁니다. 인상이 정밀하게 채득되었는데도 유지가 나쁜 이유는 기초상의 적합이 나쁘기 때문이므로, 이러한 경우에는 분말형 점착제를 기초상 내면에 뿌려 유지를 얻도록 합니다.

또한 구강 내에 넣어 통증이 있으면, 환자는 그 부위를 피하려고 해서 하악위가 틀어지므로 통증의 유무를 확인합니다. 통증이 있는 경우에는 기초상을 조정합니다.

전치부 풍융의 결정과 상악 교합제의 전치부 절단 위치 결정

교합평면을 결정하기 전에 전치부의 풍융을 조정합니다. 이유는 인공치 선택과 배열의 기준으로 교합제를 이용하기 때문입니다. 상악 전치부의 풍융을 결정했으면, 일반적으로 안정을 취할 때의 상순 하연보다 1~2mm 하방에 상악 교합제의 전치부 절단의 위치를 설정합니다(그림 1-2, 1-3). 이와 같이 상악 교합제의 전치부 높이를 결정하고 나서 가상 교합평면을 설정합니다.

교합평면의 설정

가상 교합평면은 시상면에서는 Camper 평면과 평행하게 설정하고, 전두면에서는 동공간선과 평행하게 설정합니다. 하악 교합평면의 높이는 안정을 취할 때 설배의 높이에 맞추고, 협설 위치에 관해서는 설방(tongue space)을 침해하지 않도록 교합제의 폭을 조정합니다.

평균치 교합기를 사용하는 경우에는 필요가 없지만, 반조절성 교합기를 사용하는 경우에는 face bow를 통해 두개(보통은 Frankfort 평면을 기준으로 한다)에 대한 상악의 위치를 채득해 그것을 교합기로 옮깁니다. 이렇게 하면 술자가 교합기를 마주했을 때, 마치 직립한 상태의 환자를 마주하는 것과 마찬가지의 상태를 재현할 수 있으므로 특히 전치부를 배열할 때 중요합니다.

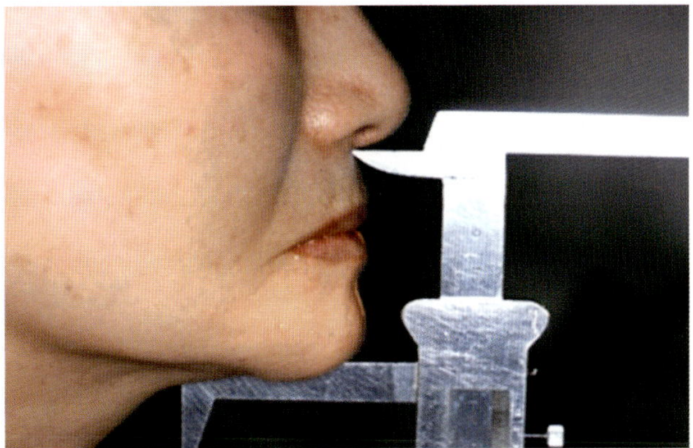

그림 1-4 수직적 악위를 결정하는 방법에는 여러 가지가 있는데, 이번에는 Willis의 안면계측, 다시 말해서 동공에서 구열(양 입술 사이)까지의 거리가 안정을 취할 때 비하점에서 턱끝까지의 거리와 같다는 이론을 이용했다.

교합채득

교합채득, 다시 말해서 중심위에서 상악에 대한 하악의 위치를 채득합니다. 먼저 하악안정위를 이용하는 방법이나 윌리스(Willis)의 안면계측법 등을 이용해 수직적 악위(교합고경)를 설정합니다(그림 1-4). 환자의 자세는 수평위가 아니라 수직좌위를 취하도록 하고, 두위는 Frankfort 평면을 바닥과 평행하게 합니다. 그리고 상·하악의 교합상을 구강 내에 넣었을 때 술자가 결정한 교합고경보다 높으면, 하악 교합상의 전치부에서 중앙 부근까지 또는 상악 교합상의 구치부에서 중앙 부근까지의 왁스를 제거해 결정된 교합고경이 되도록 수정합니다. 낮은 경우에는 반대로 하악 교합상의 구치부에 왁스를 쌓아 교합고경을 수정합니다.

수평적 악위를 결정할 때 교합제를 좌우 균등하게 연화하는 것이 어렵기 때문에 연화하는 부분이 되도록이면 적은 것이 간편합니다. 필자는 구치부만 교합하는 방법을 이용하므로 교합제 전후의 중앙인 5, 6번에 해당하는 부위의 왁스만 남기고, 나머지 부분인 1~4번과 7번의 후방에 해당하는 교합제는 2mm 정도 제거해 둡니다. 또는 교합제를 약간 낮게 만들어 두고 5, 6번에 해당하는 부위에 필요한 양만큼 왁스 등을 첨가해 교합시킵니다. 왁스는 제거하는 것보다 첨가하는 것이 간단하므로 하악의 교합제는 낮게 만드는 편이 좋을 것입니다(그림 1-5~1-7).

기준선의 기록과 인공치 선택

인공치 선택과 배열에 이용하는 기준선(정중선, 상순선, 하순선, 구각선)을 교합상에 기록합니다(그림 1-8). 치과의사가 이 과정을 하지 않으면 치과기공사는 상상으로 기공작업을 하게 되므로 시작할 때 수정이 어려워집니다. 기준선의 기록이 끝나면 상하 교합상을 연결하고 구강 외로 꺼낸 후, 상하 교합상의 후연이 접촉하지 않는 것을 확인하고 교합채득을 마칩니다.

교합채득을 하고 같은 날에 인공치를 선택합니다. 그렇지 않으면 치과기공사는 평균적인 인공치를 선택

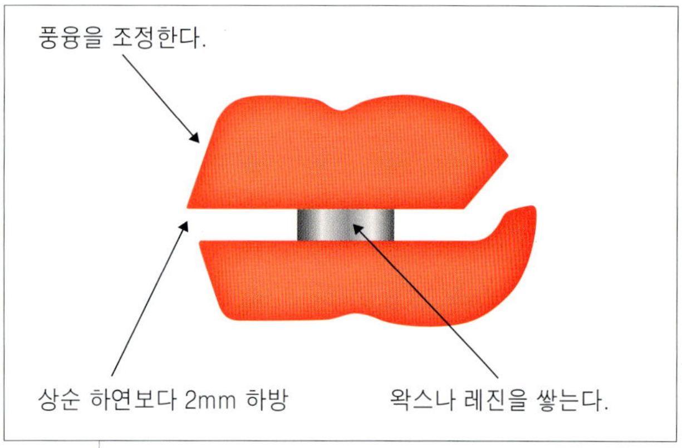

그림 1-5 전방에서 교합하지 않도록 하고, 또한 교합상의 안정을 고려해 5, 6번에 해당하는 부위를 교합시킨다.

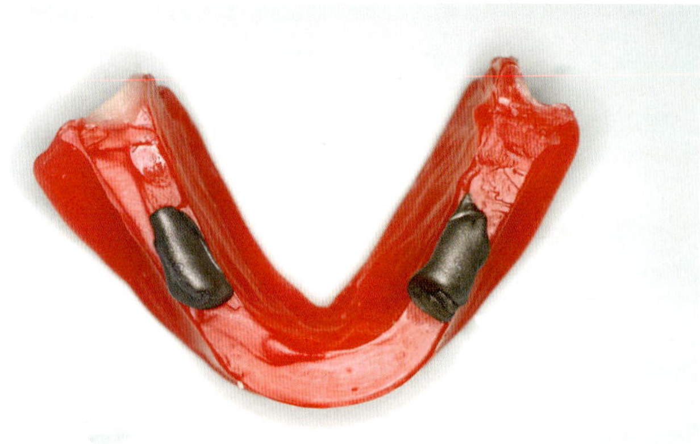

그림 1-6 낮게 설정된 하악 교합평면의 5, 6번 해당 부위에 연화한 알루왁스(Alu wax)를 올리고 교합시킨다.

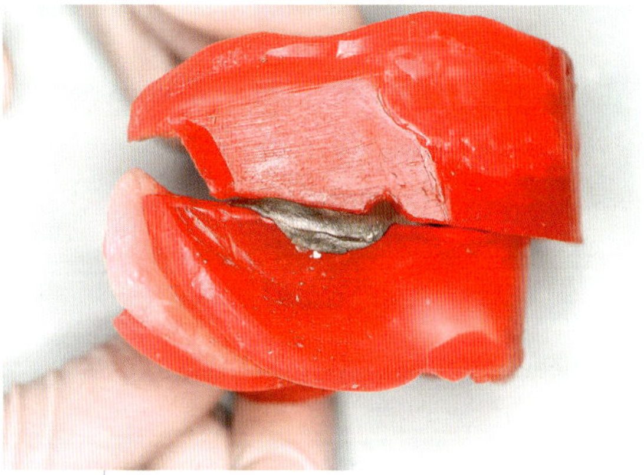

그림 1-7 상악 교합상에는 쐐기 모양의 홈을 만들어 둔다.

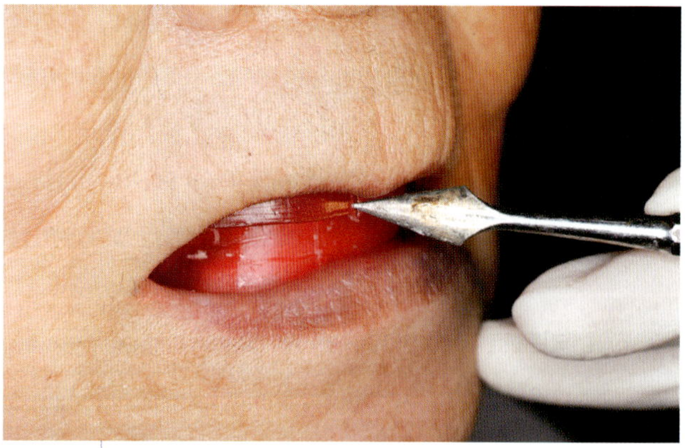

그림 1-8 인공치 선택과 배열을 위해 교합상에 기준선(정중선, 상순선, 하순선, 구각선)을 기록한다.

할 수밖에 없으므로 개개인에 맞는 인공치를 배열할 수 없습니다. 인공치 선택은 치과의사의 책임입니다. 상악 중절치의 형태는 환자의 정모를 참고하고, 길이는 기준선인 상순선보다 긴 것을 선택합니다. 또한 상악 6전치는 구각선을 참고하고, 하악 전치는 수평피개의 양으로 결정합니다. 구치부 인공치의 근·원심 폭은 견치의 원심에서 배열이 가능한 영역까지의 거리를 계측해 결정합니다. 인공치의 색조는 피부색을 참고하고 환자의 희망도 가미합니다.

Sakurai Kaoru(櫻井 薫)
도쿄 치과대학 노년치과보철학강좌
첫 출간: Vol.113 No.5 (2013)

Question 2

총의치의 근육 형성에 대해 가르쳐 주십시오.

Answer

총의치의 인상은 바람직한 외형, 다시 말해서 기능운동을 방해하지 않는 배려와 함께 의치상 하부 조직에 대한 부담 감소에 대해 배려할 필요가 있습니다. 그러기 위해서는 구강 내를 확실히 검사하고, 이에 기초하여 개인 트레이를 사용해 인상을 채득하는 것이 바람직하다고 생각합니다. '근육 형성'에 대해서도 개인 트레이 사용을 전제로 해설합니다.

개인 트레이를 설계할 때는 '의치상 점막면을 어떻게 표현할 것인가?', '의치상 변연을 어떻게 표현할 것인가?', '의치상 연마면을 어떻게 표현할 것인가?' 등을 생각해야 합니다. 의치상 점막면을 선택가압인상으로 표현하는 경우에는 구강 내 검사에서 얻어진 정보를 바탕으로 가압할 부위와 relief할 부위(flabby gum, 골융기, 골이 날카로운 부위, 절치유두, 이공 부위, 악설골근선 부위 등)를 결정합니다. 트레이와 점막 사이의 공간이 좁으면 강한 압력이 가해지고, 반대로 공간이 넓을수록 약한 압력이 가해집니다. 그러므로 의치가 기능할 때 교합저작압을 부담하는 가압 부위에는 spacer를 설치하지 않고, relief하는 부위에는 파라핀왁스 1장을 설치합니다.

근육 형성 인상으로 표현하는 부분은 의치상 변연입니다. 일반적으로 모델링 콤파운드를 이용하는 경우의 트레이 외형은, 진동선(ah line)과 구후융기를 제외하고 의치상 외형 예상선, 다시 말해 모형의 치은협이행부(치은순이행부)를 이은 선 또는 치조제와 구강전정의 이행부를 이은 선보다 3~4mm 짧게 제작합니다. 그러나 짧게 하는 정도는 재료에 따라 달라집니다. 또한 트레이 변연에서는 인상재가 흐르기 때문에, 상악 의치상 후연은 트레이를 진동선보다 5mm 길게 제작해 진동선 부위에 인상 압력이 가해지도록 합니다.

개인 트레이 제작의 주의사항으로는 다음 3가지를 들 수 있습니다.

① 트레이 변연의 폭이 두꺼운 경우에는 근육 형성을 할 때 기능운동에 장애가 되므로 필요 이상으로 두꺼워지지 않도록 한다.

② 트레이 외형은 의치상 외형 예상선을 기준으로 해야 한다.

③ 치조제의 흡수가 심하고 평탄한 경우에는 근육 형성을 할 때 입술의 압력이나 혀의 압력이 가해지지 않아 적절한 변연형태를 얻을 수 없다. 따라서 wax rim 형태의 개인 트레이를 제작한다.

구강 내에 개인 트레이를 시적한 후에 근육 형성 인상을 채득합니다. 여기서는 모델링 콤파운드를 이용하는 경우에 대해 설명합니다. 하지만 유동성이 낮은 실리콘고무 계열 또는 막대 모양의 hydroplastic 재료 등을 이용하는 경우에도 술식은 동일합니다.

상악의 근육 형성은 3개 구역으로 나누어 좌측 구치부, 전치부, 우측 구치부의 순서로 시행합니다(그림

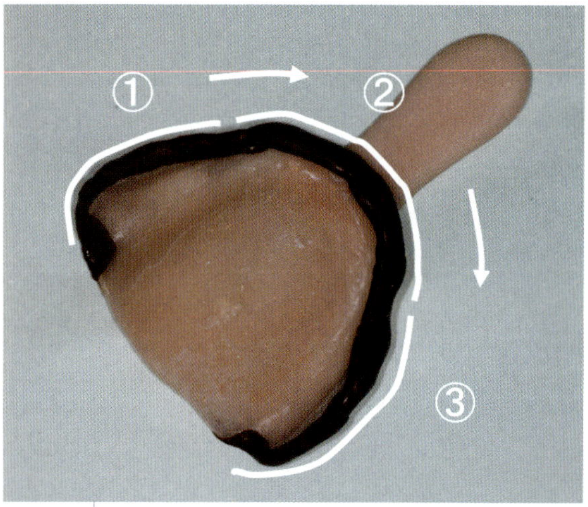

그림 2-1 상악의 근육 형성.

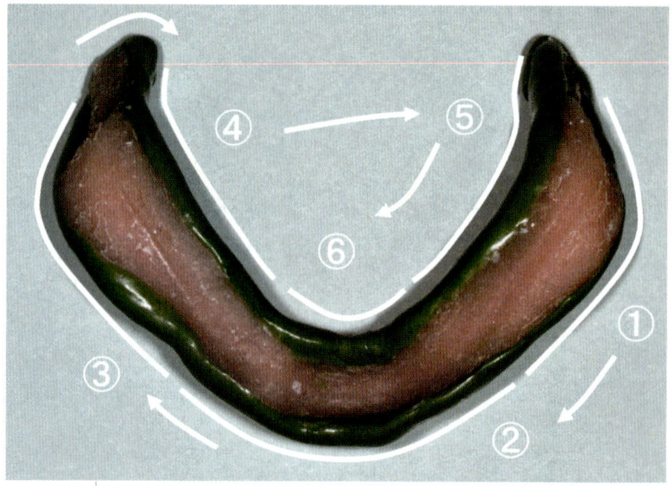

그림 2-2 하악의 근육 형성.

2-1). 먼저 트레이를 건조시킨 후 토치로 끝만 연화한 막대 모양 모델링 콤파운드를 트레이 변연에 쌓아 올립니다. 그것을 약 60°C의 온수에 담근 후 구강 내에 압접합니다.

상악 구치부의 근육 형성에서는 먼저 개폐구운동, 빠는 동작 및 측방운동을 하도록 해 익돌하악주름을 인기합니다. 이어서 하악골 근육 돌기 부분의 운동을 인기하기 위해 측방운동과 전후운동을 하도록 합니다. 협근의 운동과 협소대의 인기를 위해서는 빠는 동작과 개폐구운동을 하도록 합니다.

이때 근육 형성을 한 부위에서 트레이가 노출된 경우에는 트레이 변연이 너무 길기 때문에 삭제합니다. 반대로 구강 내를 직시해 근육 형성이 부족한 경우에는 모델링 콤파운드를 추가해 근육 형성을 반복합니다. 또한 모델링 콤파운드가 트레이 내부로 밀려들어 간 경우에는 이 부위에 강한 압력이 가해지므로 제거합니다.

협소대의 인기를 위해서는 입술 돌출과 구각을 당기는 움직임이 필요합니다. 상악 전치부는 상순소대를 명확하게 인기해야 합니다. 그러나 고령 환자가 스스로 하는 운동으로는 상순소대의 인기가 불충분한 경우가 많으므로, 이때는 술자가 트레이를 유지한 상태에서 손가락으로 입술을 전후좌우로 움직여 다시 한 번 인기합니다.

다음으로 하악의 근육 형성은 6개 구역으로 나누어 좌측(또는 우측) 구후융기에서 협소대 부위, 전치부 순측, 반대쪽 구후융기에서 협소대 부위, 우측(또는 좌측) 설측 의치상 후연 부위, 반대쪽 설측 의치상 후연 부위, 한쪽 악설골근선에서 반대쪽 악설골근선까지의 순서로 시행합니다(그림 2-2).

구후융기에서 협소대 부위에 걸치는 곳은 구후삼각 부위, 교근의 움직임, 협붕 부위가 중요합니다. 구후융기 부위의 후방 1/3에는 구치선이 존재하므로 피압변위성이 풍부합니다. 후연의 봉쇄성을 도모하기 위해, 구후융기 후방 부위는 개구운동을 하도록 해 긴장시켜서 인기합니다. 대구치 후방의 교근은 폐구할 때 수축하여 전방에 있는 협근을 눌러 의치가 탈락하는 원인이 되기 때문에, 교근의 긴장을 유도하기 위해 폐구운동을 하도록 해 인기합니다. 협붕 부위는 빠는 동작과 구각을 당기는 움직임을 하도록 해 변연을 형성합니다.

하악 전치부 순측은 협소대, 하순소대, 이근 부착부를 인기합니다. 협소대와 하순소대는 협점막을 강하게 당겨 올린 상태에서 상하좌우로 움직여 인기합니다. 치조제의 흡수가 진행되면 이근 부착부는 상대적으로 치조정에 가까워집니다. 입술을 너무 강하게 내밀면 전치부 인상영역이 모두 가동 조직이 되기 때문에 입술내밀기나 구각당기기 등은 기능운동의 범위에서 그칩니다. 또한 의치상 변연이 두꺼운 경우에는 이근의 작용으로 의치가 탈락하는 원인이 되므로 주의가 필요합니다.

설측 의치상 후연 부위는 트레이를 구강 내에 넣고 손가락으로 모델링 콤파운드를 늘린 후, 혀끝으로 윗입술 안쪽을 가볍게 핥도록 해서 인기합니다.

한쪽 악설골근선 부위에서 반대쪽 악설골근선 부위까지는 트레이를 유지한 상태에서 혀끝으로 윗입술 안쪽을 좌우로 크게 핥거나 연하운동을 하도록 해 악설골근선의 긴장상태 및 설소대를 인기합니다.

Ogami Koichiro(大神浩一郎), Sakurai Kaoru(櫻井 薫)
도쿄 치과대학 노년치과보철학강좌
첫 출간: Vol.111 No.3 (2011)

Question 3

중간 결손 의치에서 인상채득의 유의점을 가르쳐 주십시오.

Answer

중간 결손 증례에서 가철성 의치를 제작할 때의 인상채득은 난이도가 낮다고 생각해 경시하기 쉽습니다. 일반적으로 중간 결손 의치는 치근막지지 양식이 되기 때문에 근육 형성이 필요 없는 증례가 많은 것이 분명합니다. 따라서 '중간 결손 의치의 인상채득은 간단하다'고 생각하는 분이 계실지도 모릅니다.

그러나 그것은 인상 기술이 단순한 것일 뿐입니다. 구강 내 검사만 시행하고 느닷없이 최종인상을 채득해 설계도 하지 않고 치과기공소에 모형을 보내는 방식으로는, 환자에게 절대 좋은 의치를 제공할 수 없습니다. 중간 결손 의치라고 해도 유리단 의치와 마찬가지로 신중함을 가지고 임해야 할 것입니다.

진단용 모형에서 중간 결손 의치의 설계가 결정되면 개인 트레이를 설계합니다. 개인 트레이 설계에서는 relief의 위치와 양, 트레이 외형, stopper의 위치를 결정합니다. 중간 결손 의치는 원칙적으로 치근막지지 양식의 의치입니다. 치근막지지 의치는 치조제 점막에서 의치를 지지할 필요가 없으므로 점막을 가압할 필요가 없습니다. 따라서 치아 및 점막 모두 해부학적 인상을 채득해야 하는데, 그러기 위해서는 치아 및 점막 부위에 spacer로 파라핀왁스 1장을 압접합니다.

근육 형성을 시행하는 부분의 개인 트레이 외형은 의치상 외형 예상선보다 3mm 짧게 설정합니다. 중간 결손 의치라고 해도 하악 전치 설측에 lingual bar 등의 주 연결장치를 설정하는 경우에는 근육 형성이 필요합니다. 그 외의 부위에서는 치경부(또는 치조정)에서 치은협이행부까지 거리의 2/3 위치를 외형으로 설정합니다. Stopper의 위치는 유지장치가 설정되는 치아를 가능하면 피하고 전후좌우로 균등하게 배치합니다.

개인 트레이를 제작할 때는 개인 트레이용 상온중합 레진(트레이 레진)을 이용합니다. 인상재로는, 근육 형성을 위해서는 모델링 콤파운드를 사용하고 그 외의 부분에는 실리콘고무 인상재가 사용됩니다. 일반적으로 실리콘고무 인상재는 regular type과 injection type이 있는데, 중간 결손 의치의 인상에서는 regular type이 적절할 것입니다.

그러나 심한 언더컷이 있거나 치주질환으로 인한 동요치아가 있는 경우에는 탄성이 좋은 알지네이트 인상재를 사용합니다. 알지네이트 인상재를 사용하는 경우에도 기성 트레이가 아니라 개인 트레이를 이용해 인상을 채득하는데, 언더컷의 양에 따라 실리콘고무 인상재를 사용할 때보다 더 많은 양의 spacer를 부여합니다.

실리콘고무 인상재, 알지네이트 인상재 모두 모델링 콤파운드나 트레이 레진과는 접착하지 않으므로 각각의 인상재에 맞는 접착제를 바를 필요가 있습니다.

인상을 채득할 때는 잔존치의 하부 고형공극이나 커다란 언더컷은 유틸리티왁스 등을 이용해 block out을 합니다. 이때 유지장치의 tip이 설정되는 부분을 block out 재료로 덮지 않도록 주의가 필요합니다.

또한 결손치에 인접한 치아나 유지장치를 설정한 치아의 주위뿐만 아니라 반드시 치열 전체를 block out을 합니다. 왜냐하면 인상체를 구강에서 제거할 때 언더컷 때문에 인상재가 개인 트레이에서 박리되어 인상이 변형되기 때문입니다. 비록 박리된 부위가 결손 부위에서 멀리 떨어진 위치라고 해도 이로 인해 교합면 형태가 정확히 재현되지 않아, 작업모형이 부정확한 위치에서 교합기에 부착되거나 의치에 교합접촉이 부적절하게 부여되는 원인이 되기 때문입니다.

Ueda Takayuki(上田貴之), Sakurai Kaoru(櫻井 薫)
도쿄 치과대학 노년치과보철학강좌
첫 출간: Vol.109 No.6 (2009)

Question 4

유리단 결손 증례의 인상법을 가르쳐 주십시오.

Answer

유리단 결손의 특징은 원심에 지대치가 없으므로 치아와 의치상 하부 점막에 의한 복합지지 양식이라는 점입니다. 따라서 인상채득에서는 지대치에 관한 것, 의치상 하부 점막에 관한 것 및 의치상 변연과 연결장치에 관한 것을 모두 고려합니다.

인상채득의 기본 방침은 다음과 같습니다.

① 의치상 면적의 확대
② 가동 부위 및 주위 근육의 압력 등에 대한 대응
③ 부담 압력의 균등화
④ 치아와 점막의 피압변위량 차이의 조정 고려

먼저 인상을 채득하기 전에 진단용 모형에서 의치의 착탈 방향을 결정하고, surveying과 설계를 합니다. 그리고 레스트 seats의 형성, clasp arm의 공간 확보를 위한 형성, proximal plate 설치를 위한 guide plane 형성, 또한 언더컷 양이 부족하면 dimple을 형성하는 등 전 처치를 해둡니다.

기능할 때의 의치상 하부 점막의 상태 또는 주 연결장치의 설치 장소를 고려하면 반드시 개인 트레이를 제작해야 합니다. 의치상 점막면에 관해서는, 유리단 부분은 가압인상(가압 부위에 spacer를 설치하지 않고 개인 트레이를 제작하거나 개인 트레이의 유리단 부분 전체에 모델링 콤파운드를 이용한다)을 하고, 주 연결장치 부위는 가압하지 않습니다. 또한 잔존치도 가압하지 않습니다(파라핀왁스를 이용해 spacer를 설치).

의치상 면적의 확대 그리고 가동 부위 및 주위 근육의 압력 등에 대응하기 위해 근육 형성 인상을 채득하는 부위는, 유리단 부분의 의치상 변연 해당 부위와 하악의 주 연결장치가 위치하는 혀와 치조점막의 이행부, 그리고 bar clasp의 arm이 위치할 가능성이 있는 부위입니다. 근육 형성을 할 때 환자에게 시행하는 운동은 기능할 때의 운동을 방해하지 않는 움직임, 다시 말해서 저작, 발음, 연하를 고려한 움직임입니다.

중간 결손 의치도 마찬가지이지만, 인상체를 구강에서 제거할 때 일어나는 변형을 피하는 의미에서 치간 고형공극 부위는 기본적으로 block out을 할 필요가 있습니다. 특히 치간 고형공극이 큰 경우에는 인상체를 구강에서 제거할 때 그 부위가 찢어지므로 유틸리티왁스 등으로 불필요한 언더컷 부위를 막아 둡니다. 그러나 clasp arm tip 부위까지 block out 재료가 침범하지 않도록 합니다.

근육 형성을 할 때는 모델링 콤파운드(전용의 실리콘고무 계열 인상재도 가능)를 이용하고, 정밀인상을 채득할 때는 실리콘고무 계열이나 폴리에테르고무 계열의 인상재를 이용합니다.

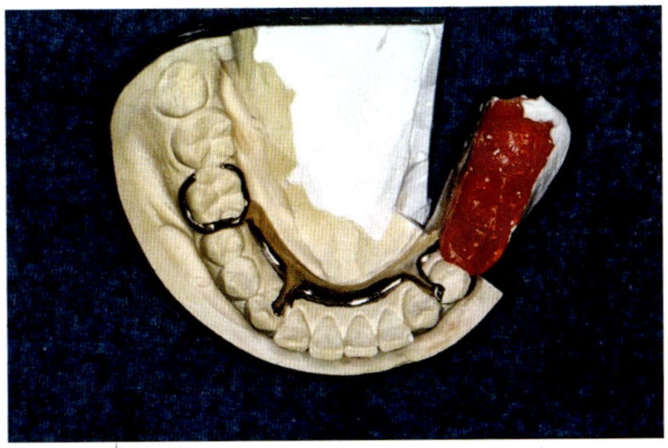

그림 4-1 작업모형에 되돌린 금속 프레임워크.

특히 하악 유리단 결손 증례에서는 altered cast technique(모형개조 인상법, 모형수정 인상법)이 적합합니다. 이 방법은 실제로 사용할 때와 같이 가압한 상태에서 의치상 하부 점막 부위를 채득하는 인상이므로 지지기능이 보강됩니다. 특히 금속상 의치인 경우에 효과가 있습니다. 먼저 정밀인상으로 얻어진 작업모형에서 유지장치와 연결장치 등 금속 프레임워크를 제작하고, 주조된 금속 프레임워크의 의치상에 해당하는 부분에 레진을 이용한 기초상과 그 위에 왁스로 교합제를 완성해 교합채득을 합니다. 그리고 그것을 트레이 삼아 흐름성이 좋은 인상재를 이용해 교합압을 가하면서 유리단 부분만 다시 인상을 채득합니다. 그 후 금속 프레임워크 제작에 사용한 작업모형의 유리단 부분을 제거하고, 인상채득이 끝난 금속 프레임워크를 그 작업모형에 되돌립니다(그림 4-1). 그리고 인상이 채득된 부분에 다시 경석고를 부어 중합에 이용하는 작업모형을 완성합니다.

Sakurai Kaoru(櫻井 薫)
도쿄 치과대학 노년치과보철학강좌
첫 출간: Vol.110 No.2 (2010)

Question 5

엇갈린 교합의 교합채득 순서와 주의사항에 대해 가르쳐 주십시오.

Answer

엇갈린 교합이란 '상·하악에 잔존치가 있는데도 불구하고, 서로가 교합되지 않아 교두감합위를 상실한 교합'을 말하는데, 결손 부위에 따라 몇 가지로 분류됩니다. 여기서는 엇갈린 교합에서 공통적으로 보이는 문제점과 주의사항, 그리고 종류별 교합채득 술식 및 주의사항을 설명하고자 합니다.

Miyaji(宮地)의 교합3각에서는 엇갈린 교합을 area D로 분류하는데, 보철치료를 할 때 가장 난이도가 높은 교합관계로 알려져 있습니다. Eichner의 분류에서는 C1(상·하악에 잔존치가 있지만 교합접촉이 없는 상태)에 해당하고, 아래에 기록한 3가지 종류가 있습니다.

① 전후로 엇갈린 교합: 전방 치아와 후방 치아가 엇갈려 교합위가 유지되지 않는 증례
② 좌우로 엇갈린 교합: 좌측 치아와 우측 치아가 엇갈려 교합위가 유지되지 않는 증례
③ 복합적으로 엇갈린 교합: 전후로 엇갈린 교합과 좌우로 엇갈린 교합의 요소가 복합된 증례

Miyaji는 공통되는 문제점으로 아래와 같은 점을 들고 있습니다.

① 교합지지의 상실
② 상·하악에 모두 긴 유리단 결손이 있다(수압인자).
③ 결손 부위와 대합하는 곳에 다수의 치아가 있다(가압인자).

엇갈린 교합에서는 vertical stop의 상실로 인해, 보철물을 매개로 의치상 하부 점막에서 모든 교합력을 받아들여야 합니다. 잔존치와 의치가 교합하는 경우는 상·하악 의치가 서로 교합하는 경우와 비교해 커다란 교합력이 의치상 하부 점막에 가해지기 때문에 짧은 시간에 치조골흡수가 야기되는 경우도 적지 않습니다.

또한 잔존치의 위치나 형태에 따라 인공치 배열에 제약이 생기는 문제도 있습니다(그림 5-1, 5-2). 상·하악의 잔존치가 약간의 차이로 엇갈린 경우에는 그 잔존치를 서로 교합시키려는 습관이 생긴 경우도 많아 악위를 잘못 설정하는 경우가 있습니다(그림 5-3). 이러한 증례나 부적합한 의치를 오랜 기간 사용한 증례 등은 먼저 이전 의치를 수리하고 조정해 악습관을 제거한 후, 새로운 의치의 제작과정에 들어가는 것이 필요합니다. 또한 잔존치가 정출된 경우도 많아서 교합평면이나 악위를 설정할 때의 기준이 되지 않는 것도 엇갈린 교합의 난이도를 올리는 요인 중 하나입니다. 이와 같은 증례에서는 치관치근비와 흐트러진 교합평면을 개선하는 목적의 전 처치로서 잔존치에 치관보철물을 수복하는 것도 고려해야 합니다.

이처럼 엇갈린 교합 증례는 교합지지가 있는 보통의 증례보다 수압인자와 가압인자 모두 조건이 나쁘기 때문에, 적절한 전 처치나 유지관리를 하지 않으면 유지장치의 파손 또는 이에 동반하는 의치의 침하

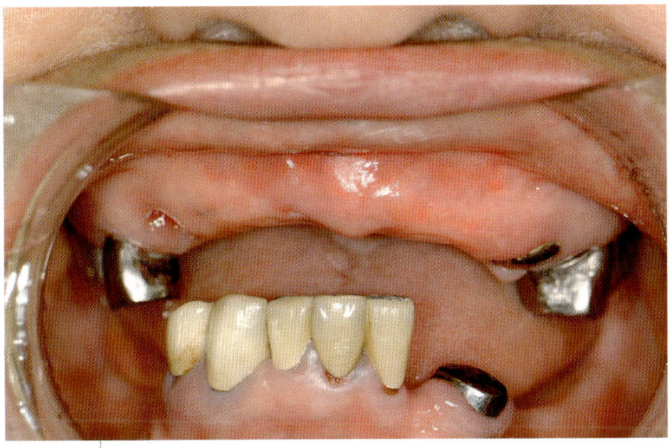

그림 5-1 전후로 엇갈린 교합의 일례.

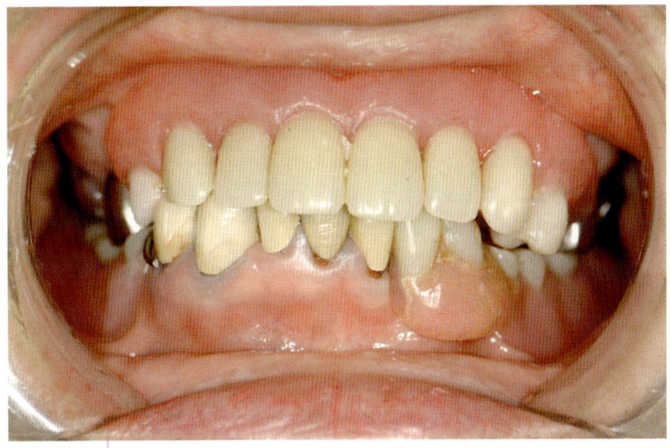

그림 5-2 의치의 침하로 인해 흐트러진 교합평면.

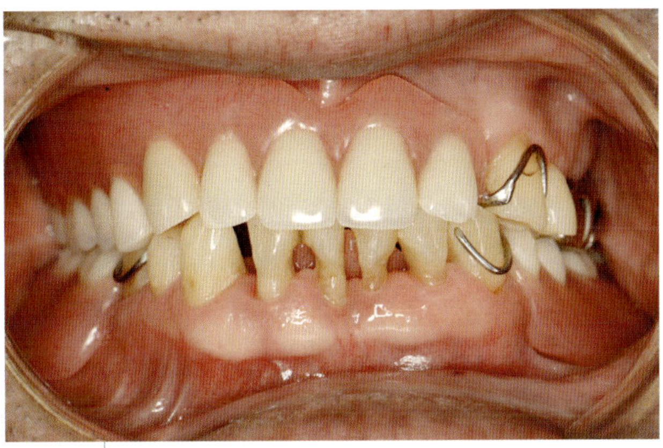

그림 5-3 좌측 상하 견치만 교합하는 증례.

가 일어나 짧은 기간에 교합붕괴를 초래할 위험성도 커집니다.

계속해서 앞에서 서술한 엇갈린 교합의 종류에 맞는 증례를 제시하고, 각각의 경우에서 교합채득을 할 때의 술식과 주의사항을 설명하고자 합니다.

전후로 엇갈린 교합(예: #14~17, 24~27, #33~43 잔존 증례)

하악 교합상을 상악 잔존치와 교합시켜 악간관계를 기록합니다. 교합채득을 할 때 하악 교합상은 안정되므로 비교적 쉽게 채득할 수 있습니다. 다만 교합위를 유지하는 잔존치가 없으므로 수직적·수평적 악간관계는 무치악 증례의 기준에 따라 주의 깊게 결정할 필요가 있습니다.

상악 교합상은 하악 잔존치와 교합시키지 않고 상악 전치부 설측경사의 기준이나 정중선, 하순선의 기록 등으로 사용합니다.

좌우로 엇갈린 교합(예: #24~27, #44~47 잔존 증례)

교합채득을 할 때는 상하 교합상의 좌우에서 한쪽에만 압력이 가해지므로 상·하악 교합상의 안정이 상실되기 십상입니다. 교합되어 있는 상태에서는 설측이나 구개측을 확인할 수 없으므로, 교합상이 약간 전복되어도 전복된 것을 알아채지 못합니다. 따라서 잔존치의 언더컷 부위로 변연을 연장한 기초상, 유지장치를 조합한 기초상, 금속상을 이용한 교합상 등을 사용해 전복을 방지합니다.

상·하악의 교합상을 동시에 연화해 교합시키는데, 물리는 양도 균등하게 할 필요가 있기 때문에 연화 전에 좌우 교합제의 높이를 조절해 둘 필요가 있습니다. 예비 인상채득과 동시에 putty type의 인상재 등을 사용해 대략적인 교합채득을 하고, 작업모형을 간단한 plasterless 교합기 등에 부착한 상태에서 교합상을 제작하면 wax rim의 수정을 최소화할 수 있습니다.

수직적·수평적 악간관계는 무치악 증례의 기준에 따라 결정합니다. 상·하악 전치부 교합제에 상악 전치 절단의 위치, 입술의 풍융, 정중선, 상순선, 하순선, 구각선 등을 기록합니다.

복합적으로 엇갈린 교합(예: #26, 27, #33~43 잔존 증례)

이 증례의 경우에는 교합채득을 할 때 교합상의 좌우측에 교합력이 걸리기 때문에 상·하악 모두 교합상이 전복될 위험성은 적다고 생각됩니다. 수직적·수평적 악간관계는 무치악 증례의 기준에 따라 결정하는데, 하악 전치부가 잔존해 있으므로 상악 전치의 배열위치에 허용성이 없습니다. 따라서 교합고경이 높으면 상악 전치의 배열위치를 내리고 낮으면 배열위치를 높일 수밖에 없는데, 심미성에 직접적으로 영향을 미치므로 교합고경을 결정할 때도 주의가 필요합니다(앞에서 서술한 2가지 증례 모두 같은 이야기를 할 수 있는데, 인접 구치가 잔존한 경우에는 수직적 악간관계 결정에 큰 오차가 생길 위험성이 적을 것입니다).

이상과 같이 좌우로 엇갈린 교합이 가장 난이도가 높은 증례라고 할 수 있습니다. 교합채득의 난증례에서는 한 번의 교합채득으로 악위를 결정하는 것이 아니라 다음 과정인 배열 시적과 함께 두 번째의 교합채득을 한다는 생각으로 치료계획을 세우는 것도 좋다고 생각합니다.

Ishizaki Ken(石崎 憲), Sakurai Kaoru(櫻井 薫)

도쿄 치과대학 노년치과보철학강좌

첫 출간: Vol.112 No.6 (2012)

Question 6

완성된 국소의치가 잘 장착되지 않을 때는 어떻게 하면 좋습니까?

Answer

완성된 국소의치(그림 6-1)를 처음으로 구강 내에 장착하려고 할 때는 결코 무리한 힘을 가하지 말고 조심스럽게 조작할 필요가 있습니다. 올바른 순서로 제작된 의치라고 하더라도 어딘가에서 막혀 일정한 위치로 장착되지 않는 경우가 있기 때문입니다. 무리하게 밀어 넣으면 환자에게 상당한 고통을 주게 되므로, 이때는 어느 부분이 닿는지를 신중하게 확인해야 합니다.

잔존치 주위의 block out 이 불충분한 경우

많은 경우에는 레진 부분의 외형이 부적절하기 때문에 장착되지 않는 상황이 생깁니다. 비록 납의치를 시적할 때는 문제가 없었다고 해도 중합할 때 레진이 필요 이상으로 들어가 최종적으로는 부적절한 외형이 되기 때문입니다.

이러한 상황을 가장 빈번하게 볼 수 있는 곳이 잔존치의 인접부입니다(그림 6-2, 6-3). 이러한 경우에는 시적을 반복하면서 그 부분을 조금씩 삭제합니다. 이 부분은 원래 모형에서 block out을 해두어야 하는데 불충분하면 상당한 양의 삭제가 필요한 경우도 있습니다. 신중하게 삭제하지 않으면 의치가 장착되었을 때 잔존치와 레진 부분 사이에 공간이 생겨 음식물이 끼게 됩니다.

의치상 외형이 부적절한 경우

다음으로 문제가 많은 경우가 의치상 외형이 치조제의 언더컷 영역까지 연장되었기 때문에 의치상 변연 부위가 결손 치조제에 막혀 의치가 장착되지 않는 상황입니다. 상악 전치부의 치조제에서 특히 많이 볼 수 있습니다(그림 6-4). 국소의치는 총의치와 달리 착탈 방향이 명확하므로 이러한 문제가 일어나는 것입니다.

착탈이 어려운 상황이라면 몇 번 정도 시적을 반복하면서, 쉽게 장착할 수 있을 때까지 위치상 변연 부위를 삭제해 수정할 필요가 있습니다. 일반적으로 의치상 변연은 치조제의 최대풍융부보다 1mm 정도 연장해 설계하는데, 치조제 점막의 두께나 피압변위성에 따라 달라서 점막이 얇고 딱딱한 경우에는 대부분 최대풍융부를 넘을 수 없습니다. Lip support를 회복할 필요가 있어서 의치상 변연을 연장할 수밖에 없는 경우에는 모형에서 언더컷 부분을 미리 block out 해둘 필요가 있습니다.

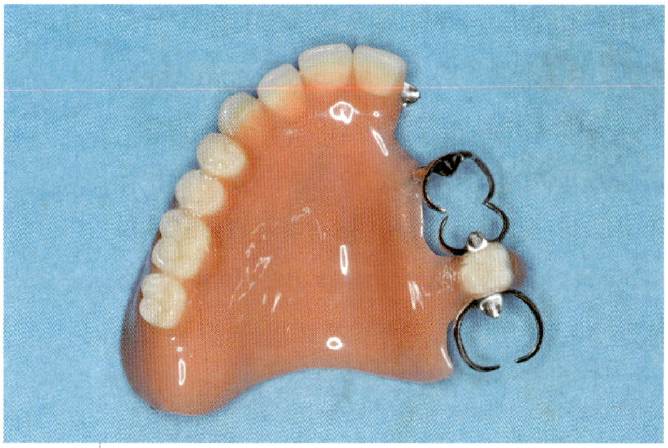
그림 6-1 완성된 국소의치.

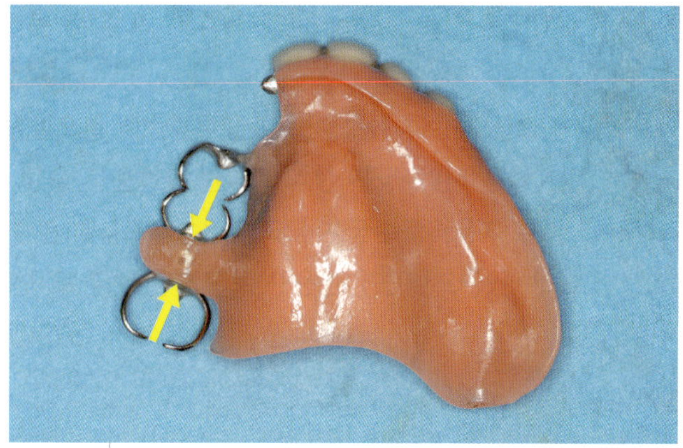
그림 6-2 잔존치의 인접부에서 block out이 불충분한 경우.

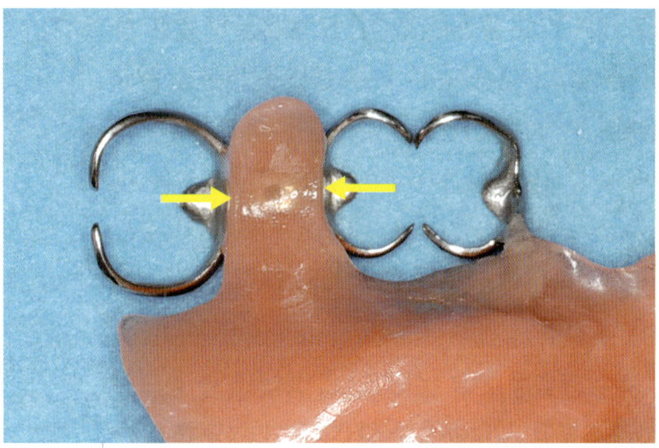
그림 6-3 그림 6-2의 잔존치 인접면 부위 확대.

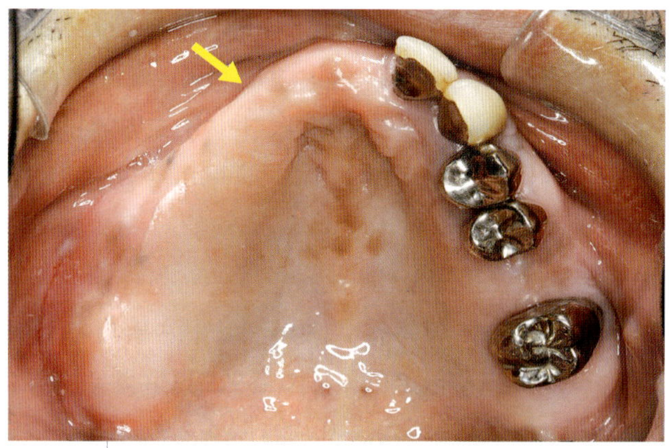
그림 6-4 의치상 변연 부위가 상악 전치부의 치조제에 걸리는 경우.

의치상 내부에서 유지장치의 위치가 변한 경우

장착이 어려운 경우에 드물게 일어날 수 있는 것이 의치상(특히 금속 프레임워크가 없는 경우) 내부에서 유지장치의 위치관계가 틀어져버린 상황입니다. 이는 레진을 충전할 때 어떠한 원인으로 작업모형에서 유지장치의 위치가 변한 결과로써 나타납니다.

이 경우에는 완성의치에서 유지장치를 제거하고, 구강 내에서 직접 적합상태를 확인한 후 다시 접착할 필요가 있습니다. 하지만 즉시중합 레진을 이용한 작업이 되므로 적극적으로 추천할 수 있는 해결책은 아닙니다.

Clasp의 조정에 대해

새로운 의치를 장착할 때 구강 내로 장착이 어렵다고 해서 안이하게 해서는 안 되는 행동이 플라이어를 이용한 clasp의 조정입니다. 특히 플라이어로 주조 clasp를 조정하는 것은 파절을 초래할 위험이 있으므로 바람직하지 않습니다. Clasp에는 수동성이라는 요건이 있습니다. Clasp가 일정한 위치로 장착되었을

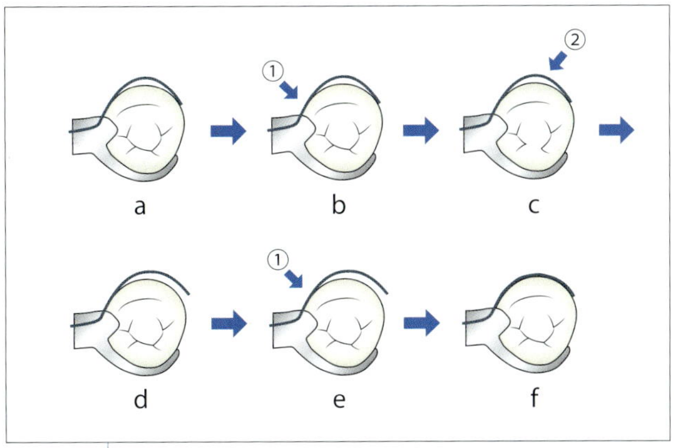

그림 6-5 부적합한 combination clasp.

때 clasp arm은 지대치의 치면에 힘을 미치지 않아야 한다는 원칙입니다. 안이한 clasp 조정은 수동성을 해치게 되고, 이러한 의치가 장착되면 지대치에 항상 교정력이 작용하기 때문에 신중할 필요가 있습니다.

주조 clasp의 경우에는 의치를 완성하기 전에 미리 시적을 통해 확인해 두면 의치를 장착할 때에 문제가 줄어들 수 있습니다. 만약 주조 clasp가 빡빡해서 일정한 위치까지 장착하기 어려운 이유는 대부분 clasp의 approaching arm 부분이 언더컷 영역에 설계되었기 때문입니다. 적합시험재 등으로 확인하면서 신중하게 clasp의 approaching arm 하연에서 내면에 걸쳐 삭제할 필요가 있는데, 삭제로 인해 clasp의 강도가 손상된다면 재제작을 검토해야 합니다.

한편 wire clasp의 경우에는 설계대로 bending을 해도 이후의 제작과정에서 변형되는 경우가 있습니다. 그러나 wire clasp의 경우에는 비록 변형이 생겨도 의치의 다른 구성요소에 미비한 점이 없을 때는 플라이어를 이용해 정확히 조정하면 의치 장착이 가능해지는 경우도 있습니다.

그림 6-5a에 부적합한 combination clasp의 일례를 제시합니다. ①로 표시된 부분(그림 6-5b)이 clasp가 치면에서 떨어진 기점인데, 이곳을 안으로 구부려 clasp의 끝을 적합하려고 하면 수동성이 손실된 clasp가 될 뿐입니다. 협측 치면의 만곡보다 wire clasp의 만곡이 강하므로 만곡이 강해진 부분인 ②(그림 6-5c)를 밖으로 구부려 치면의 만곡과 일치하게 합니다(그림 6-5d). 그 후 앞에서 서술한 ①의 부분을 조금씩 안으로 구부려(그림 6-5e) 치면에 재적합하도록 조정하는 것(그림 6-5f)이 올바른 방법입니다.

참고문헌

1) 藍 稔, 五十嵐順正編. スタンダードパーシャルデンチャー補綴学. 学建書院, 2016；191-196.

Yamashita Shuichiro(山下秀一郎)
도쿄 치과대학 국소의치보철학강좌
첫 출간: Vol.116 No.1 (2016)

Question 7

의치를 수리해 대응하는 경우와 재제작을 하는 경우의 판단기준이 있습니까?

Answer

국소의치를 새롭게 제작해서 장착한 후, 얼마 동안은 전혀 문제없이 사용했어도 오랜 기간에 걸쳐 사용하면 여러 가지 문제점을 볼 수 있습니다.

의치 자체에서 볼 수 있는 사항으로는 인공치 또는 의치상, 유지장치, 금속 프레임워크 등 각 구성요소에서 재료의 피로나 질적 저하로 인한 변형과 파절 등을 들 수 있습니다. 한편 의치 자체에는 문제가 없어도 지대치나 치조제 점막이 시간의 흐름에 따라 변화하면 부적합이 생기는 경우도 있습니다.

여기서는 이러한 시간의 흐름에 따른 변화와 동반하는 문제점이 보이는 경우, 과연 새로운 의치를 제작해야 하는지 아니면 수리나 조정으로 대응이 가능한지의 판단에 대해 설명하고자 합니다.

의치를 수리할 것인지, 새로운 의치를 제작할 것인지의 기본적 판단기준

국소의치에는 여러 가지 구성요소가 존재하는데, 이들 중 어딘가에 문제가 생겨도 대부분의 경우에는 수리가 가능합니다. 표 7-1에 구성요소별로 일어날 수 있는 문제점과 수리방법을 제시합니다.

이 문제점들에 대한 대응은 진료실에서 쉽게 수리가 가능한 경우부터 일단 의치를 맡아 기공소에서 수리를 하고 다음 날 환자에게 다시 장착하는 경우까지 여러 가지입니다.

한편 증례에 따라서는 새로운 의치 제작을 결단해야만 할 때도 있습니다. 수리가 아니라 새로운 의치를 제작하는 것이 바람직하다고 결단하는 기준으로는 다음과 같은 경우를 생각할 수 있습니다.

표 7-1 국소의치의 구성요소별로 일어날 수 있는 문제점과 수리방법

구성요소	문제점	수리방법
인공치	인공치의 탈락과 파절	레진 첨가, 인공치 교환
	인공치의 마모	
의치상	레진상의 파절	파절 부위 접합, 보강
	의치상의 부적합	Relining, Rebasing
	점막의 손상	점막조정
	설계의 변경	의치상 수리
유지장치	유지장치의 파손·부적합	유지장치의 교환
	지대치의 상실	인공치와 유지장치의 추가
	지대치의 변화(형태 변화)	유지장치의 교환
	설계의 변경	유지장치의 추가
프레임워크	프레임워크 파절	파절 부위 접합, 보강
	레진 박리	Relining, 보수

새로운 의치 제작이 필요하게 된 구체적인 예

1) 의치의 기본적인 설계에 문제가 있기 때문에 수리·조정으로 대응해도 또다시 같은 문제가 생길 가능성이 높은 경우

국소의치 설계를 할 때는 아래의 4가지 원칙에 따라야 합니다.

① 의치 동요의 최소화

② 예방치의학적 배려

③ 파손 방지

④ 생체 추종성(followability)

이 원칙들을 지키지 않고 설계된 의치에 문제가 생긴 경우에는, 비록 수리나 조정으로 대응해도 머지않아 같은 부위에 다시 문제가 생길 가능성이 높다고 예상할 수 있습니다. 근본적으로 설계를 변경한 의치를 새로 제작하는 것을 권장합니다.

그림 7-1에 제시한 증례는 '앞니 안쪽 잇몸이 항상 아프다'는 주소로 내원한 환자의 구강 내 사진입니다. 이 증례에서는 의치의 설계 원칙이 지켜지지 않은 부분이 두 곳 있습니다. 첫 번째는 소구치에 레스트가 설정되지 않았으므로 의치의 침하를 억제하지 못한다는 점이고, 두 번째는 주 연결장치 상연의 설정 위치가 전치 설측 변연치은 부위와 일치하여 항상 그 부위를 압박해 자극을 준다는 점입니다. 이 설계에서는 아무리 통증 부위에 해당하는 곳을 조정해도 한계가 있습니다. 적절한 부위에 레스트를 설정하고, 주 연결장치 상연은 변연치은에서 적어도 3mm 떨어지도록 설계한 새로운 의치를 제작하면 양호한 예후를 기대할 수 있습니다.

2) 주 연결장치나 부연결장치 등 프레임워크 부분이 피로로 인해 파절되었는데, 레이저 용접 등으로 수리가 어려운 경우

Clasp가 파절되었다면 clasp 부분만 새로 제작해 의치상에 부착하면 수리가 가능한 경우도 있습니다. 또한 연결장치가 파절되어도 레이저 용접으로 접합해 수리할 수 있습니다.

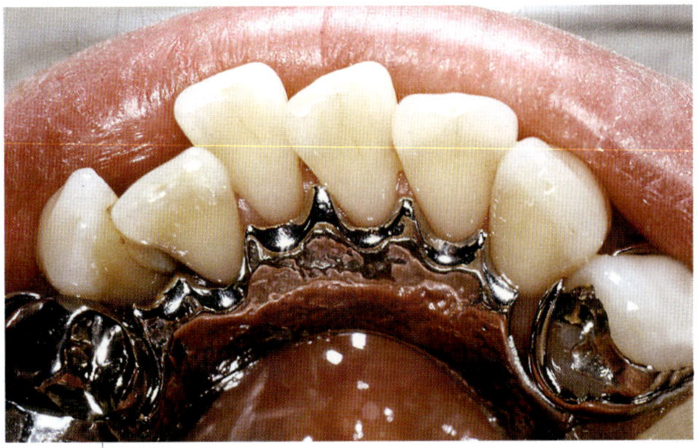

그림 7-1 의치의 기본적인 설계에 문제가 있는 경우.

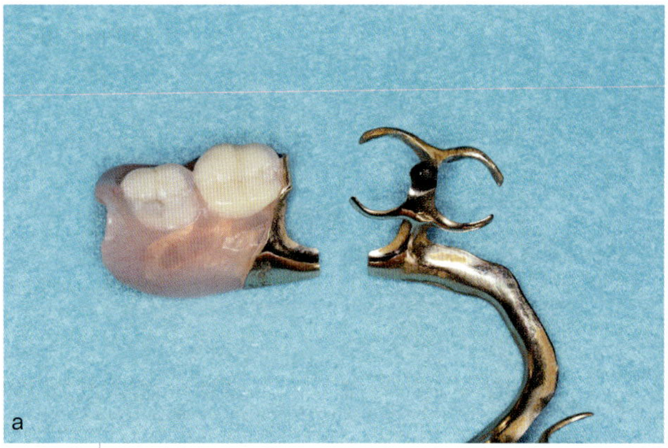
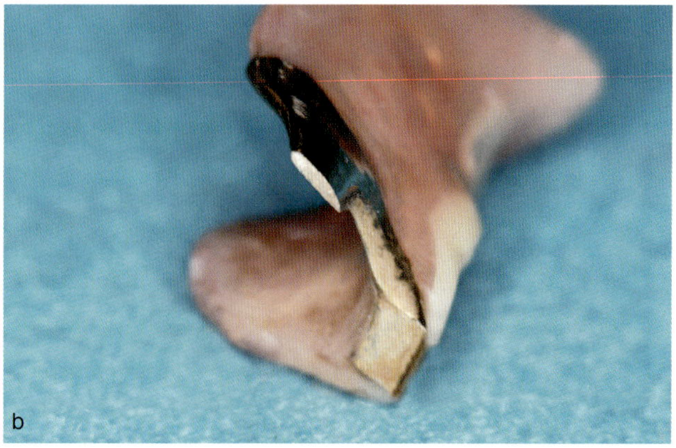

그림 7-2 프레임워크 일부가 피로로 인해 파절되었는데, 레이저 용접 등으로 수리가 어려운 경우.

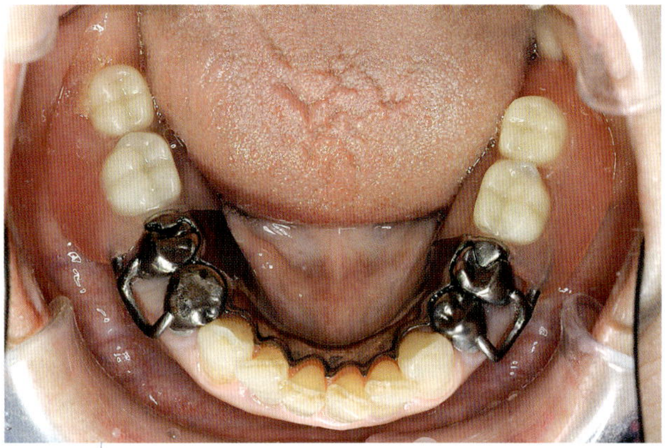

그림 7-3 전체적으로 적합이 느슨해진 경우.

그러나 그림 7-2a에 제시한 증례는 수리해 대응하는 것이 바람직하지 않다고 판단했습니다. 해당 부위에 대한 응력의 집중이 파절의 직접적인 원인이라고 생각할 수 있는데, lingual bar의 두께가 원래 부족했던(그림 7-2b) 것이 기본적인 문제점이라고 생각됩니다. 따라서 수리해 대응하기보다는 재제작을 하는 것이 좋습니다.

3) 프레임워크의 변형 또는 잔존 치조제의 변화로 인해 전체적으로 적합이 느슨해진 경우

프레임워크의 적합이 전체적으로 느슨해진 경우에는 망설이지 말고 새로운 의치 제작을 결단해야 할 것입니다.

그림 7-3에 제시한 증례는 '의치가 헐거워졌다'는 주소로 내원한 환자의 구강 내 사진입니다. 소구치 부위 프레임워크의 적합에 문제가 있다는 점, 또한 앞에서 서술한 것처럼 주 연결장치 상연의 설정에도 미비한 점을 볼 수 있습니다. 이 증례는 clasp의 유지력을 조정해도 지대치에 측방력을 가할 뿐이므로 문제가 해결되지 않습니다. 적합이 좋은 프레임워크의 재제작이 필요합니다.

참고문헌

1) 藍 稔, 五十嵐順正編. スタンダードパーシャルデンチャー補綴学. 学建書院, 2016;203-214.

Yamashita Shuichiro(山下秀一郎)
도쿄 치과대학 국소의치보철학강좌
첫 출간: Vol.117 No.1 (2017)

Question 8

메탈 코어(metal core)의 형성 순서에 대해 가르쳐 주십시오.

Answer

메탈 코어가 필요한 경우에는 코어를 장착한 후 다시 지대치 형성을 하는 것이 아니라, 메탈 코어를 형성할 때 최종인상을 채득할 수 있는 정도로 지대치 형태를 마무리하는 것을 원칙으로 합니다. 실제의 임상에서는 메탈 코어를 장착한 후 지대치 마진 부위의 최종 마무리만 시행하는 정도가 바람직합니다.

이유는 메탈 코어 장착 후에 크라운 지대치 형성을 시행하면 잔존치질이 얇은 부분이나 코어를 장착했던 시멘트가 지대치 외면으로 노출될 수 있고, 또한 코어를 다량으로 삭제하면 지대치 마진을 형성할 때 상처가 난 치은에 금속 이온이 박혀 변연치은의 심미장애를 일으킬 수도 있는데 이러한 가능성을 피하기 위해서입니다.

전치 · 소구치의 메탈 코어(metal core) 형성 순서

1) 치관부 지대치 형성

치관부 치질이 건전한 상태를 상정해 크라운 지대치의 대략적인 외형을 형성합니다.

2) 근관 형성

근관 단면의 외형을 닮은 형태로 형성하는데 굵기는 외형의 1/3로 합니다(그림 8-1①).

깊이는 치근 길이의 2/3로 하고, 2~3°의 taper를 부여합니다.

먼저 pesso reamer 등으로 근관 충전재를 따라가는 방향으로 삭제해 내려간 후, 근관 형성용 버로 근관 내의 언더컷 및 만곡 등을 수정하면서 형태를 부여합니다. 또한 post 끝부분은 각이 없는 형태로 마무리합니다(그림 8-1②).

3) 잔존치질의 형태 수정

코어뿐만 아니라 치질에서도 보철물의 유지에 필요한 축면을 얻는 형태로 설계합니다. 따라서 축면 치질의 높이를 약 2mm 이상 확보하는 것이 바람직합니다. 이러한 축면 부위를 ferrule이라 하는데, ferrule을 확보하면 치근파절을 방지하는 대환효과(ferrule effect)가 있습니다(그림 8-1③).

교합력 등의 외력으로 인한 치질의 파절을 방지하기 위해 치질이 얇은 곳에 저항형태를 부여합니다. 치아를 절단 방향에서 보아 축면에 대해 1mm 정도 두께의 치질을 확보하는 것을 목표로 합니다(occlusal stop)(그림 8-1④).

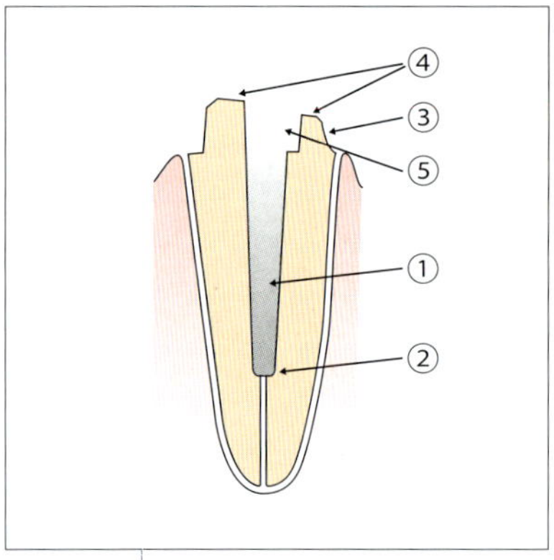

그림 8-1 전치·소구치 메탈 코어(metal core) 형성의 최종 형태.

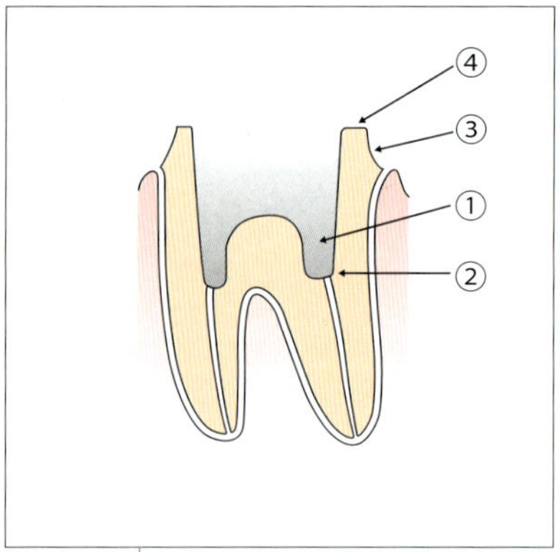

그림 8-2 대구치 메탈 코어 형성의 최종 형태.

4) 회전 방지를 위한 유지구 형성

단근관에서 단면 형태가 원에 가까운 경우에는 근관의 설측 부분에 깊이 2mm, 폭 1mm의 유지구를 근관과 평행하게 형성합니다(그림 8-1⑤). 소구치처럼 단면 형태가 타원형으로 근관 형성된 경우에는 특별히 부여할 필요가 없습니다.

5) 우각의 정리

주조체와의 적합성을 높이기 위해 우각을 둥글게 정리합니다.

대구치의 메탈 코어 형성 순서

1) 치관부 지대치 형성

치관부 치질이 건전한 상태를 상정해 크라운 지대치의 대략적인 외형을 형성합니다.

2) 근관 형성

치관부 치수강의 형태를 수정하는 것만으로 코어의 유지가 충분하다고 생각되는 경우에는 근관 길이를 짧게 형성해도 좋을 것입니다. 또한 근관 형성을 하는 경우, 근관 내의 언더컷 및 만곡 등을 고려해 평행한 근관을 형성하면 post의 길이를 짧게 할 수 있습니다(그림 8-2①). Post 끝부분은 각이 없는 형태로 마무리합니다(그림 8-2②).

3) 잔존치질의 형태 수정

치질이 얇은 부분을 수정하면서 전치·소구치와 마찬가지로 ferrule을 확보하고(그림 8-2③), occlusal stop을 부여합니다(그림 8-2④).

4) 우각의 정리

주조체와의 적합성을 높이기 위해 우각을 둥글게 정리합니다.

크라운이 코어와 함께 탈락해 새롭게 메탈 코어의 근관 형성을 시행하는 경우

아래의 사항에 주의합니다.

① 연화상아질 및 잔존하는 시멘트를 확실히 제거한다.

② 가능하면 ferrule을 확보하도록 노력한다.

③ 잔존치질이 얇은 경우에는 접착성 시멘트를 사용해 치질과 core의 일체화를 도모한다.

Sato Toru(佐藤 亨)

도쿄 치과대학 크라운브리지보철학강좌

첫 출간: Vol.110 No.1 (2010)

Question 9

메탈 코어의 인상 순서에 대해 가르쳐 주십시오.

Answer

메탈 코어란 지대 축조에 이용하는 주조체를 말하는 것으로, 붕괴된 치관부의 지대치 형태를 정돈해 보철물이 장착될 수 있도록 상실된 치아의 형태를 회복시키는 것을 목적으로 합니다. 지대 축조에는 여러 가지 방법이 있는데 치질의 붕괴 정도에 맞춰 적절한 방법의 선택과 올바른 처치가 이루어지지 않으면 치근파절이나 크라운 탈락과 같은 문제의 원인이 되기도 합니다. 따라서 축조와동 형성과 인상 방법을 중심으로 간접법을 이용한 지대 축조 방법에 대해 설명하고자 합니다.

축조와동 형성

지대 축조는 우식 등으로 인해 붕괴된 치아에 성형재료나 주조체, 기성 post 등을 이용해 이상적인 형태를 부여하고 보철물의 적합성을 향상하기 위해 시행합니다. 실활치인 경우에는 연화상아질을 제거하고 근관처치가 끝난 치아에 직접법 또는 간접법을 이용해 축조를 시행하는데, 치관 붕괴의 정도가 커서 근관 내에 post를 이용한 유지가 필요한 경우에는 주로 간접법을 이용한 메탈 코어가 사용됩니다. 이러한 경우에는 post의 두께와 방향, 잔존치질의 양 등이 중요합니다.

아래에 축조와동 형성에 대해 정리합니다(Q8 참조).

① 먼저 최종보철물 지대치의 대략적인 외형을 형성한다.
② Post hole의 형태는 치근의 단면을 닮은 외형으로 하고, 두께는 외형의 1/3 정도로 형성한다.
③ Post hole의 깊이는 치근 길이의 2/3 정도로 하는데, 적어도 치관 길이와 동일한 정도로 형성한다.
④ Post hole의 taper는 2~3°로 형성한다.
⑤ 전치나 소구치 등에서 단근인 경우에는 회전방지 유지구를 만든다.
⑥ 얇은 와동벽은 높이를 낮춰 1mm 정도의 두께를 확보한다.
⑦ 적합성을 높이기 위해 우각을 둥글게 정리한다.

이 조건들을 만족하고 전체 주위에서 충분한 ferrule(2mm 이상)을 얻을 수 있는 경우에는 최종보철물에 의한 대환효과(ferrule effect)를 기대할 수 있습니다. 또한 치관부의 치질이 치은연에 가까운 경우에는 즉시중합 레진을 이용한 cap이나 stopping, 전기소작기, 견사 등을 이용해 치은을 배제하고 치은연하까지 인상을 채득합니다(그림 9-1).

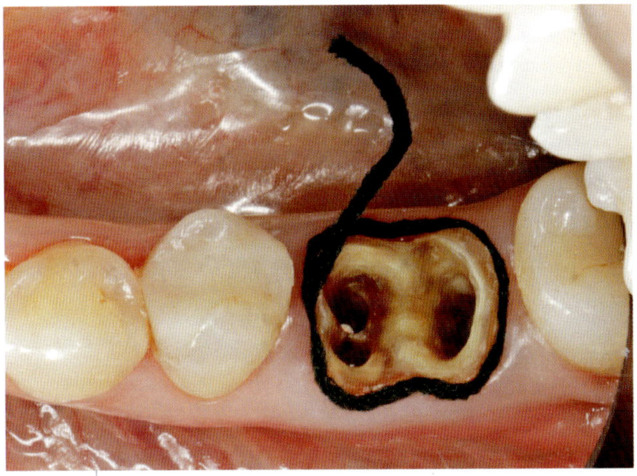

그림 9-1 지대 축조를 시행할 때도 필요에 따라 치은을 압배한다.

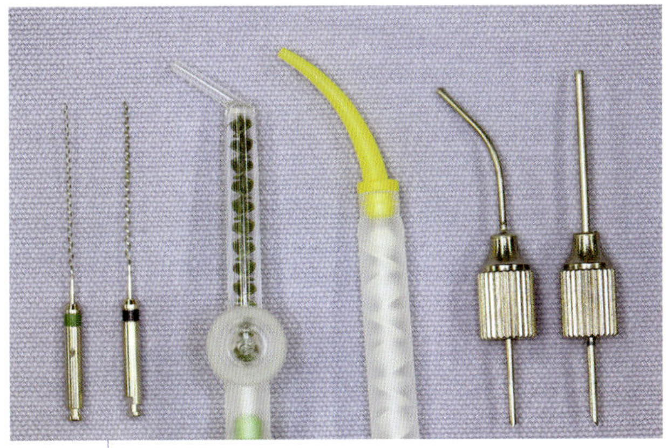

그림 9-2 왼쪽부터 2개씩 lentulo spiral, 끝이 가늘고 긴 고무 인상재용 syringe tip, 아가(agar)용 syringe tip.

인상채득

축조 와동이 형성된 치질은 내측성과 외측성의 형성면, post hole 등을 포함해 형태가 복잡하기 때문에 세세한 부위까지 미치는 인상을 채득하는 것은 매우 어렵습니다. 따라서 일반적인 인상채득과는 달리 몇 가지 주의해야 할 점이 있습니다.

① Post hole 안에 인상재를 주입할 때는 lentulo spiral이나 끝이 가는 syringe를 이용한다(그림 9-2).

② Post hole 내부의 인상은 back up이 없어 변형되므로, post hole이 가늘고 긴 경우에는 보강재를 이용한다.

③ Post hole 부위의 인상은 석고를 주입할 때도 변형될 가능성이 있으므로 주의 깊게 취급한다.

고무 인상재를 이용하는 경우에는 끝이 가는 syringe를 이용해 post hole 내부에 소량의 인상재를 흘려 넣은 후 lentulo spiral을 회전시켜 내면에 가득 채웁니다. Lentulo spiral을 회전시키면서 꺼내고 부족한 부분에는 인상재를 추가한 후, 그 위에 트레이에 쌓은 인상재로 인상을 채득합니다.

아가-알지네이트 인상재로 연합인상을 하는 경우에는 syringe를 이용해 post hole 내부에 아가를 가득 채우고 알지네이트를 이용해 인상을 채득합니다. 탄성 변형이 큰 인상재는 찢어지지 않고 인상을 채득할 수 있지만, 인상체 자체의 무게로 변형되기도 하고 post hole 내부와 같이 가늘고 긴 인상은 석고의 무게에 의해서도 변형됩니다. 따라서 post hole 내부의 인상을 채득할 때는 보강재를 넣는 경우도 있습니다. 또한 와동 변연이 치은연에 가까워 치은연하의 인상이 어려울 때는 코어의 인상을 채득할 때 개치 트레이를 사용하는 경우도 있습니다.

인상재가 경화한 후에는 재빨리 구강 내에서 제거하는데, 이때의 조작에 따라 변형의 양이 좌우됩니다. 가능하면 host hole과 평행하게 제거하는 것이 바람직하지만, post hole과 평행하지 않는 경우나 형성이 내측과 외측에 걸친 복잡한 경우라면 인상재의 변형을 피할 수는 없습니다. 그러나 영구 변형이 적은 인상재를 이용하면 잔류 변형량을 줄일 수 있습니다. 또한 친수성은 세세한 부위의 인상을 채득하기 위해서는 빼놓을 수 없는 요인입니다.

최근의 실리콘고무 인상재는 성분 조정을 통해 친수성이 향상되고 흐름이 좋은 제품이 개발되었습니다. 또한 syringe tip도 개량되어 사용하기 편리한 제품이 있으므로 필요에 따라 선택합니다.

지대치 형태의 회복

축조 와동의 인상을 채득할 때 편측 트레이나 회전 트레이 등 부분적인 인상만 채득하는 것을 종종 볼 수 있는데, 대규모의 브리지와 같이 지대치의 방향이나 대합치와의 clearance 등의 정보가 필요한 경우에는 치열 전체의 인상을 채득하고, 대합치 인상과 교합기록도 채득해 교합기에 부착할 필요가 있습니다. 이를 게을리하면 제작된 코어를 구강 내에 장착한 후 마무리 형성을 하는 양이 증가하고, 경우에 따라서는 재제작이 필요할 수도 있습니다. 앞에서도 설명한 것과 같이 지대치의 축조 와동 형성은 먼저 최종보철물의 대략적인 외형을 형성해서 축조 후에는 되도록 형성량를 줄이도록 유의해야 합니다.

참고문헌

1) 佐藤　亨ほか. クラウンブリッジ補綴学　第3版. 学建書院, 2007；62-64.
2) 石橋寛二ほか編. クラウンブリッジ補綴学　第4版. 医歯薬出版, 2010；107-205.
3) 小田 豊編. 新編歯科理工学　第3版. 学建書院, 2003；58-85.

Miho Otoaki(三穂乙暁), Sato Toru(佐藤 亨)
도쿄 치과대학 크라운브리지보철학강좌
첫 출간: Vol.112 No.2 (2012)

Question 10

레진 코어를 사용할 때 어떠한 점에 주의해야 합니까?

Answer

코어의 주류는 이제 메탈 코어(metal core)에서 레진 코어(resin core)로 바뀌고 있다고 생각합니다. 여기서는 레진 코어의 임상 사용에 대해 생각해 보도록 하겠습니다.

레진 코어와 메탈 코어의 차이는?

예전부터 사용했던 간접법을 이용한 메탈 코어와 간접법의 레진 코어는 어떻게 다를까요? 두 가지 축조법 모두 형성하는 지대치의 형태에는 차이가 없습니다. 차이는 재료뿐입니다. 레진 코어는 금속을 사용하지 않으므로 금속 이온의 영향을 받지 않습니다. 다시 말해서 금속 이온으로 인한 치근(치질)의 변색이 없고 치은의 변색도 없으며, 금속 알레르기를 걱정할 필요도 없다는 점을 들 수 있습니다. 또한 레진의 탄성계수는 자연치의 상아질에 가까워서 메탈 코어에 비해 축조 후 치근파절이 적다는 보고도 있습니다.

지대 축조를 위한 지대치 형성의 포인트

먼저 최종 치관수복물을 위한 지대치의 대략적인 외형을 형성합니다. 이때 매우 얇은 치질을 남기지 않고 ferrule을 확보하는 것이 중요합니다. 현재의 임상에서는 ferrule을 2~3mm 확보한 치질이 3벽이면 fiber post를 사용하지 않고 레진만으로 축조해도 충분하다고 알려져 있습니다. 반대로 지대치의 대략적인 외형을 형성해서 3벽 이상의 지대치 축면을 확보할 수 없는 경우에는 fiber post를 사용하게 됩니다.

간접법 레진 코어 축조의 포인트

임상에서 간접법을 이용해 레진 코어를 축조할 때 중요한 포인트는 무엇일까요? 바로 코어를 장착할 때의 합착 조작입니다. 간접법에서는 치질과 레진 시멘트, 레진 시멘트와 레진 코어의 2개의 층이 접착계면을 형성합니다. 치질에는 프라이머 처리를 하고, 레진 코어에는 sandblast 처리와 silane coupling 처리를 합니다. 또한 접착할 때는 타액과 온도가 접착 방해 요인이 되므로 레진 코어를 시적할 때부터 타액 등의 오염에 주의해 조작하는 것이 중요합니다.

직접법 레진 코어 축조의 포인트

직접법을 이용한 레진 코어 축조의 특징은 간접법의 장점에 더해 치질의 삭제량을 줄일 수 있다는 점입니다. 언더컷이 없도록 근관 내 치질을 삭제하는 post 형성과는 달리 감염치질만 제거하는 것이므로, 근관 내의 언더컷 유무를 불문하고 지대치 형성이 끝납니다. 근관 부분에 건전상아질을 많이 남긴다는 사실은 치근의 예후를 위해서도 중요합니다.

직접법 레진 코어의 접착 조작

지대치의 대략적인 외형 형성이 끝나고 직접법을 이용해 레진 코어를 축조할 때, 임상에서 중요한 포인트는 간접법과 마찬가지로 접착 조작입니다. 직접법의 접착계면은 치질과 레진 코어의 1개의 층입니다. 간접법과 마찬가지로 치질에는 프라이머 처리를 하고 타액과 온도에 주의를 기울여 레진 코어 축조 조작을 시행합니다. 확실한 접착효과를 얻고 치질과 레진 코어를 일체화하면 치근파절이 적은 지대 축조가 완성됩니다. Fiber post를 사용해 레진 코어를 축조하는 경우, fiber 표면의 silane coupling 처리를 통해 접착효과를 높여서 근관 내에 넣으면 지대치의 보강효과를 도모할 수 있습니다.

Fiber post를 사용할 때의 장점

레진 코어를 축조할 때 fiber post를 사용하는 것은 재근관치료를 할 때 매우 유리합니다. 다시 말해서 금속의 제거와 복합 레진인 코어 레진의 제거가 상당이 어려운데, 일반적인 fiber post는 스틸 버로 간단하게 제거할 수 있어 근첨까지 쉽게 접근할 수 있습니다. 이는 fiber post를 사용한 코어의 최대 특징이라 할 수 있는데, fiber post를 넣을 때 형성된 근관의 끝부분까지 fiber post를 넣지 않은 경우에는 끝부분의 코어 레진 제거가 상당히 어려워집니다.

생활치의 지대 축조

마지막으로 생활치의 지대 축조에 대해 설명합니다. 생활치에서 지대치 형성을 했을 때 감염치질의 제거 등으로 축면이나 교합면에 부족한 치질(치질의 언더컷)이 생긴 경우, 치질을 보충하는 재료로는 어떤 것이 좋을까요? 사용할 수 있는 재료로는 시멘트와 레진 등이 있습니다. 시멘트를 사용하는 경우에는 접착성이 있는 글라스 아이오노머 시멘트가 좋습니다. 또한 레진을 사용하는 경우에는 코어 레진을 사용하거나 일반적인 충전용 레진을 사용합니다. 최근에는 치질과 조화를 이루는 치관 보철을 고려하고 사용하는 레진의 강도, 색조, 접착용 프라이머 처리, 조작성 등을 생각하면, 생활치의 지대 축조는 임상에서 충전처치를 위해 사용하는 복합 레진이 가장 바람직한 재료라고 생각합니다.

Sato Toru(佐藤 亨)
도쿄 치과대학 크라운브리지보철학강좌
첫 출간: Vol.116 No.2 (2016)

Question 11

완전주조(금속)관의 형성 순서에 대해 가르쳐 주십시오.

Answer

완전주조관의 형성 순서는 크게 2가지 방법으로 나눌 수 있습니다. 하나는 축면부터 형성하는 방법이고, 다른 하나는 교합면부터 형성하는 방법입니다.

모두 장점과 단점이 있지만, 필자는 임상기초실습과 임상실습강좌에서 ① 교합면 clearance의 양을 적절하게 확보하기 쉽고, ② 기능교두의 축면을 적절하게 형성하기 쉽다는 등의 이유로 축면부터 형성하는 방법으로 교육하고 있습니다.

그러면 구치부 완전주조관의 지대치 형성을 구체적인 순서에 따라 설명합니다.

지대치 형성 축(크라운 착탈 방향) 결정

구치부에서 단독치아의 지대치 형성 축은 치관 축 방향 또는 교합평면에 수직으로 설정합니다.

인접면 형성

형성 축을 고려해 인접면의 slice cut을 시행합니다(그림 11-1). 이때 인접치의 접촉점에 손상을 주지 않기 위해 하부 고형공극에서 쓸어 올리는 느낌으로 지대치를 형성하면 좋을 것입니다.

축면 형성

완전주조관이므로 변연은 chamfer 형태로 형성합니다(그림 11-2). 협설측의 축면은 형성 축에 대해 2~5°의 taper(축면경사각)로 형성합니다(그림 11-3).

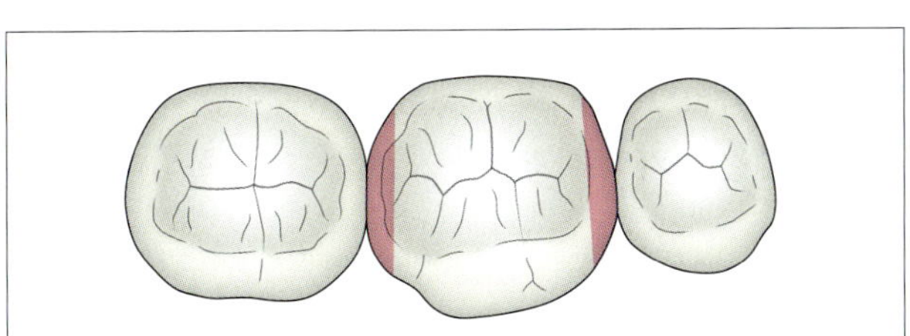

그림 11-1 인접면의 slice cut.
협측 방향으로 벌어지는 느낌의 slice cut이 바람직하다.

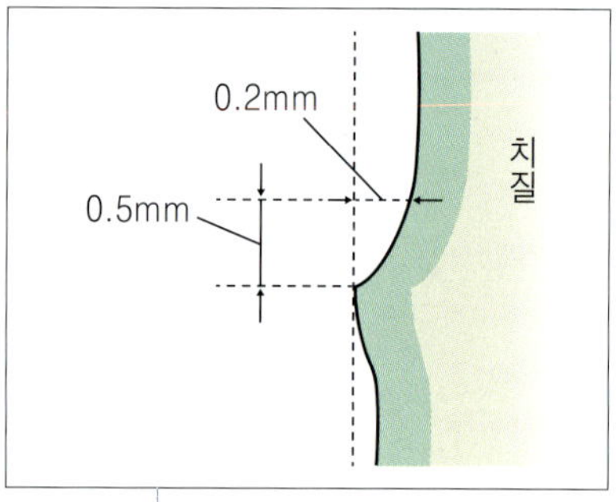

그림 11-2 Chamfer 형태.
마진 부위가 금속이어서 얇아도 재현성이 있으므로 너무 많이 형성하지 않도록 주의한다.

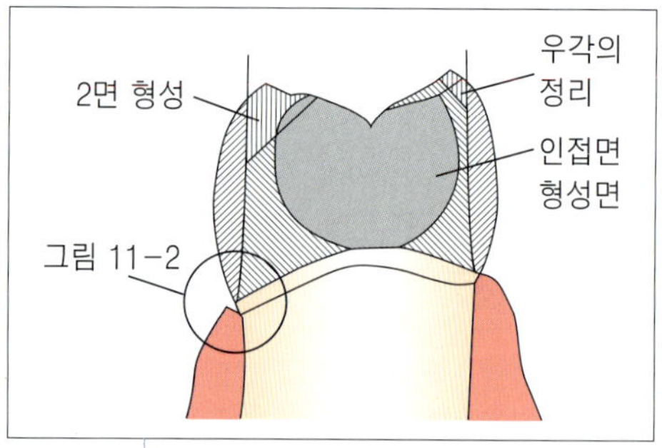

그림 11-3 축면 형성.
Taper에 주의하고 마진은 연속성이 있는 부드러운 형태로 마무리한다.

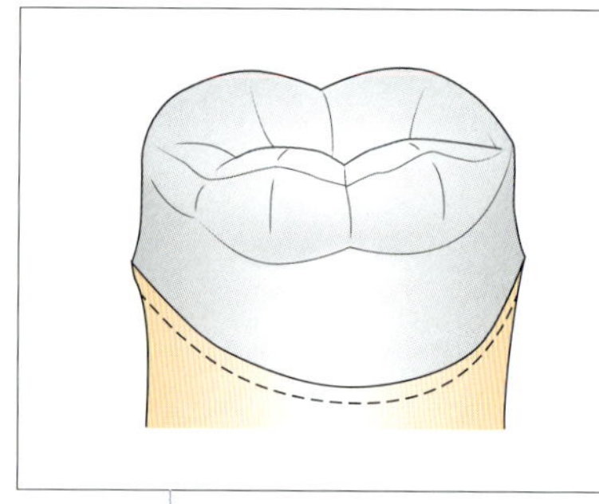

그림 11-4 우각의 정리·마무리.
형성면 전체를 부드러운 면으로 마무리한다.

협설면과 인접면의 우각은 각진 부분이 없는 둥그런 모양으로 형성합니다. 또한 변연도 연속성을 가지도록 수정합니다. 이때 인접면의 마진은 직선을 그리는 것이 아니라 인접면 치간유두의 형태에 따라 치관부를 향해 볼록한 모양의 마진으로 마무리하는 것이 중요합니다. 마진의 위치는 구치부의 치관수복이므로 치은연상에 설정하면 좋을 것입니다. 무리해서 치은연하로 넣을 것이 아니라 명시할 수 있는 마진의 위치를 선택하면 마진 형식의 좋고 나쁨, 완전주조관 마진의 적합성 등을 확인할 수 있습니다.

기능교두 부위의 축면은 치관측의 교두 외사면을 형성해 2면으로 마무리합니다.

교합면 형성

교합면은 대합치와의 clearance가 일정하게 되는 것을 고려해 형성합니다. 교합면 치질이 남아 있는 경우에는 1~1.5mm 깊이의 guide groove를 부여하고, 그것이 완전히 소실되도록 교합면을 형성합니다.

Clearance는 연화한 파라핀왁스를 물려 확인합니다. 또한 교두감합위뿐만 아니라 하악이 편심운동을 할 때의 clearance를 확인하는 것도 중요합니다.

마무리

축면과 교합면이 이행되는 부위는 예리하게 되지 않도록 우각을 정리합니다(그림 11-4). 아울러 변연은 물결치는 모양이 아니라 부드럽게 이행되도록 하는데, 축면에 언더컷은 없는지 그리고 대합치와 clearance가 확보되어 있는지 등을 확인하면서 면을 부드럽게 형성합니다.

참고문헌

1) New Basic crown & bridge prosthodontics procedures. Department of crown & bridge prosthodontics Tokyo Dental College. 学建書院, 2013.

Sato Toru(佐藤 亨)
도쿄 치과대학 크라운브리지보철학강좌

첫 출간: Vol.113 No.6 (2013)

Question 12

크라운의 마진은 어디에 설정하면 좋은지 가르쳐 주십시오.

Answer 1

치주과학의 입장에서 치주염에 이환된 치아에서 수복물·보철물의 마진 설정에 대해 생각해 보도록 하겠습니다.

치주질환 치료에서 확정적인 수복물·보철물의 장착은 '구강기능 회복 치료'의 일부로 시행합니다. 수복물의 장착은 적극적인 치주치료에서 유지관리로 이행하기 전의 '마무리'라고도 할 수 있는 중요한 처치입니다. 크라운으로 대표되는 수복물의 마진 설정은 중요한 포인트이며, 아래와 같은 요소를 고려할 필요가 있습니다.

생물학적 배려

수복물의 마진 위치에는 치은연상, 치은연 그리고 치은연하가 있습니다. 치은연 가까이 존재하는 치태의 영향을 피하기 위해서는 가능하면 치은연상, 그중에서도 법랑질의 범위 안에 마진을 설정합니다. 그러나 특히 완전피복관일 때는 수복물 유지나 심미성 문제로 치은연 또는 치은연하에 마진을 설정해야만 하는 경우가 많다고 생각합니다.

예전의 개념에서 보면, 치태에 의한 오염이나 치은연 변화로 인한 마진 부위의 노출을 동반한 심미성 문제 때문에 치은연 마진은 부적절하다고 알려져 있었습니다. 그러나 현재는 재료의 진보에 동반하여 치은연 마진도 적절한 옵션 중 하나로 생각됩니다. 치주조직의 건강이라는 측면에서 치은연하 마진은 가장 주의가 필요합니다.

1) 마진의 위치를 생각하기 전에

먼저 적절한 치주치료를 통해 치주조직의 염증이 조절되어 있어야 하는 것이 중요합니다[1]. 치은에 염증이 남아 있으면 치관수복을 할 때 형성에서 장착까지 일련의 조작이 어려워질 뿐만 아니라 치은연 위치의 안정도 얻을 수 없습니다. 또한 치태 조절이나 치석제거술·치근활택술(SRP)이 적절하게 이루어지지 않은 치근면은 치태나 치주질환 원인균의 리포 다당류(LPS)에 의해 오염되어 있습니다.

아무리 정밀한 과정을 거쳐 마진의 적합이 좋은 수복물을 장착해도 오염된 치근면에 마진이 설정되어 있으면 세균학적 및 생화학적으로 '부적합' 상태이므로, 장기적으로는 커다란 불안요소가 됩니다.

2) 생물학적 폭경

치은연하에 수복물의 마진을 설정할 때 고려해야 하는 기본적인 개념으로 '생물학적 폭경(biologic width)'

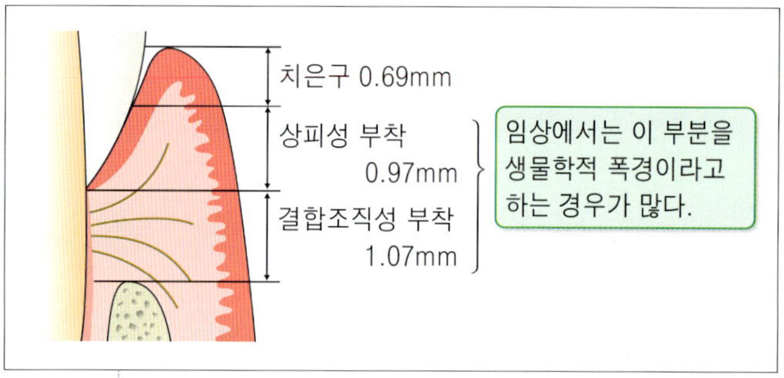

그림 12-1 생물학적 폭경(Biologic width) (Gargiulo 외, 1961[2]).

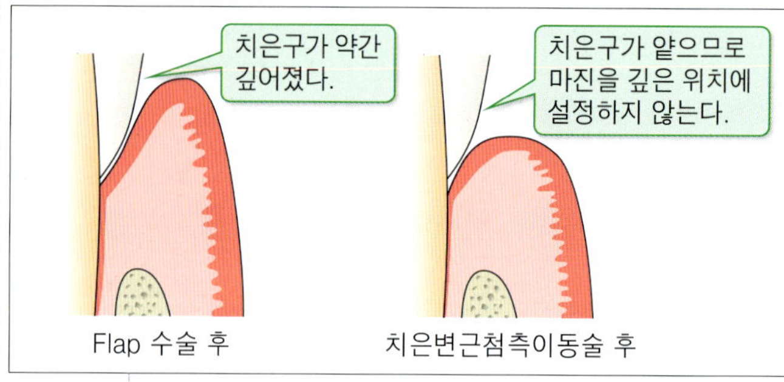

그림 12-2 치은구가 깊으면 치은연하 마진을 깊은 위치에 설정할 수 있다.

이 있습니다[2]. 생물학적 폭경은 치은변연에서 치조골정까지의 거리를 말하는 것으로 상피성 부착, 결합조직성부착, 치은구의 깊이를 더한 거리로 표현합니다. 임상적으로는 상피성 부착과 결합조직성 부착을 더한 거리를 가리키는 경우가 많고, 이 거리는 평균 2mm라고 알려져 있습니다(그림 12-1).

치관수복을 할 때 근첨측으로 깊은 위치에 마진을 설정해 생물학적 폭경을 침범하면 치주조직에 지속적인 염증이 생깁니다. 그러나 치아의 파절이나 치은연하 우식이 있는 경우에는 치은연하 깊숙이 수복물 마진을 설정해야만 하는 경우가 있습니다. 생물학적 폭경을 침범하는 경우, 다시 말해 치조골연에서부터 마진의 위치까지 2mm 미만이 되는 경우에는 치관장연장술(crown lengthening)을 선택할 때도 있습니다. 치관장연장술에서는 flap을 형성하고 골을 삭제해 적절한 생물학적 폭경을 확보합니다. 그러나 외과적 대응까지 해서 생물학적 폭경을 확보해야 하는지에 대해서는 필요하지 않다는 견해도 있습니다. 이 밖에 치아의 교정적 정출도 하나의 선택지가 됩니다.

3) 서로 다른 치주외과치료 후의 치유

치주치료 후 치은연하의 어느 위치까지 마진을 설정할 수 있는지에 대해서는 시행한 치료의 종류에 따라 서로 다릅니다. 치주외과치료는 조직부착요법, 절제요법, 치주조직재생요법 등 3가지로 나뉩니다. Flap 수술로 대표되는 조직부착요법은 주로 치주낭 감소(pocket reduction)를 목표로 합니다. 치은변근첨측이동술(apically repositioned flap) 등의 절제요법은 치주낭 제거(pocket elimination)를 목표로 합니다. 2가지 술식 모두 술후의 치유형태는 주로 상피성 부착이 되는데, 절제요법 후의 상피성 부착은 짧고 치은구가 얕아지므로 필연적으로 치은연하 마진의 위치도 얕아집니다(그림 12-2).

4) 임상적인 기준

이제까지의 내용을 토대로 실제 임상에서는 가이드라인(표 12-1)[1] 등을 참고해 마진의 위치를 설정합니다.

심미적 배려

현대의 치주치료에서는 심미적인 성과도 요구됩니다. 상악 전치부의 이른바 'esthetic zone'에서는 치관수복물의 마진이나 형태가 중요합니다.

표 12-1 치은연하 마진 설정을 위한 가이드라인(Newman 외, 2012[1])

Rule 1: 치은구가 1.5mm 이하
치은연하 0.5mm에 마진을 설정한다.
Rule 2: 치은구가 1.5~2mm
치은구 깊이의 1/2 위치에 마진을 설정한다.
Rule 3: 치은구가 2mm 이상
치은성형을 시행하여 1.5mm로 감소시킬 수 있는지를 검토한다. 1.5mm 이내로 만들 수 있는 경우에는 Rule 1에 따라 마진을 설정한다.

※ Rule 3의 근거: 깊은 치은구에 마진을 설정하는 것은 힘들고, 장기적인 안정을 얻기도 어렵다.

예전에는 치주치료 후, 치은연하 마진에서 올라오는 수복물의 emergence profile은 되도록 straight한 편이 치태에 의한 영향을 줄이고 청소성 측면에서 바람직하다고 알려져 왔습니다. 그러나 최근에는 보철물의 치은연하 contour를 적절하게 부여해 치은연하에서 올라오는 형태인 emergence profile을 정돈하는 것을 중요시합니다.

중등도(moderate) 이상의 치주염을 치료한 후에는 치간유두가 퇴축되어 black triangle이 생기는 경우도 있습니다. 치은연하의 마진 설정위치, 거기에서 올라오는 emergence profile 그리고 접촉점 위치의 설정 등을 종합적으로 배려하면 치주조직의 안정과 장기적인 심미성 유지를 지향할 수 있습니다.

치주보철적 배려

치주염에서는 치조골의 흡수뿐만 아니라 치은퇴축, 치아의 병적이동을 동반하는 경우가 있습니다. 술후의 보철치료, 특히 연결이 필요한 경우에는 마진 설정위치에도 제한이 생깁니다. 치주치료 후에 연결이 필요할 때는 치아의 평행성에 문제가 있는 경우가 많아 마진을 근첨 가까이에 설정하면 할수록 지대치 치질의 삭제량이 많아집니다. 이것을 피하기 위해서는 마진 위치를 치은연상에 설정해야만 할 때도 있습니다. 교합이나 보철을 배려한 교정치료를 시행하는 것도 효과적입니다. 또한 부분적으로 임플란트 보철을 이용해 연결범위를 줄이는 것도 검토해, 계획한 위치에 마진을 설정하는 것을 목표로 합니다.

마진의 적합

당연한 이야기이지만 삭제한 치면(치근면)은 확실히 덮는 것이 대원칙입니다. 수복물의 마진이 부적합하면 거기에는 세균이 정착해 염증이 생깁니다[3]. 그러나 치주조직에 대한 영향을 고려했을 때 부적합 정도(예를 들어 20㎛와 100㎛의 차이)보다는 보철물 변연의 마무리나 치은연하 마진의 위치가 잘못되었을 때 더 많은 영향을 미친다고 알려져 있습니다[4].

유지관리 및 SPT와 마진 위치

치주질환 치료에서 유지관리 및 SPT를 시행할 때는 수복물이 장착된 치아에 대해서도 치은연하 기구

조작(SRP)을 시행하는 경우가 있습니다. 치은연하에 마진을 설정한 경우에는 사용하는 기구나 치은연하 기구조작에 세심한 주의를 기울일 필요가 있다는 사실도 미리 이해해 두는 것이 좋습니다.

이상으로 치주과학의 입장에서 마진 설정 위치에 대해 설명했습니다. 수복물·보철물이 적절하게 장착되지 않으면 이제까지 치주치료에 기울였던 술자와 환자의 노력이 수포가 되고 유지관리도 힘들어 집니다. 술자의 기량과 환자의 희망을 고려하면서 항상 각각의 증례에 따라 적절한 마진을 설정하는 것이 좋습니다.

참고문헌

1) Newman MG, et al. ed. Restorative interrelationships. Carranza's Clinical Periodontology, 11th ed. Elsevier Saunders, 2012；610-614.

2) Gargiulo AW, et al. Dimension and relations of the dentogingival junction in humans. J Periodontol. 1961；32：261-267.

3) Felton DA, et al. Effect of in vivo crown margin discrepancies on periodontal health. J Prosthet Dent. 1991；65 (3)：357-364.

4) Newcomb GM. The relationship between the location of subgingival crown margins and gingival inflammation. J Periodontol. 1974；45 (3)：151-154.

Saito Atsushi(齋藤 淳)

도쿄 치과대학 치주과학강좌

첫 출간: Vol.112 No.5 (2012)

Answer 2

크라운 마진의 설정에 대해 보철학적 견지에서 설명하겠습니다.

마진 설정위치로는 치은연하, 치은연, 치은연상을 생각할 수 있습니다. 치은연상 마진은 치은연보다 1mm 이상 떨어지는 것이 원칙입니다. 그리고 치은연 마진은 치은연하 마진과 마찬가지로 고려해야 한다고 생각합니다.

심미적 배려

설정의 기준에 대해 생각할 때, 제1 원칙은 심미성을 최우선으로 요구하는 증례인지를 확인하는 것입니다.

전치, 소구치 부위에 응용되는 PFM 크라운이나 경질레진 전장관의 순측(협측) 마진은 치은연하 0.5mm 또는 정상 치은구의 1/2에 설정합니다. 그러나 금속을 사용하지 않는 전부피복관인 올세라믹 크라운인 경우, 소구치의 마진은 치은연에 설정할 수 있습니다. 이는 금속을 사용하는 전장관과는 달리 금속용출로 인한 변색 가능성이 적고, 치은 퇴축이 일어나도 치경부의 심미성이 손상되는 경우가 적기 때문입니다. 다만 실활치의 경우에는 metal free 재료를 사용해 지대 축조를 시행해 두는 것이 중요합니다.

심미를 배려하지 않아도 좋은 구치부에 응용되는 완전주조관, 전장관, 올세라믹 크라운과 전치부 응용 3/4 크라운, 구치부 응용 4/5 크라운 등 부분피복관의 마진 위치는 치은연상에 설정합니다.

치은연상에 설정하는 경우

1) 마진 위치를 치은연상에 설정하는 기타 요건

심미성을 제외하고, 다음과 같이 치은이 퇴축해 치근노출이 보이고 치관 길이가 보통보다 길어진 증례에서는 마진 위치를 치은연상에 설정합니다.

① 치주질환 이환 정도가 높은 증례

② 치주처치 후의 증례

③ 고령자의 증례

2) 치은연상에 마진을 설정하는 경우의 주의사항과 대응

마진을 치은연 또는 치은연상에 설정하는 경우, 형성 finish line의 기준을 치은연으로 삼는 것은 쉽습니다. 한편 치은연상에 마진을 설정하는 형성은 간단하다고 생각할 수 있지만, 명확한 형성 finish line의 기준을 삼기 어려워 치은연에서 일정한 거리를 가진 정확한 마진 형성은 의외로 힘듭니다. 연속성을 띤 부드러운 마진 형성에 유의하는 것이 중요합니다.

치은연하에 설정하는 경우

1) 마진 위치를 치은연하에 설정하는 기타 요건

한편 다음과 같이 우식이 많이 발생할 가능성이 있는 증례에서는 마진 위치를 치은연하에 설정하는 편이 바람직하다고 생각합니다.

① 우식이환율이 높은 증례

② 구강위생 상태가 불량한 증례

2) 치은연하에 마진을 설정하는 경우의 주의사항과 대응

치은연하에 마진을 설정하는 경우에는 다음과 같은 어려움이 있습니다.

① 절삭할 때 기구의 도달 상태를 직시하기 어렵다.

② 형성하고 있거나 형성된 지대치 변연형태를 확인하기 어렵다.

③ 지대치를 형성할 때 치은에 손상을 주거나 출혈을 일으키기 쉽다.

④ 인상채득이 어렵다.

⑤ 보철물의 마진 적합도를 확인하기 어렵다.

⑥ 치태 조절이 어렵다.

이러한 어려움에 대한 대응으로는 먼저 보철의 전 처치로서 치주처치 등을 통해 건강한 치은을 획득하는 것이 중요합니다.

또한 치은의 상태에 맞는 적절한 치은 압배를 하고, 확실하게 이루어진 지대치 형성을 바탕으로 정확한 인상을 채득하도록 합니다. 상황에 따라서는 지대치 형성 후 적절한 provisional restoration을 장착해 치은 상태를 조절한 후 인상을 채득합니다.

치은연하 마진의 설정 위치는 해당하는 치아의 치은 형태를 고려해 결정합니다. 치은연하에 마진을 설정하면 보철물의 contour나 변연부 치관 형태로 치은 형태를 조절할 수도 있으므로 치은의 상태를 제대로 파악하는 것이 중요합니다.

치은연하에 마진을 설정하는 경우에는 정확한 인상을 채득하는 것은 물론이고, 치은 형태를 포함한 인상을 채득해 보철물의 형태 부여에 활용하는 것이 중요하다고 생각합니다.

치과치료의 미래, 디지털 치과의학으로부터

최근에는 CAD/CAM 등을 이용해 세라믹이나 글라스를 사용한 올세라믹 크라운이 계속 지평을 넓히고 있습니다. 특히 CAD/CAM에서 지대치 형성을 컴퓨터로 재현하기 위해서는 올바르게 형성된 지대치 마진의 정확한 인상이 필요합니다. 가까운 미래에 구강 내를 직접 인상하는 광학적 인상채득이 주류가 될 것이라고 생각합니다. 이러한 경우에는 치은연하의 마진도 정확한 광학인상을 채득할 필요가 있으므로 정확한 지대치 형성과 치은 조절이 반드시 필요하게 됩니다.

Sato Toru(佐藤 亨)

도쿄 치과대학 크라운브리지보철학강좌

첫 출간: Vol.112 No.5 (2012)

Question 13

실천적인 색조 선택에 대해 가르쳐 주십시오.

Answer

일반적으로 이루어지는 색조 가이드를 이용하는 시감비색법※에서 색조 선택을 할 때의 관찰조건, 관찰방법 및 색조 선택의 훈련법에 대해 기본적 사항을 포함해 대답하겠습니다.

관찰조건

광원으로는 북창주광(일출 3시간 후부터 일몰 3시간 전까지 직사광선을 피한 북쪽 창문에서 들어오는 하늘 빛)이 좋다고 알려져 있는데, 자연광은 날씨나 계절에 따라 변화하는 매우 불안정한 것이므로 날이 저문 후에는 이용할 수 없습니다. 따라서 인공광원의 필요성이 생깁니다.

색조 선택용(색 평가용) 인공광원으로는 고연색성 형광등(ELD · D_{65})이나 인공태양 조명등 등을 추천할 수 있는데, 고연색성 형광등은 일반적인 형광등에 비해 광량이 30% 가까이 저하되므로 등의 수를 늘릴 필요가 있습니다. 시감비색법에서 최소 필요조도는 500lux인데 가능하면 1,000lux 이상이면 좋을 것입니다. 또한 색온도가 5,000K 이상, 연색평가수가 Ra95 이상(100에 가까울수록 물체 본래의 색 재현이 가능)인 것이 바람직하다고 알려져 있습니다. 그리고 조도 변화가 없는 균일한 조명이 필요합니다.

인간은 좌우 눈의 감도가 다르고(양안 시각차), 가장 민감하게 색조를 파악하는 것은 시각에서 2°라고 이야기합니다. 그러므로 shade tab을 치아에 대해 세로 방향의 동일 평면에 가깝게 늘어놓고 25~30cm 떨어집니다(명시거리). 그리고 빛이 치아와 shade tab에 대해 45°의 각도로 닿도록 한 후에 눈의 망막중앙와 부근에 상이 맺히도록 정면에서 시선의 높이를 맞추어 관찰합니다.

관찰방법

색조 선택을 할 때, 오랫동안 바라보면 식별기능이 저하되므로 짧은 시간에 시행하도록 합니다. 맨 처음에는 치아의 색과 shade tab이 다른 색이라고 생각했어도 계속 보고 있으면 점점 서로 비슷하게 되어 차이를 느끼지 못하기 때문입니다(동화현상). 만약 긴 시간이 필요한 경우에는 일단 눈을 쉬게 하는 것이 필요합니다. 회색빛의 사물을 보아 색의 정보를 한 번 reset하고, 가볍게 눈을 감아 눈의 피로를 회복하면 좋을 것입니다.

또한 사람 눈의 감도는 명도에 대해 매우 민감합니다. 명도에 대해서는 색상의 6배, 채도에 대해서는 색상의 2배의 감수성을 가진다고 이야기합니다. 전통적인 방법으로 색상부터 보기 시작하는 것도 좋은 방법이지만, 명도를 맨 처음에 보고 채도와 색상을 보아 가는 것도 하나의 방법입니다. 색상별로 배열한

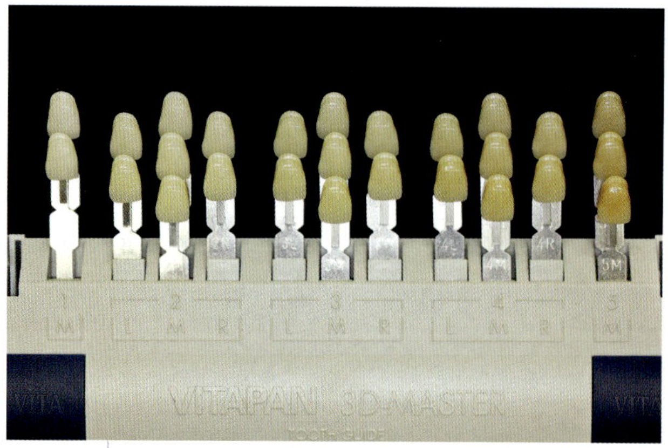

그림 13-1 VITAPAN 3D-MASTER.

색조 가이드를 이용한다면 명도순으로 다시 배열해 두는 것도 편리합니다. 명도별로 조합된 색조 가이드(VITAPAN 3D-MASTER)(그림 13-1)도 있습니다. 명도를 볼 때는 눈을 가늘게 뜨면 간상세포가 기능해 보기 쉬워진다고 이야기합니다. 채도나 색상을 볼 때는 법랑질이 얇아 치아 색의 기초가 되는 상아질 색을 쉽게 평가할 수 있는 하악 견치를 참고하면 좋을 것입니다.

물론 색조 선택을 하는 날은 카레라이스 등 강한 착색제가 들어 있는 음식의 섭취를 금지하고, 색을 보기 전에 치아를 청소한 후 건조하지 않는 것이 중요합니다. 치아를 젖은 상태로 만들면 표면성질이 색에 미치는 영향을 감소시킬 수 있습니다. 또한 색 대비 효과에 의한 이색화 현상으로 색을 보는 방법이 변화하는 것을 억제할 수 있으므로, 환자에게는 립스틱을 지우게 하고 입술을 angle wider 등으로 배제하면 색을 판별하기 쉬워집니다. 이때 shade tab을 치은색 holder에 장착하면 환경을 비슷하게 만든 상태에서 색조 선택을 할 수 있습니다.

아무리 해도 맞는 색이 없을 때는 몇 개의 shade tab을 겹친 상태에서 구강 내 사진을 촬영해 치과기공사에게 보내는 것도 하나의 방법이고, 경우에 따라서는 여러 가지 색조 가이드를 준비하는 것이 좋을 때도 있습니다.

색조 선택 훈련법

색조 선택 훈련법으로 다음 두 가지 방법이 있습니다.

하나는, pair matching법(2점 식별법)이라고 불리는 것으로, 먼저 2조의 같은 색조 가이드를 준비하고 seal을 붙이는 등의 방법으로 모든 shade 번호가 있는 곳을 감춥니다. Seal의 안쪽에는 번호를 기록해 두는 것도 좋습니다. 이렇게 만든 2조의 색조 가이드를 책상 위에 흩어 놓고 같은 shade라고 생각되는 것을 2개씩 짝을 맞춥니다. 전부 짝을 맞추면 shade tab을 뒤집어 올바르게 짝을 맞췄는지 확인합니다.

다른 하나는, memory color법(색기억법)이라고 불리는 것으로 위의 방법과 마찬가지로 2조의 같은 색조 가이드를 이용합니다. 하나의 색조 가이드를 책상 위에 흩어 놓고, 다른 하나의 색조 가이드 안에서 임의로 1개의 shade tab을 꺼내 5초 동안 색을 기억합니다. 꺼낸 shade tab을 치우고 책상 위에 흩어 놓을 것 중에서 같은 색을 골라냅니다. 그 번호를 기록한 후 골라낸 shade tab을 색조 가이드의 원래 장소에 되돌리는 작업을 차례차례 반복해 모두 끝난 시점에서 맞았는지를 확인합니다.

색조 선택 방법은 앞에서 기록한 것 이외에도 여러 가지 방법이 있습니다. 맨 처음에는 기본적인 방법으로 훈련을 거듭하면서 자신에게 맞는 방법을 찾아주십시오.

역주 ——————

※시감비색법: 시감에 의해 색의 일치를 판단해 색을 측정하는 방법을 말한다.

Hisanaga Ruichi(久永竜一)

도쿄 치과대학 크라운브리지보철학강좌

첫 출간: Vol.111 No.1 (2011)

Question 14

CAD/CAM으로 제작된 보철물의 적합을 확인할 때 주의할 점은 무엇입니까?

Answer

보철물의 적합성을 확인할 때 주의할 점은 3가지로 다음과 같습니다.

① 지대치와 보철물의 적합성: 치면에 대한 밀착(적합성), 변연의 적합 정도(overhang, ledge, open 마진)와 이행성

② 인접치와 보철물의 적합성: 인접치와 보철물의 접촉 상태, 형태, 인접치와 보철물의 고형공극 형태

③ 치열과의 조화를 고려한 적합성: 협설측의 풍융(contour)

지대치와 보철물의 적합성

지대치와 보철물의 적합성에 관한 사항으로 지대치 형태를 들 수 있습니다. 보철물의 지대치 형성은 Q11에서도 서술했지만 각진 부분이 없는 매끈한 지대치 표면, 명확하고 부드러운 변연, 언더컷이 없는 지대치 형태 등이 요구됩니다. 지대치 형성이 이와 같이 마무리되지 않았을 때는 지대치의 적합성에 문제가 있는 경우가 많으므로, 지대치를 형성할 때부터 주의가 필요합니다.

또한 CAD/CAM을 이용한 제작과정에서도 지대치의 적합성을 좌우하는 인자가 있습니다. CAD/CAM을 이용한 제작에서 주로 사용하는 치관수복 재료는 고강도 세라믹과 하이브리드형 복합 레진입니다. 또한 티타늄이나 코발트크롬과 같은 고융점합금도 CAD/CAM 시스템의 이용으로 주조수축률이나 주조방법의 문제점이 해결되어 CAD/CAM 응용이 재검토되고 있습니다.

기존의 lost wax법으로 보철물을 제작할 때는 작업모형의 치형에 die spacer를 발라 cement space를 확보해 합착할 때 들떠 오르는 것을 방지했습니다. CAD/CAM에서는 치관형태를 설정할 때 지대치에 cement space를 설정합니다[1].

마진 부위에는 cement space를 설정하지 않는데 지대치 부위에 cement space를 얇게 설정하면 지대치와 간극이 없이 적합하는 보철물이 만들어지고, cement space를 두껍게 설정하면 지대치와 간극이 너무 많은 보철물이 만들어집니다. CAD/CAM의 기공조작에서 사용하는 보철재료, 절삭하는 장치 등을 고려해 cement space를 설정합니다. 이것들도 치과기공사 및 치과기공소와 확인해 둘 필요가 있습니다.

내면 적합을 검사하는 재료에는 liquid, powder, paste 등이 있는데, 크라운의 내면 적합은 film thickness가 매우 얇은 적합시험재가 적당합니다(그림 14-1~14-3). 또한 CAD/CAM으로 제작된 보철물은 올세라믹 크라운 또는 CAD/CAM 크라운처럼 흰색의 치과보철 재료가 많으므로 파란색의 치과용 교합채득재를 사용하면 크라운의 적합을 확인하는 것이 쉬운데(그림 14-4), 색소에 의한 옷 등의 변색에 주의해야 합니다. 시험재가 벗겨져 크라운이 지대치와 강하게 접촉되는 부위를 한 층 삭제해, 내면 전체

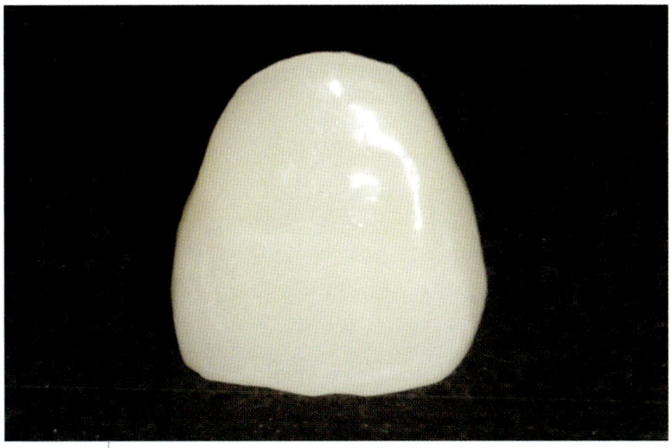
그림 14-1 세라믹 크라운(외형).

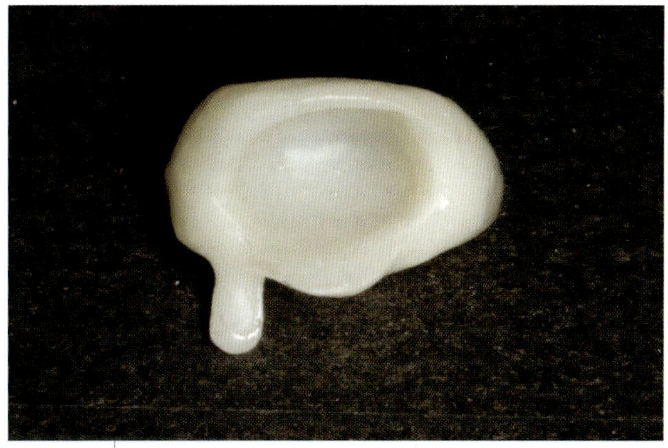
그림 14-2 세라믹 크라운(내면).

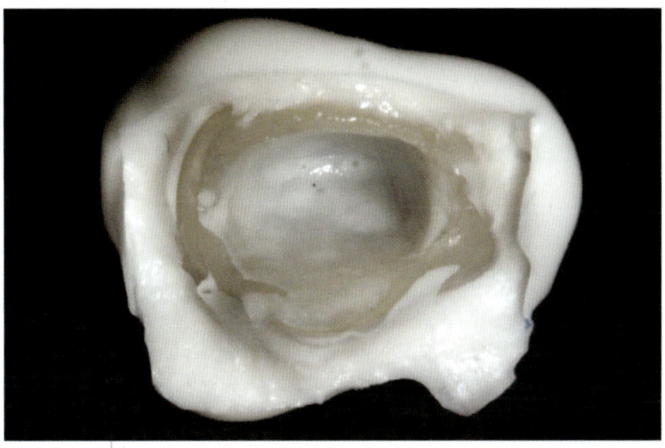
그림 14-3 흰색의 실리콘 계열 적합시험재로 적합을 확인한 경우.

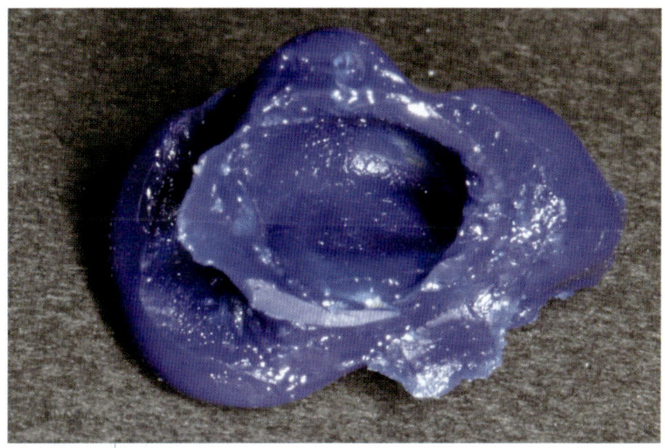
그림 14-4 파란색의 치과용 교합채득재로 적합을 확인한 경우.

가 적합하도록 조정을 반복합니다.

내면 적합상태의 확인만으로 지대치와 적합성 확인을 끝마쳐서는 안 됩니다. 이어서 크라운 변연이 지대치 마진과 넘치거나 부족함 없이 적합 되는지를 확인합니다. 이 확인은 눈과 탐침을 이용해 시행합니다. 지대치 형성이 된 면이 확실하게 덮여 있는지를 확인하는 것은 예후를 크게 좌우하는 것이라고 생각합니다.

인접치와 보철물의 적합성

인접치와 보철물의 적합성 확인은 기존의 크라운 시적과 마찬가지로 인접치와 보철물의 접촉 압력을 contact gauge로 확인합니다. Contact 압력의 확인이 끝나면 인접면 형태, 상부 고형공극 형태와 하부 고형공극 형태를 확인합니다. 인접면 형태는 ① 치열의 안정에 관여, ② food packing 방지, ③ 치간 이개의 방지, ④ 우식의 방지, ⑤ 치관유두의 보호, ⑥ 음식물 덩어리 흐름의 규제 등의 임상적인 의의를 가집니다.

치열과의 조화를 고려한 적합성

마지막으로 치열과의 조화를 고려한 협설면의 풍융을 확인합니다. 이때의 풍융은 크라운 마진 부위에서 치관 방향을 향하는 형태를 말하는 것으로, 인접면 형태와 보철물의 조화를 고려해야 합니다. 협설면의 풍융은 저작할 때 치은 부근의 음식물 흐름에 관여, 자정성과 치은연 보호 등의 임상적인 의의가 있습니다.

참고문헌

1) 宮﨑　隆, 三浦宏之, 木村健二編. ジルコニアフレームの基本操作. 歯科技工別冊／設計　操作　臨床　ジルコニアレストレーション. 医歯薬出版, 2010；54-93.

Yotsuya Mamoru(四ッ谷 護), Sato Toru(佐藤 亨)
도쿄 치과대학 크라운브리지보철학강좌

Question 15

올세라믹 크라운, CAD/CAM 크라운의 교합조정은 어떻게 합니까?

[CAD/CAM 크라운: 여기서는 하이브리드 세라믹 블록을 milling 해 제작한 크라운에 대한 해설입니다.]

Answer

올세라믹 크라운과 CAD/CAM 크라운의 교합조정은 일상 임상에서 가장 많이 사용되는 전부금속관의 교합조정과는 다르다고 생각하는 편이 현명합니다. 무엇이 다를까요? CAD/CAM 크라운에서는 교합조정을 하는 순서가 다릅니다. 그리고 올세라믹 크라운에서는 교합조정법에 대한 아이디어가 필요합니다.

먼저 CAD/CAM 크라운의 교합조정 순서에 대해 설명하겠습니다. Q14에서도 서술했듯이, 맨 처음 CAD/CAM 크라운을 구강 내에 시적하면 다음 사항들을 확인합니다.

① 지대치와 보철물의 적합

② 인접치와 보철물의 적합·조화

③ 치열과의 적합·조화

일반적으로는 이 과정을 거친 후에 교합조정을 하지만, CAD/CAM 크라운은 시적 후 접착성 레진 시멘트를 이용해 접착·장착을 하고 나서 교합조정을 합니다. 이유는 CAD/CAM 크라운이 레진으로 제작되어 있으므로, 치질과 일체화되지 않은 크라운은 굴곡강도가 약해서 강하게 교합하면 쉽게 파절되기 때문입니다(Q16 참조). 따라서 장착이 끝난 시점에서 교합조정을 시행합니다.

이에 비해 올세라믹 크라운의 장착 순서는 보통의 전부금속관을 장착할 때의 순서와 마찬가지로, 지대치에 대한 적합을 확인하고 교합조정을 끝낸 후 크라운을 접착·장착합니다.

그러면 교합조정은 어떻게 하는 것일까요? 교합조정은 보통 교합지를 사용하지만(그림 15-1), 지르코니아나 이규산리튬 등의 연마된 면에는 교합지의 색이 잘 부착하지 않는다는 느낌이 듭니다. 그러한 경우에는 교합지를 불에 조금 달궈 색이 잘 부착하게 하는 방법도 있지만, 실리콘 계열의 교합채득재를 사용하면 교합접촉점을 쉽게 확인할 수 있습니다(그림 15-2~15-4).

먼저 교두감합위의 교합접촉상태를 조정하는데, 교합상태를 확인하는 다른 방법으로는 크라운을 시적하기 전에 수복하는 치아보다 전방 치아들의 교합접촉상태를 미리 교합지로 인기하고, 크라운 시적 후의 교합접촉상태의 인기와 비교하는 것도 중요합니다. 전방 치아들을 포함해 크라운의 교합을 확인할 때는 registration strip을 사용해 잡아 빼는 시험을 통해 교합접촉을 확인하는 방법도 있습니다.

교두감합위에서 교합접촉상태의 확인이 끝나면 운동할 때의 교합접촉상태를 확인합니다. 원래는 저작운동을 할 때의 모든 교합접촉상태를 확인하는 것이 좋지만, 현재의 상황에서는 측방운동, 전방운동을 하도록 해 교합접촉상태를 확인합니다. 특히 비저작측의 교합접촉상태를 확인하는 것이 중요합니다. 비저작측의 교합접촉은 부여하지 않는 것이 현명하다고 생각합니다. 또한 운동할 때의 교합상태는 실제로 일상에서 저작하도록 해서 다시 확인한 후 조정하는 것도 중요합니다.

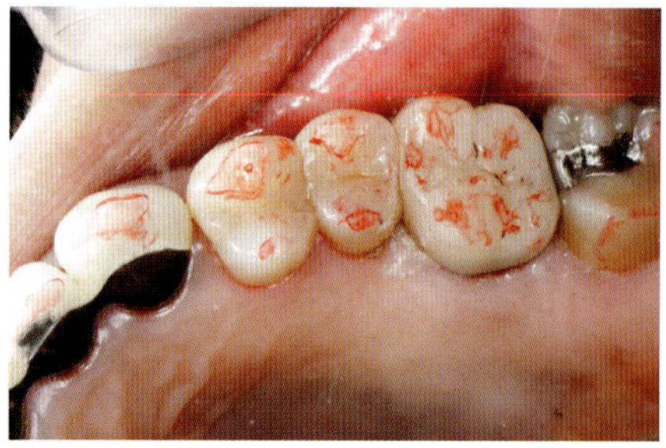

그림 15-1 교합지를 사용한 교합접촉상태의 확인.
수복된 치아보다 전방의 치아들의 교합접촉상태가 확보되었는지를 확인하는 것이 중요하다.

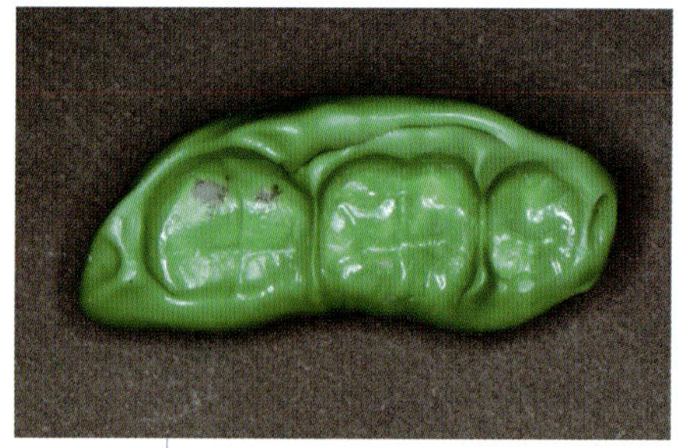

그림 15-2 교합채득재를 사용한 교합접촉상태의 확인.

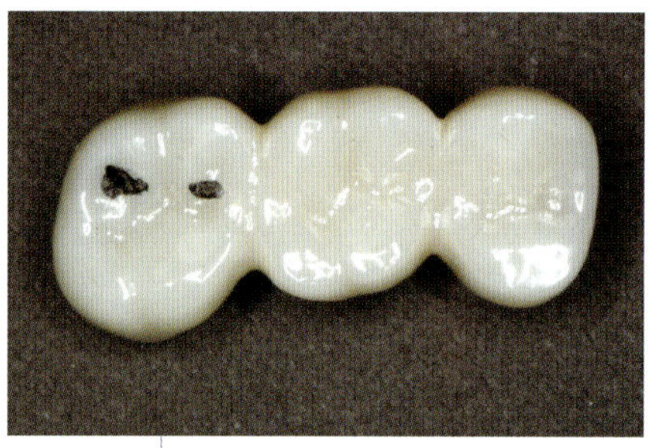

그림 15-3 교합채득재로 확인한 접촉 부위를 보철물에 인기.

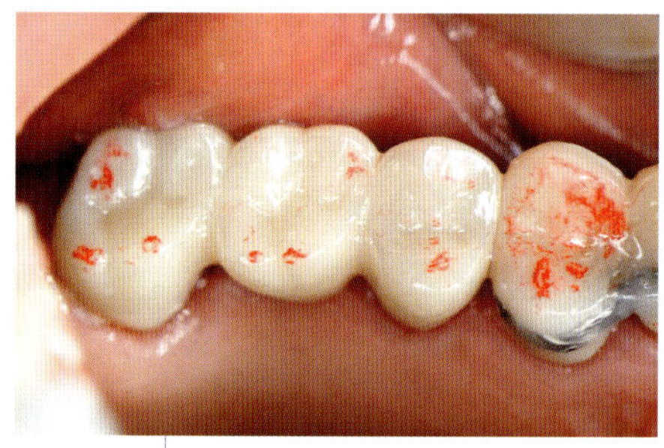

그림 15-4 교합조정 후, 교합지로 최종 확인.

앞에서 서술한 것과 같이 CAD/CAM 크라운의 교합조정은 접착성이 있는 레진 시멘트로 장착한 후, 교두감합위 및 운동할 때의 교합조정을 올세라믹 크라운과 마찬가지로 시행합니다.

교합접촉상태를 확인한 후 치관 형태의 조화를 확인하는 것도 중요합니다. 특히 전치뿐만 아니라 소구치, 대구치가 측방운동을 할 때 상·하악의 접촉관계 및 피개를 확인하는 것이 필요합니다.

피개의 임상적인 의의로는 다음과 같은 사항들을 들 수 있으므로, 이것들을 고려해 조정합니다.

① 교상의 방지
② 교두감합위의 안정
③ 하악의 유도
④ 음식물의 절단
⑤ 음식물 유출 방향의 규제
⑥ 심미성
⑦ 발음

교합조정 후의 연마 기구에 대해서는 지르코니아, 이규산리튬 글라스 세라믹, CAD/CAM 크라운(컴포지트 레진)의 각각에 맞는 연마 기구가 준비되어 있습니다. 이것들을 사용해 교합조정한 면을 확실하게 연마면으로 재현합니다. 특히 딱딱한 재료인 지르코니아의 거친 연마면은 대합치 마모의 원인이 되므로 최종 연마에 충분히 주의할 필요가 있습니다.

Sato Toru(佐藤 亨)
도쿄 치과대학 크라운브리지보철학강좌

Question 16

보철물을 장착(접착)할 때 주의할 점은 무엇입니까?

Answer

보철물의 장착을 위해서는 인산아연 시멘트, 카르복실레이트 시멘트, 글라스 아이오노머 시멘트, 접착성 레진 시멘트가 사용됩니다. 최근의 임상에서는 접착성 레진 시멘트의 사용빈도가 높아졌습니다. 접착성 재료의 사용뿐만 아니라 일반적인 시멘트를 사용할 때도 처리제를 사용하는 경우가 있습니다. 아래에 처리가 필요한 부위별로 주의사항을 설명하겠습니다.

지대치 형성면의 처리

일반적인 시멘트를 사용하는 경우에는 지대치의 건조만 필요하지만, 접착성 레진 시멘트를 사용하는 경우에는 지대치 형성면의 치면 처리가 필요한 재료가 많이 있습니다. 치면 처리에는 etching, priming, bonding이 있는데 접착 재료에 따라 앞의 3단계 또는 2단계, 1단계로 개량된 것이 있습니다. 이것들을 술식대로 사용하면 효과가 발휘됩니다.

방습 등을 고려하면 치면 처리는 크라운 장착과 동시에 시행하는 것이 좋다고 생각합니다. 시멘트에 따라서는 접착할 때 경화의 중합개시제를 치면측으로 가져가 contraction gap을 방지하는 것도 있으므로, 장착할 때는 치면 처리를 하는 것이 좋습니다. 치면 처리를 할 때의 주의사항으로는 bonding agent에 따라 피막이 두꺼워지는 것도 있으므로, 충분히 공기를 분사해 피막을 두껍게 만들지 않는 배려가 필요하다는 점입니다.

크라운 내면의 처리

시적이 끝나 접착하는 보철물은 접착성 레진 시멘트의 사용에 관계없이 내면의 혈액, 타액 등을 제거할 필요가 있습니다. 이전에는 인산을 이용한 크라운 내면의 청소와 세정이 좋다고 생각되었지만, 재료에 따라서는 추천하지 않는다는 이론도 있습니다. 따라서 혈액의 제거에는 과산화수소수를 사용하고, 타액 단백질 제거에는 중성세제를 사용하는 것이 좋다고 생각합니다. 한편 알코올을 사용한 크라운 내면의 청소는 단백질이 응고된다는 관점에서 바람직하지 않습니다.

이러한 크라운 내면의 세정이나 sandblast 처리를 통해 접착성이 향상되는 것을 볼 수 있습니다. 가능하면 크라운의 내면 처리를 시행해 청소하는 것이 좋습니다. 표 16-1에 크라운 재료별 처리 방법을 보입니다.

표 16-1 접착성 레진 시멘트를 사용할 때 각종 재료에 따른 접착대상 표면 처리

	접착대상 표면	Alumina sandblast 처리	Ortho phosphoric acid로 청소·수세	처리제
금속	귀금속	○효과 있음	×불필요	이온 함유 프라이머 VTD, MDTP 등
	비귀금속	○효과 있음	×불필요	접착성 모노머 4-META, MDP 등
레진	복합 레진 CAD/CAM 크라운	○효과 있음	○효과 있음	Silane coupling 처리 γ-MPTS 등
세라믹	장석 계열 세라믹(도재)	○효과 있음	○효과 있음	Silane coupling 처리 γ-MPTS 등
	이규산리튬 계열 세라믹	○효과 있음	○효과 있음	Silane coupling 처리 γ-MPTS 등
	지르코니아 계열 세라믹	○효과 있음	×추천하지 않음※	인산아연 모노머(MDP), 기능성 인산 모노머

※Ortho phosphoric acid 처리로 인해 인장력에 악영향을 미친다는 보고와 회의적이라는 보고가 있다.

1) 금속관 내면의 처리

전부금속관이나 PFM 크라운의 내면은 금속처리제를 사용합니다. 귀금속의 경우에는 VTD나 MDTP 등의 이온함유 프라이머가 효과가 있고, 비귀금속의 경우에는 4-META 등의 접착성 모노머가 금속 내면 처리에 효과가 있습니다. 금속 프라이머에 따라서는 귀금속, 비귀금속에 모두 사용할 수 있는 것도 있으므로 사용설명서를 이해하고 사용할 필요가 있습니다.

2) CAD/CAM 크라운 내면 처리

CAD/CAM 크라운은 세라믹 필러를 많이 함유한 복합 레진이라고 생각할 수 있습니다. 따라서 γ-MPTS로 대표되는 silane coupling agent로 처리합니다. CAD/CAM 크라운은 재료 강도의 문제가 있으므로 지대치와 접착하는 것이 중요합니다. 장착 전에는 앞에서 설명한 청소와 sandblast 처리를 확실히 시행할 필요가 있습니다.

3) 실리카 계열 세라믹 크라운(장석 계열 세라믹 크라운, 이규산리튬 계열 세라믹 크라운)의 내면 처리

장석 계열 세라믹 크라운과 이규산리튬 계열 세라믹 크라운은 실리카 계열 세라믹 크라운입니다. 따라서 이들 크라운의 내면 처리는 γ-MPTS로 대표되는 silane coupling agent로 처리합니다. 이규산리튬 계열 세라믹 크라운의 강도는 약 500MPa 정도인 데 비해, 장석 계열 세라믹 크라운의 강도는 약 130MPa 정도이므로 접착성 레진 시멘트를 사용해 치질과 일체화하여 파절을 예방할 필요가 있습니다.

4) 지르코니아 계열 세라믹 크라운의 내면 처리

지르코니아의 강도는 약 1,200MPa로 매우 딱딱한 재료인데, 크라운 내면 처리와 세라믹 처리는 할 필요가 있습니다. CAD/CAM으로 제작된 지르코니아 크라운의 내면은 활택하므로 기존의 주조관에 비해 탈락하기 쉬운 성질이 있습니다. 따라서 앞에서 제시한 것과 같이 크라운의 내면 청소와 sandblast 처리를 확실히 하고 나서 세라믹 처리를 하는 것이 중요합니다.

합착재료 및 접착성 시멘트

이미 설명한 바와 같이 크라운의 재질을 판단해 적절한 내면 처리를 시행합니다. 현재는 조작성, 진료실 사용빈도 등을 배려한 시멘트가 발매되고 있습니다. 시멘트의 특징을 이해하고 사용하는 것이 바람직합니다.

Nomoto Shuntaro(野本俊太郎), Sato Toru(佐藤 亨)
도쿄 치과대학 크라운브리지보철학강좌

Question 17

자연치를 지대치로 한 브리지와 임플란트를 지대치로 한 브리지에서 상부구조를 제작할 때 차이가 있습니까?

Answer

자연치는 치근막을 매개로 악골에 식립되어 있지만 임플란트는 골과 직접 접촉합니다. 자연치와 임플란트는 피압변위량이 서로 다른데, 자연치는 수평적으로 80~160㎛이고 수직적으로는 30~60㎛인 데 비해, 임플란트는 수평적으로 40~55㎛이고 수직적으로는 9㎛ 이하로 매우 적습니다[1]. 그러므로 임플란트를 지대치로 한 브리지는 자연치를 지대치로 한 브리지보다 더 높은 적합 정밀도가 요구됩니다. 또한 임플란트는 모양이 규격화되어 있으므로 인상채득과 작업모형 제작법에서 자연치의 수복과 커다란 차이가 있습니다.

임플란트 상부구조의 종류

임플란트 상부구조에는 나사 고정 방식과 시멘트 고정 방식이 있고, 나사 고정 방식은 임플란트 fixture에 직접 나사로 연결하는 direct type(1 piece type)과 abutment에 연결하는 indirect type(2 piece type)이 있습니다. 시멘트 고정 방식은 abutment와 임플란트 fixture를 나사로 연결하고 상부구조를 시멘트로 합착하는 구조입니다. 나사 고정 방식은 시멘트의 두께가 존재하지 않으므로 시멘트 고정 방식보다 더 높은 적합정밀도가 요구됩니다. 적합이 불량한 나사 고정 방식의 상부구조를 장착하면 임플란트와 골의 계면에 지속적인 응력이 생겨 골흡수를 일으킨다는 보고[2]가 있으므로, 상부구조는 나사를 연결하지 않은 정적인 상태에서 정밀하게 적합하는 수동적 적합(passive fit)을 보일 필요가 있습니다.

상부구조의 제작

1) 인상법

자연치 크라운 브리지의 인상은 개개로 형성된 지대치 형태를 기록하는 것에 주안점을 둡니다. 한편 임플란트의 인상은 임플란트와 abutment의 모양이 규격화되어 있으므로 형태를 기록할 필요가 없고, 임플란트 또는 abutment의 위치를 기록하는 것에 주안점을 둡니다.

임플란트의 인상에는 트레이에 개창 부위를 설계한 open tray method와 보통의 트레이를 사용하는 closed tray method가 있습니다. Open tray method는 인상용 코핑이라 불리는 부품을 나사로 연결해 인상이 경화된 후 트레이 개창 부위에서 나사를 풀고 코핑을 인상체 안에 pick up하는 방법이고, closed tray method는 인상체를 구강 내에서 제거 한 후 코핑을 풀어 인상체의 음형에 되돌리는 방법입니다. 2가지 인상법 모두 코핑이 인상체 안에서 변위하지 않도록 탄성변형이 적은 부가형 실리콘 인상재를 사용하는 것이 일반적입니다. 인상재 경화 후에는 상당히 딱딱하기 때문에 잔존치에 반드시 block out을 할 필요가 있습니다. Closed tray method는 코핑을 인상체 음형에 되돌릴 때 위치가 틀어지는 경우도 있으므로, 정밀도가 더 좋은 인상을 채득할 수 있는 방법이 open tray method입니다. 그러므로 임플란트 브리지를 제작할 때는 open tray method로 인상을 채득하는 것이 추천됩니다.

2) 작업모형

임플란트의 platform 부위 또는 abutment의 모양을 재현한 analog라 불리는 부품을 사용합니다. 인상용 코핑에 analog를 연결하고, analog 주위에 점막재현용 실리콘 재료를 주입합니다. 이어서 boxing을 하고 초경석고를 주입합니다. 석고 경화 후 코핑과 analog의 연결을 풀고 인상에서 석고를 제거하면 구강 내와 동일한 위치에 analog가 있는 석고 모형이 재현됩니다.

3) 교합채득

교합채득은 자연치를 지대치로 한 브리지의 기준에 따라 시행합니다. 교합상을 나사로 고정할 수 있으므로 교합상의 안정은 일반적인 브리지를 제작할 때보다 우수합니다.

4) 프레임

금합금을 주조해 금속 프레임을 제작하는 경우에는 몇 개의 부분으로 분할해 제작하고 구강 내에서 납착용 index를 채득합니다. 티타늄이나 지르코니아 프레임을 CAD/CAM으로 제작하는 경우에는 납착이 어렵기 때문에 milling 전에 작업모형의 정밀도를 verification index(그림 17-1)를 이용해 확인합니다. 이것은 작업모형 위에서 금속 프레임과 temporary cylinder를 레진으로 강하게 연결한 것으로, 구강 내에 장착해서 모형과 구강 내 임플란트의 위치관계가 맞는지를 확인합니다. 부적합이 보이는 경우에는 cylinder와 프레임을 일단 자르고 구강 내에서 다시 레진으로 연결해 올바른 위치관계를 기록합니다.

상부구조 프레임의 적합은 시진과 standard X-ray 사진(그림 17-2), one screw test[3], 나사 체결감각[4] 등으로 확인합니다. One screw test란 가장 끝에 있는 나사를 조였을 때 다른 부위의 적합상태를 눈으로 확인하는 방법입니다. 나사 체결감각으로 확인하는 방법은 초기저항을 느끼고 나서 맨 마지막으

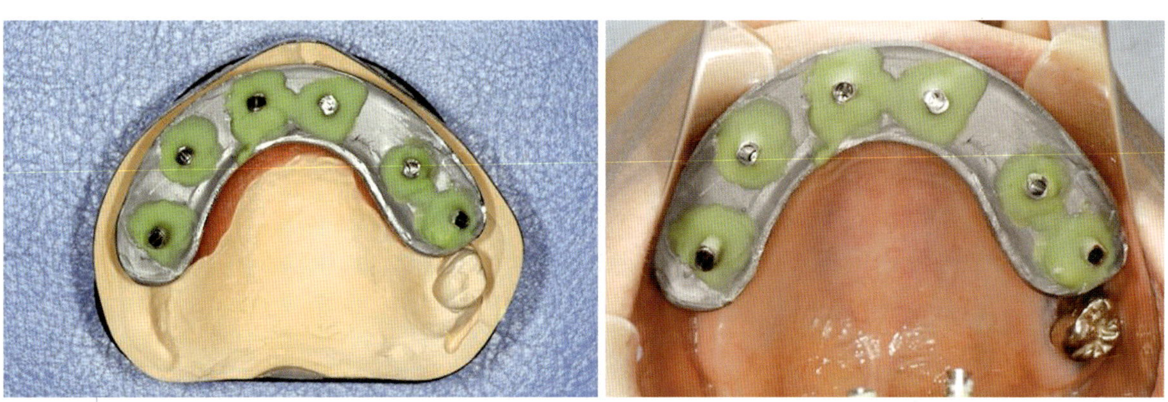

그림 17-1 Verification index.
CAD/CAM 프레임 제작 전에 작업모형의 정밀도를 확인한다.

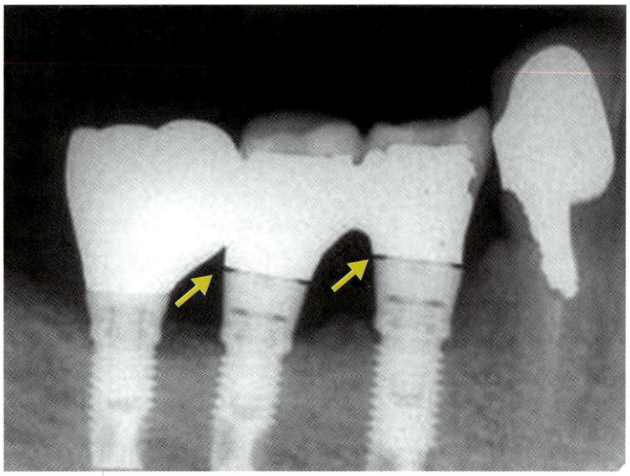

그림 17-2 상부구조를 시적할 때의 standard X-ray 사진. 화살표 부위에 부적합이 보인다.

로 조일 때까지 driver의 회전 각도로 적합상태를 평가하는 방법입니다. 초기저항을 느끼고 나서 45° 이상 회전하는 경우에는 부적합이라고 판단합니다. 자연치의 브리지에서 일반적으로 시행하는 탐침을 이용해 마진의 적합을 촉진하는 방법은, component에 상처를 줄 우려가 있기 때문에 피하는 편이 좋을 것입니다. 부적합이라고 판단된 경우, 주조법으로 제작된 프레임을 절단해 다시 납착합니다. CAD/CAM으로 제작한 프레임의 경우에는 재인상을 채득합니다.

앞에서 설명한 것과 같이 임플란트 상부구조에는 수동적 적합이 요구됩니다. 자연치 지대치의 브리지는 치근막과 시멘트 두께가 존재하기 때문에 약간의 부적합은 허용되지만, 나사 고정 방식의 상부구조는 부적합의 허용범위가 작으므로, 특히 임플란트 브리지의 제작은 진료실과 기공실 모두 세심한 주의가 필요합니다.

참고문헌

1) 堀田宏巳. 下顎Osseointegratedimplant症例におけるFixtureの被圧変位特性に関する実験的研究. 歯科学報. 1992；92 (1) ：1-65.

2) Jemt T, Book K. Prosthesis misfit and marginal bone loss in edentulous implant patients. Int J Oral Maxillofac Implants. 1996；11 (5) ：620-625.

3) G.E.White, 前田芳信訳. ホワイトのインプラント上部構造. クインテッセンス出版, 1995；61.

4) 関根秀志, 小宮山彌太郎監修. インプラント修復の臨床基本手技3　補綴. デンタルダイヤモンド, 2013；52-53.

Takanashi Takuya(高梨琢也), Yajima Yasutomo(矢島安朝)

도쿄 치과대학 구강임플란트학강좌

Question 18

현 단계에서 임플란트 주위염의 진단방법에 대해 가르쳐 주십시오.

Answer

임플란트 주위염은 임플란트의 성공을 방해하는 중대한 문제입니다. 임플란트가 오랜 기간 안정된 상태에서 기능하기 위해서는 임플란트 주위염의 발현을 예방하고 진행을 억제하는 것이 중요합니다. 임플란트 주위염은 골결합이 얻어진 기능 상태의 임플란트에 과도한 부담이나 세균감염으로 인해 임플란트 주위에 생긴 골파괴를 동반하는 염증성 병변이므로, 임상소견이나 X-ray 사진 소견 등을 바탕으로 적절하게 임플란트 주위조직의 상태를 판단해야 합니다.

임플란트 치료가 끝난 후 정기검사를 할 때 아래의 항목을 확인해 초기단계에서 임플란트 주위조직과 관련한 여러 가지 문제를 발견하는 것이 중요하다고 생각합니다.

정기검사를 할 때 확인하는 항목

1) 치태 조절

구강 청소 상태와 임플란트 주위염의 발현 및 진행은 밀접한 관계가 있으므로 치태 조절은 중요한 평가항목입니다.

Silness & Löe의 Plaque Index(PlI)[1]를 개량한 mPI[2] 등을 이용해 임플란트 주위의 치태 부착상태를 확인합니다(표 18-1).

2) 임플란트 주위 점막의 염증

Löe의 Gingival Index(GI)[3]를 개량한 mGI[2]나 Bleeding on Probing(BoP) 등을 이용해 임플란트 주위 점막의 발적, 종창, 통증, 삼출액, 배농 등 염증 징후의 유무를 확인합니다(표 18-1). 또한 stopper를 이용한 압진이나 air blow 등 기구를 이용해 임플란트 주위 sulcus를 검사(배농, 삼출액 등)합니다(그림 18-1).

표 18-1 | Mombelli 등[2]에 의한 mPI와 mGI(일본 치주과학학회 편저. 치주질환 환자의 임플란트 치료 지침. 2008을 바탕으로 작성)

Score	mPI	mGI
0	치태가 없다.	임플란트에 인접한 점막 변연을 따라 probing했을 때 출혈이 없다.
1	임플란트 점막 변연에 대한 probing으로 검지된 약간의 치태가 있다.	독립된 출혈점이 보인다.
2	육안으로 확인되는 치태가 있다.	임플란트 변연 점막을 따라 보이는 선상의 출혈이 있다.
3	많은 양의 연성 치태가 있다.	심한 출혈이 있다.

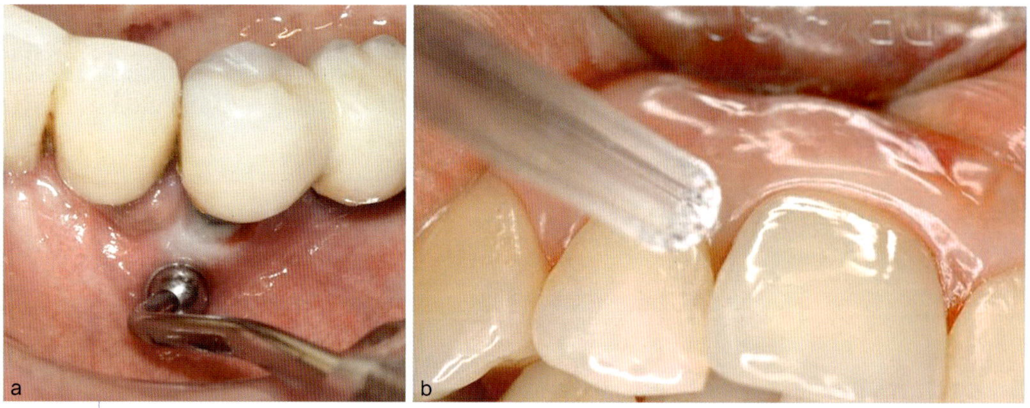

그림 18-1 a, Stopper를 이용한 압진. 임플란트 주위 sulcus에서 배농이 보인다.
b, Air blow를 이용한 임플란트 주위 sulcus의 검사.

3) 임플란트의 동요도

임플란트 fixture의 동요도를 확인합니다. 임플란트 fixture의 동요가 보이는 경우에는 골흡수가 임플란트 fixture의 끝까지 진행된 중도(severe)의 임플란트 주위염에 이환되어 있는 경우가 많습니다. Abutment나 상부구조 나사의 풀림에 의한 동요와 감별진단이 필요합니다.

4) Probing Pocket Depth(PPD)의 측정

자연치와 임플란트 주위조직의 차이, 자연치와는 다른 임플란트 neck 부위의 형태, 임플란트 시스템에 따른 임플란트 주위 sulcus 깊이의 차이 등을 고려해 probing을 합니다. 주위조직에 손상을 주지 않도록 가벼운 압력(0.2~0.3N)으로 probing을 합니다. 그러나 임플란트의 PPD에서 얻어진 정보는 임플란트 neck 부위 형태의 복잡함 등을 원인으로 한 probing의 부정확성 때문에 매우 한정적일 수밖에 없습니다.

5) X-ray 검사

임플란트 주위의 골흡수를 평가합니다. 골흡수 부위, 형태, 정도 등을 확인합니다. 식립할 때 및 상부구조를 장착할 때의 정상 상태를 촬영해 두면 시간의 흐름에 따른 차이를 비교할 수 있습니다(그림 18-2).

6) 교합상태

임플란트에서 일어나는 교합의 조기접촉, 교합성 외상, 턱관절 및 저작근의 이상, 상부구조 교합면의 비정상 교모 등을 주의 깊게 검사해 재빨리 발견·개선합니다. 교합력의 과도한 부담은 임플란트 주위조직에 염증이 있는 경우에 주위골의 흡수를 촉진시킨다고 이야기합니다. 또한 과도한 교합력은 나사의 풀림이나 파절, 임플란트 fixture의 동요나 파절 등의 원인이 되기도 합니다.

7) 치주질환 관련 세균검사

임플란트 주위염의 원인균으로 알려진 치주질환 관련 세균을 정기적으로 확인합니다. Paper point를 이용해 임플란트 주위 sulcus에서 sample을 채취해 PCR법이나 Invader법으로 치주질환 관련 세균 수

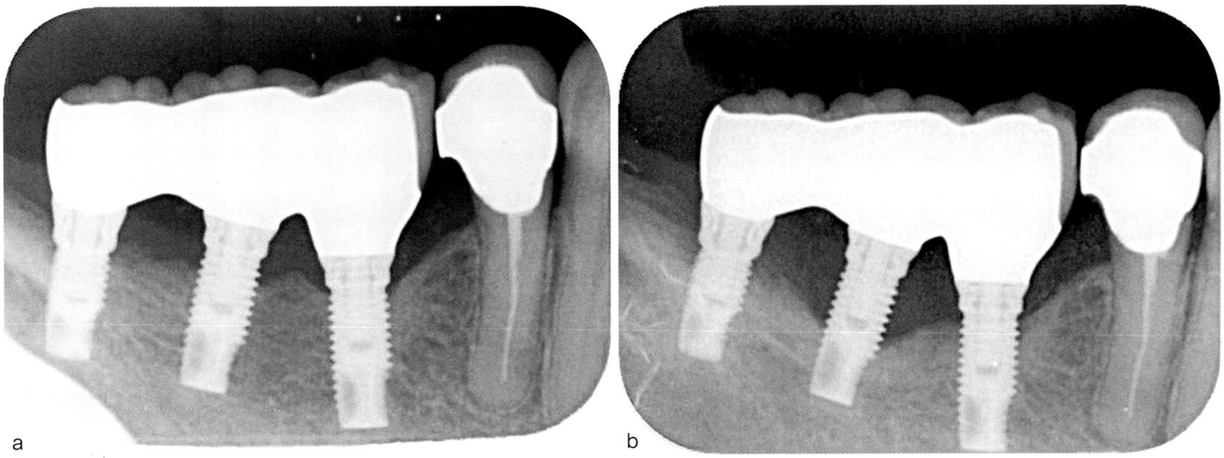

그림 18-2 이전에 촬영한 X-ray 사진(상부구조를 장착할 때)(a)과의 비교. 중앙의 임플란트에 골흡수상(임플란트 주위염)이 보인다(b).

나 총세균 수에 대한 비율을 검출합니다. 임플란트 치료 전의 screening 검사[4)]나 임플란트 주위염의 모니터링[5)]에는 효과가 있다고 생각합니다.

임플란트 주위 점막에 염증 징후(BoP 양성, 배농 등)가 보이는 부위에 대해서는 특히 이른 시기에 대응하는 것이 중요합니다. 현 시점에서는 임플란트 주위염에 효과가 있는 치료법이 없으므로 임플란트를 중심으로 한 처치를 시행해 염증이 임플란트 주위골로 파급(임플란트 주위염으로 이환)되기 전에 막는, 다시 말해서 정기검사를 통해 이른 시기에 임플란트 주위염을 발견하고 진단 및 치료하여 예방에 힘을 기울이는 것이 이로운 대책이라고 생각합니다.

참고문헌

1) Silness J, Löe H. Periodontal disease in pregnancy. II. Correlation between oral hygiene and periodontal condtion. Acta Odontol Scand. 1964；22：121-135.

2) Mombelli A, et al. The microbiota associated with successful or failing osseointegrated titanium implants. Oral Microbiol Immunol. 1987；2 (4) ：145-151.

3) Löe H. The Gingival Index, the Plaque Index and the Retention Index Systems. J Periodontol. 1967；38 (6) ：Suppl：610-616.

4) Ito T, et al. Clinical evaluation of salivary periodontal pathogen levels by real-time polymerase chain reaction in patients before dental implant treatment. Clin Oral Implants Res. 2014；25 (8) ：977-982.

5) 伊藤太一ほか. インプラント治療における歯周病関連細菌検査の臨床的検討. 日本顎顔面インプラント学会誌. 2016；15 (1) ：17-23.

Ito Taichi(伊藤太一), Yajima Yasutomo(矢島安朝)

도쿄 치과대학 구강임플란트학강좌

Question 19

타원에서 식립한 임플란트가 임플란트 주위염에 이환되었습니다. 어떻게 대처하면 좋을까요?

Answer

타원에서 임플란트 치료를 받고, 임플란트 주위염에 이환된 환자가 내원한 경우의 대응을 그림 19-1에 제시합니다.

먼저 의료면접을 통해 여러 가지 정보를 수집할 필요가 있습니다. 환자는 주소로서 '부었다', '아프다', '임플란트가 흔들린다' 등을 호소합니다. 또한 상악동염의 발현 등 임플란트 부위 이외의 증상을 호소하는 경우도 있습니다(그림 19-2). 이어서 환자가 임플란트를 식립한 시기와 내용, 시술 의료기관의 진료나 연락 가능 여부도 확인합니다. 임플란트 병발증(우발증)은 치료경과를 가장 잘 파악하고 있는 시술 의료기관에서 대응하는 것이 좋지만, 환자가 여러 가지 이유로 그 의료기관에 갈 수 없는 경우에는 진료의뢰서를 사용해 임플란트 시스템이나 치료의 경위·내용에 대한 정보를 얻으면 효율적인 진료를 진행할 수 있습니다.

당뇨나 빈혈 등 상처 치유에 영향을 미치는 전신질환은 임플란트 주위염의 발생이나 증상의 악화에 관여합니다. 또한 골흡수억제 약물과 관련한 악골괴사증의 발생원인은 골에 대한 감염이라고 알려져 있으

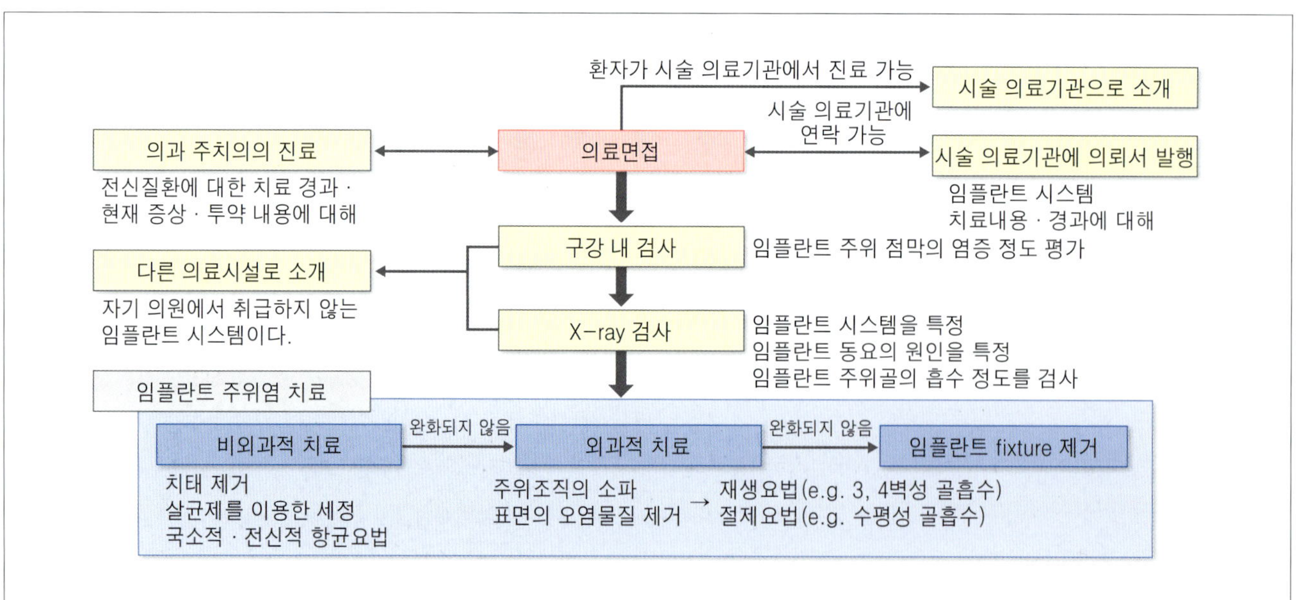

그림 19-1 타원에서 식립한 임플란트의 임플란트 주위염에 대한 대응.
임플란트 주위염의 치료에서 골흡수량이 많은 경우에는 외과적 치료부터 시작할 때도 있다. 또한 임플란트 동요가 보이고, 그 원인이 골결합의 상실이나 임플란트 fixture의 파절인 경우에는 보존이 어려우므로 임플란트 fixture 제거가 제1선택이다.

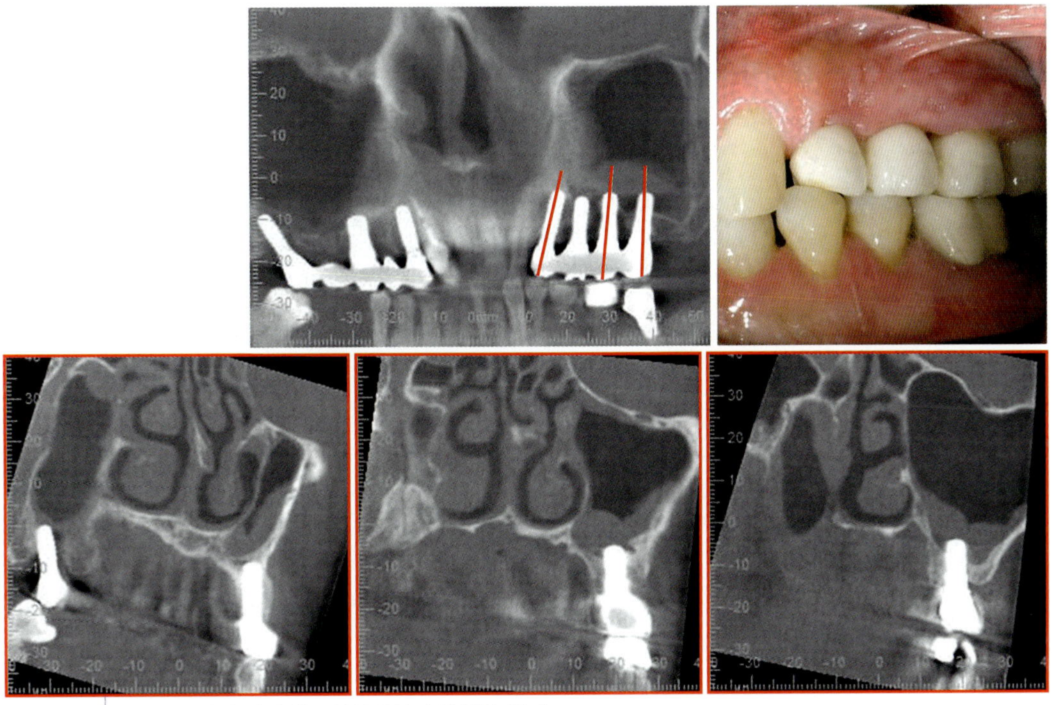

그림 19-2 임플란트에서 기인하는 상악동염이 발생한 증례.
5년 전에 임플란트 치료를 받은 환자. 경과가 양호했으므로 유지관리를 위해서는 진료를 받지 않았다고 한다. 좌측의 화농성 콧물과 뺨의 압통을 주소로 이비인후과의 진료를 받았을 때 임플란트가 원인이라는 지적을 받고, 항생제 투여 후에 치과에 내원. 좌측에 임플란트 주위염이 보이고, #25~27 부위의 광범위한 골흡수와 좌측 상악동염을 볼 수 있다.

므로[1], 임플란트 주위염은 유발 요인의 하나가 됩니다. 그러므로 의과 주치의에게 치료경과와 현재 증상 및 투약 내용에 대해 진료를 받도록 하는 것이 매우 중요할 것입니다.

구강 내 검사에서는 주로 임플란트 주위 점막의 염증 정도를 평가합니다. 임플란트 주위 점막에서 염증 소견이 보이는 경우에는 air blow로 임플란트 주위 치주낭을 넓히면 눈으로 직접 볼 수 있습니다. 또한 그 주위를 압박하면 sulcus에서 출혈이나 배농을 확인할 수 있습니다. 이 소견들이 보이는 경우에는 임플란트용 probe로 probing depth를 계측해 임플란트 주위조직의 염증 정도를 평가합니다.

X-ray 검사에서는 먼저 standard X-ray 사진을 이용해 임플란트 시스템을 특정하고 임플란트 주위골의 흡수 정도를 평가합니다. 또한 구강 내 사진과 함께 상부구조의 고정 방식을 확인합니다. 임플란트에 동요가 있는 경우에는 나사의 풀림이나 파절, 임플란트 fixture의 파절, 골결합의 상실 등이 원인이라고 생각할 수 있으므로 원인을 특정합니다.

임플란트 치료를 위해서는 시스템마다 전용 설계 기구가 필요하기 때문에 타원에서 식립한 임플란트를 처치하기 전에 반드시 임플란트 시스템을 특정하고, 자기 의원에서 대응할 수 있는지를 판단합니다. 또한 임플란트 주위염의 치료에서 상부구조 제거 가능 여부는 치료의 난이도나 치료방법에 영향을 미칩니다. 시멘트 고정 방식 등 상부구조의 제거가 힘든 경우에는 상부구조를 잘라 치료할 가능성도 있으므로 환자에게 미리 설명을 해둘 필요가 있습니다.

파노라마 X-ray 사진에서는 구강 내의 문제점을 screening을 해 염증의 파급범위, 환부와 해부학적

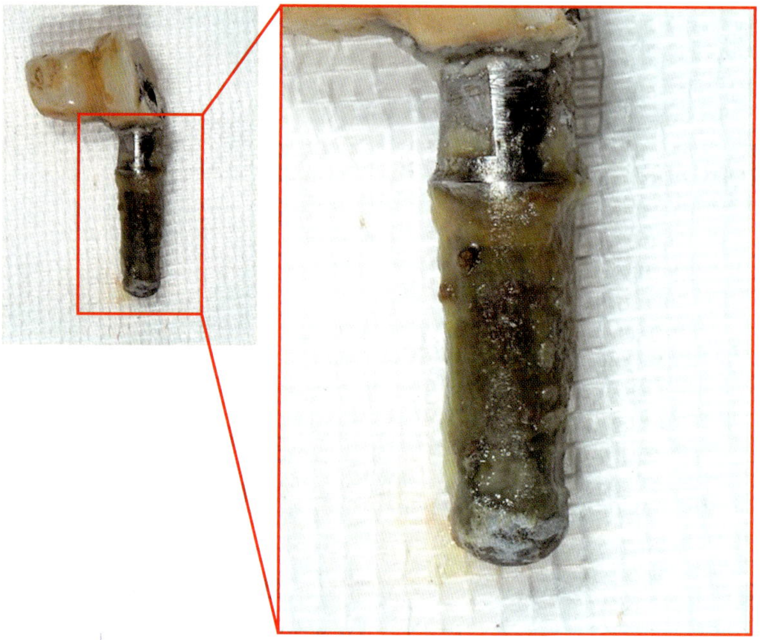

그림 19-3 임플란트 주위염 때문에 제거된 임플란트 fixture.
임플란트 fixture의 표면은 골결합 획득을 위해 대부분 거칠게 만들어져 있다. 그러므로 임플란트 주위염에 이환되면 광범위하고 심하게 오염물질이 부착한다. 임플란트 주위염에 이환된 임플란트 fixture를 보존하려는 경우에는 구강 내에서 이 오염물질들을 확실히 제거할 필요가 있다.

구조물의 위치관계를 평가합니다. 또한 CT나 CBCT를 촬영할 수 있다면 임플란트 주위골의 결손 형태와 해부학적 구조물과의 위치관계를 3차원적으로 관찰해 치료의 리스크를 평가합니다.

임플란트 주위염의 치료는 치태 제거, 살균제를 이용한 세정, 항균요법 등의 비외과적 치료와 재생요법, 절제요법, 임플란트 fixture 제거 등의 외과적 치료로 크게 나뉩니다. 치료방침으로는 먼저 비외과적 치료를 철저히 하고 재평가 후 완화되지 않는 경우에는 외과적 치료를 검토합니다[2]. 하지만 임플란트 주위골이 많이 흡수된 경우에는 비외과적 치료의 효과가 한정적이어서 완화 후 재발하는 경향이 있기 때문에 외과적 치료를 우선하는 경우도 있습니다[3]. 또한 임플란트에 동요가 보이고 원인이 골결합의 상실이나 임플란트 fixture의 파절인 경우 또는 임플란트 fixture 길이의 1/3 이상 골흡수가 보이는 경우에는 임플란트 fixture를 제거할 수밖에 없습니다.

외과적 치료는 먼저 점막을 박리한 후 임플란트 주위조직을 소파하고 골연상으로 노출된 임플란트 fixture 표면의 오염물질을 제거합니다(그림 19-3). 오염물질을 제거하는 방법으로는 '티타늄 브러시를 이용한 기계적 제거', 'Er: YAG 레이저의 응용', '글리신 파우더·β-TCP를 이용한 air abrasion' 등이 소개되어 있습니다. 주위조직의 소파와 임플란트 표면의 오염물질 제거를 마친 후 재생요법 또는 절제요법을 시행합니다.

재생요법은 일반적인 골재생유도요법을 따르는데, 2회법 임플란트 식립과 마찬가지로 임플란트 fixture를 완전히 폐쇄해 일정한 치유기간을 둡니다. 재생요법의 예후는 임플란트 주위골의 결손 형태에 따라 크게 영향을 받습니다[4]. 절제요법은 골이 날카로운 부위를 성형하고, 골연상으로 노출된 임플란트 fixture

의 골접촉면(거친 면)을 점막접촉면(부드러운 면)으로 만들기 위해 형태를 수정·연마한 후에 임플란트 주위 점막의 근첨측이동술을 시행합니다.

현 시점에서 임플란트 주위염에 대해 evidence가 있는 결정적인 치료법은 없습니다[3]. 임플란트 주위조직에 염증이 생긴 경우에는 염증이 임플란트 주위조직에 국한되어 있는 단계(임플란트 주위 점막염)에서 비외과적 치료를 시행해, 임플란트 주위골까지 파급된 '임플란트 주위염'이 되지 않도록 대응하는 것이 중요합니다.

참고문헌

1) 日本骨代謝学会顎骨壊死検討委員会編. 骨吸収抑制薬関連顎骨壊死の病態と管理：顎骨壊死検討委員会ポジションペーパー2016. 2016；3.
2) Lang NP, et al. Consensus statements and recommended clinical procedures regarding implant survival and complications. Int J Oral Maxillofac Implants. 2004；19 Suppl：150-154.
3) Heitz-Mayfield LJ, Mombelli A. The therapy of peri-implantitis：a systematic review. Int J Oral Maxillofac Implants. 2014；29 Suppl：325-345.
4) Schwarz F, et al. Impact of defect configuration on the clinical outcome following surgical regenerative therapy of peri-implantitis. J Clin Periodontol. 2010；37 (5) ：449-455.

Honma Shinya(本間慎也), Yajima Yasutomo(矢島安朝)

도쿄 치과대학 구강임플란트학강좌

Question 20

수복물에 따라 교모나 마모에 어떠한 차이가 있습니까?

Answer

수복물에 의한 교모나 마모는 수복물의 내구성에 영향을 미칠 뿐만 아니라 교합고경이 변화하고, 마모된 가루의 인체에 대한 위해성에도 관여하기 때문에 양상을 파악하는 것은 중요한 과제입니다. 특히 최근에는 환자의 심미에 대한 높은 요구, 금속 알레르기에 대한 우려 등으로 올세라믹 수복이나 복합 레진 수복에 대한 기대가 높아져 여기에 대응하는 새로운 수복재료가 등장하고 있는데, 이 수복물들의 교모나 마모의 실태는 충분히 해명되지 않았습니다. 여기서는 교모를 넓은 의미로 '수복물에 의한 법랑질의 마모'라고 이해하고 설명하면서, 동시에 수복물끼리의 마모 양상에 대해 생각해 보고자 합니다.

수복물이 법랑질의 마모에 미치는 영향

하부 시료를 법랑질로 하고, 상부구조에 각종 치관수복 금속재료, PFM, 치관용 레진, 자연치를 배치하고 2체 마모시험을 한 보고가 있습니다[1]. 또한 최근 들어 주목을 받고 있는 전체를 고투광성의 지르코니아로 제작하는 '지르코니아 단일체'가 법랑질의 마모에 미치는 영향에 관한 보고도 있습니다[2]. 이 결과들을 그림 20-1에 제시합니다. 그리고 치관수복용 이규산리튬을 함유한 세라믹이나 하이브리드 초경질 레진이 법랑질의 마모에 미치는 영향도 보고되어 있습니다[3]. 구강 내의 마모 양상은 음식물 등을 개재한 3체 마모시험이 구강 내 마모의 재현성 측면에서 우수하다고 이야기하지만, 교합접촉을 할 때 활주에 의해 생기는 마모에 대해서는 2체 마모시험으로 충분히 파악할 수 있습니다.

이상의 내용을 정리하면 '법랑질의 마모에 미치는 영향은, 도재 ≒ 이규산리튬 ≒ 법랑질 > 하이브리드 초경질 레진 > 지르코니아(마무리 연마) ≫ 금속수복물의 순서로 크다.'고 알려져 있습니다.

또한 각종 복합 레진이 법랑질의 마모에 미치는 영향은 matrix 레진보다 필러의 영향이 크다고 알려져 있으며, 필러의 영향에 대해서는 함유량이 많고, 크기가 크고, 경도가 높을수록 법랑질 마모량이 많아진다고 합니다. 또한 나노 필러와 둥근 모양의 submicron 필러가 많은 복합 레진이 법랑질의 마모량을 줄이는 경향이 있다는 사실이 발견되었습니다[4,5]. 그리고 복합 레진의 비커스경도가 45 이상에서 법랑질 마모가 표면화되고 그 이상에서는 경도에 비례해 법랑질의 마모가 증가한다는 보고가 있습니다[6].

수복물끼리의 마모

같은 종류의 재료 사이에서 마모량이 많고, 그 경향은 금속끼리의 마모에서 현저하다는 보고가 있습니다. 일반적인 마모에는 abrasive 마모와 응착(adhesive) 마모가 주를 이룹니다. Abrasive 마모는 '거친마

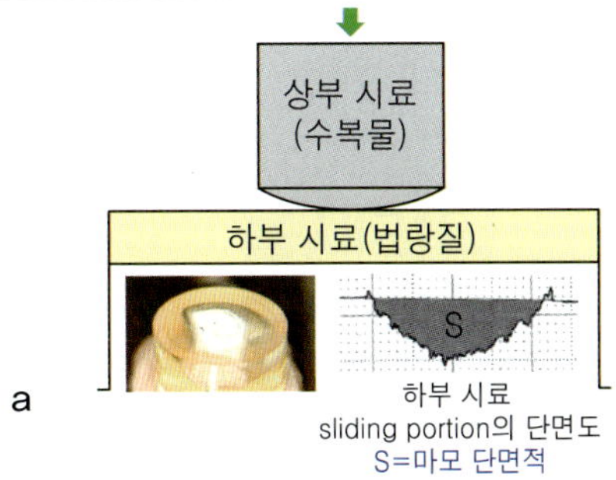

b

	비커스경도
백금가금	250
금은팔라듐 합금	230
은인슘 합금	130
도재	550
법랑질	320
지르코니아(TZP)	1,200

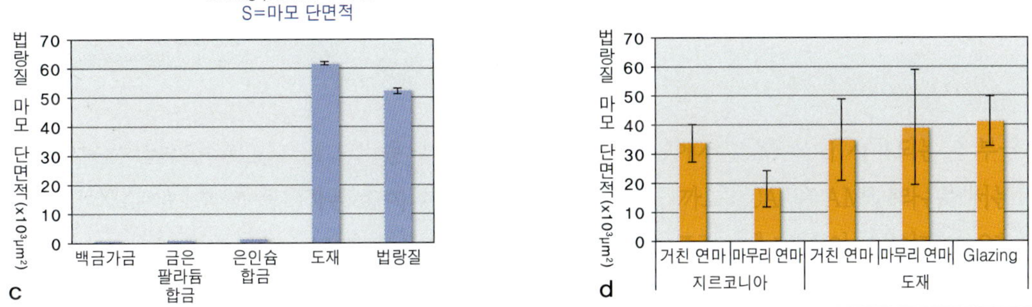

그림 20-1 하부 시료(법랑질)와 상부 시료(수복물)의 2체 마모시험(Takarabe, 1982[1] 및 Hara 외, 2014[2]를 바탕으로 작성).
a, 2체 마모시험법. **b**, 경도(대표 수치). **c**, 법랑질의 마모에 미치는 금속수복물, 도재, 법랑질의 영향. **d**, 지르코니아(TZP)와 도재의 영향.

모'라고도 하며, 마찰하는 두 면의 경도 차이가 크고 딱딱한 쪽의 표면에 거친 돌기가 존재하는 경우 또는 마찰면 사이에 딱딱한 고형 이물질이 개재하는 경우에 생기는 마찰입니다. 한편 응착 마모는 두 고체 사이의 응착 부분이 마찰운동에 의해 절단되는 것에서 기인해 생기는 마모이고, 같은 종류의 재료 사이에 커다란 마모가 생긴다고 알려져 있습니다. 이러한 사실로부터 금속끼리의 마모량이 많아지는 주원인은 '응착 마모'에 의한 것이라고 추측됩니다.

경도는 마모에 영향을 미치는가

Abrasive 마모에서는 경도가 높을수록 마모량이 많아지는 것을 예상할 수 있는데, 앞에서 설명한 컴포지트 레진을 제외하면 경도와 마모량에 일정한 규칙성은 없다는 보고가 많습니다. 여기에는 재료의 미세(내부)구조가 크게 관여한다고 생각합니다. 법랑질의 비커스경도는 약 320인 데 비해, 도재가 약 550이고, 지르코니아(TZP)가 약 1,200이므로 법랑질의 마모에 미치는 영향은 지르코니아가 클 것으로 예상할 수 있습니다. 그러나 마무리 연마를 시행한 지르코니아는 마무리 연마나 glazing을 시행한 도재보다 법랑질의 마모가 작다는 결과를 보여줍니다. 이 사실은 수복재료의 미세구조가 마모 양상에 커다랗게 관여한다는 것을 의미합니다.

상부 시료의 마모시험 전후 표면을 SEM으로 관찰하면(그림 20-2), 지르코니아 마무리 연마면은 마모시험 전후에서 변화를 볼 수 없지만, 도재는 마모시험 후에 톱날 모양의 요철로 변화했습니다(화살표). 마무리 연마나 glazing을 시행해 표면을 평탄하게 한 도재가 대합치 법랑질의 마모를 크게 만드는 이유를 보면, 도재는 경도가 서로 다른 glass matrix나 류사이트 등이 혼재한 불균질 재료이기 때문이라고 생각합니다. 표면을 평탄하게 한 도재와 법랑질이 접촉하면 초기단계에서 도재의 부드러운 부분이 탈락·소

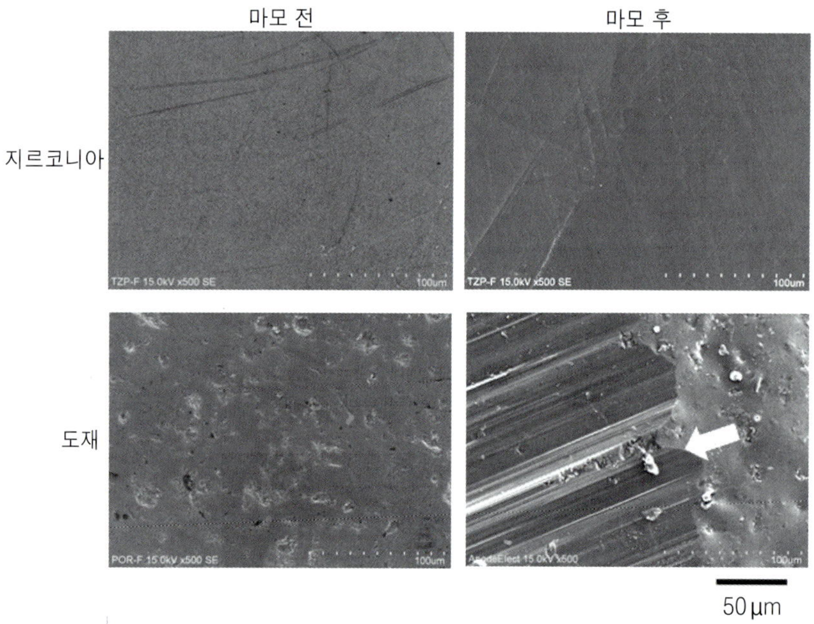

그림 20-2 마무리 연마가 시행된 상부 시료의 법랑질에 대한 마모시험 전후의 SEM상.

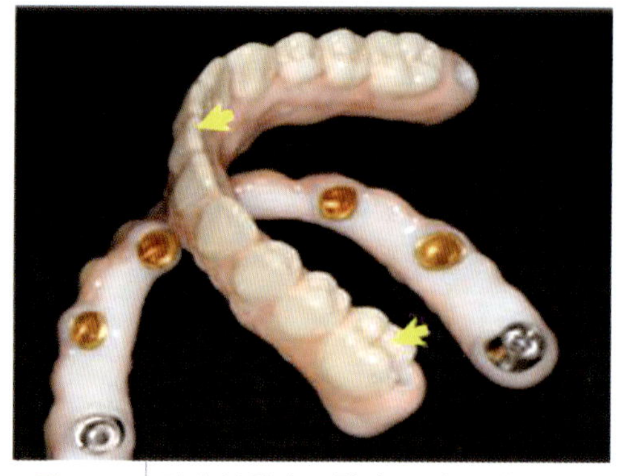

그림 20-3 절단 부위와 교합면 부위를 지르코니아만으로(노출시켜) 수복한 상부구조(화살표가 지르코니아 노출 부위)[Iijima Toshikazu(飯島俊一) 선생의 호의로 실음].

실되어 표면이 거칠어져 법랑질을 마모시킨다고 생각합니다. 이러한 사실로부터 도재를 이용한 지르코니아에 대한 glazing 처리는 대합치 법랑질의 마모 측면에서는 무의미할 것입니다.

한편 지르코니아는 균질 재료이고 미세입자로 이루어져 있기 때문에 경질이기는 하지만 도재보다 대합치 법랑질을 마모시키지 않는다고 생각합니다. 다만 거친 연마와 같이 표면이 더 거칠면 법랑질이 마모될 위험성이 있으므로 표면 마무리가 중요합니다. 이상의 사실이 보고되면서 도재의 사용은 특별히 심미성이 요구되는 부위에만 사용하고, 절단 부위나 대합치가 접촉하는 교합면 부위는 지르코니아만으로 수복하는 방법이 많이 사용되기에 이르렀습니다(그림 20-3).

참고문헌

1) 財部正治. 天然歯および歯冠修復材の滑走摩耗に関する実験的研究. 歯科学報. 1982；82 (7) ：949-1004.
2) Hara M, et al. Wear performance of bovine tooth enamel against translucent tetragonal zirconia polycrystals after different surface treatments. Dent Mater J. 2014；33 (6) ：811-817.
3) Taira Y, et al. Wear of tooth enamel against silver-palladium-gold alloy and two other restorative materials in vitro. J Prosthodont Res. 2015；59 (3) ：210-212.
4) Kai M, et al. Sliding wear of various composite resins and bovine enamel. Dent Mater J. 1986；5 (2) ：165-171.
5) Shinkai K, et al. In vitro wear of flowable resin composite for posterior restorations. Dent Mater J. 2016；35(1) ：37-44.
6) Shimane T, et al. Wear of opposing teeth by posterior composite resins--evaluation of newly developed wear test methods. Dent Mater J. 2010；29 (6) ：713-720.

Yoshinari Masao(吉成正雄)
도쿄 치과대학 구강과학 연구센터

Question 21

Nightguard에서 soft type과 hard type의 사용구분에 대해 가르쳐 주십시오. 또한 두께는 어떤 기준으로 결정해야 합니까?

Answer

Bruxism은 깨어 있을 때나 수면을 취할 때를 불문하고 발생하는 것으로 알려져 있는데, American Academy of Orofacial Pain의 가이드라인[1]에서는 '주간 또는 야간에 일어나는 악구강계의 비기능운동 또는 이상기능'이라고 정의되어 있고, 운동론적으로는 'grinding', 'clenching', 'tapping' 및 이들의 '혼합형'으로 분류되어 있습니다.

수면을 취할 때나 깨어 있을 때의 bruxism은 생리학적인 발생기전이나 발현 양상이 서로 다르기 때문에 별도로 대응할 필요가 있습니다. 특히 수면 bruxism이 악구강계에 미치는 위해작용은 막대하므로, 미국 수면의학회(American Academy of Sleep Medicine; AASM)가 제창하는 국제 수면 관련 질환 분류(The International Classification of Sleep Disorder, 3rd ed; ICSD-3)[2]에서는 수면 bruxism을 '수면 관련 운동이상증상'의 범주로 분류해 각성 bruxism과 명확하게 나누어 대응하도록 추천하고 있습니다. 그리고 국제 수면 관련 질환 분류에 따른 수면 bruxism의 진단기준은 그림 21-1에 제시한 것과 같습니다.

수면 bruxism은 다인자성 질환으로 교합접촉상태, 스트레스, 성격, 유전, 항우울제(SSRI) 복용, 음주, 흡연, 중추신경계 장애, 수면무호흡증 등 여러 가지 인자가 겹쳐 발현된다고 이야기하는데, 현 시점에서는 불분명한 점이 많아 엄밀한 의미의 발생기전이나 병태에 관한 기전에 대해서는 정확하지 않습니다. 그러나 bruxism의 발현에 앞서 교감신경의 활성화가 보이고 뇌파와 심박 수의 상승과 같은 일련의 반응 후에 저작근의 활동이 일어난다는 보고[3,4]도 있으므로, 현재는 교합 등 말초성 자극보다는 스트레스 등 중추성 제어를 강하게 받는다는 견해가 주류를 이루고 있습니다.

① 환자가 수면 grinding 음이나 clenching을 이야기하거나 느끼고 있다.
② 아래의 징후 중에서 하나 또는 그 이상에 해당한다.
- 치아의 비정상 교모가 있다.
- 아침에 일어날 때 저작근의 불쾌감, 피로, 통증이나 턱이 걸리는 느낌이 있다.
- 강한 수의적 이악물기를 했을 때 교근의 비대가 보인다.
- 다른 수면관련 질환, 의학적 또는 신경학적 장애, 약물 사용 또는 물질 사용에 의한 장애 등으로는 제대로 설명할 수 없는 악근(저작근)의 활동성이 있다.

그림 21-1 수면 bruxism의 진단기준.

질문으로 돌아가 보면, 'nightguard'란 수면 bruxism의 치료용 장치로서 일상 임상에 널리 이용되는 oral appliance를 가리킵니다. 형태와 소재 등에 대해서는 여러 가지가 고안되어 있는데, 일반적으로는 아크릴 계열의 수지 소재를 이용해 상악의 교합면을 덮는 이른바 occlusal 스플린트 모양의 형태가 사용됩니다.

수면 bruxism에 대한 nightguard의 효과로는 장착 직후부터 1~2주 동안은 야간의 저작근 활동이 유의하게 감소하고, 그 후에는 근육 활동량이 다시 원래의 상태로 되돌아온다고 알려져 있습니다. 이는 교합 접촉이나 교합고경의 변화에 의한 구심성 임펄스의 변화가 관여한다는 지적이 있습니다[5]. 그러나 nightguard를 장착하는 한 bruxism에 의한 치아의 마모나 주위조직의 파괴를 적극적으로 예방할 수 있기 때문에 유효성에 관해서는 의심할 여지가 없습니다. Bruxism의 발생 원인을 특정할 수 없는 이상, 대증요법으로서 nightguard 장착에 의존할 수밖에 없는 것이 현재 상황이라고 할 수 있을 것입니다.

일반적인 nightguard는 앞에서 서술한 것과 같이 상악의 교합면을 덮는 형태입니다. 가볍게 tapping 할 때 대합치가 되는 하악의 모든 기능교두가 수직으로 균등하게 접촉하고 측방운동 할 때는 커다란 간섭이 없도록, 교합면은 되도록 flat한 모양으로 마무리합니다. 교합양식에 관해서는 일정한 견해를 얻지 못한 실정이고, anterior guidance의 유무 등에 관해서도 명확한 증거는 없습니다.

교합거상량에 관해서는 깨어 있을 때 안정위공극 이내에서 레진의 강도를 최소한으로 확보할 수 있는 두께(상하 제1대구치 사이에서 1mm 정도)를 기준으로 하는 것이 일반적인데, 이것에 관해서도 명확한 evidence가 없습니다. nightguard가 내구성을 가지는 기간 등도 고려해, bruxism의 빈도나 근육 활동량을 보아 증례에 따라 두께를 선택하는 것이 좋다고 할 수 있습니다.

한편 soft type의 nightguard도 임상에 널리 이용되고 있습니다. 많은 경우에는 에틸렌초산비닐(ethylene-vinyl acetate; EVA) sheet 재료를 가열성형해 제작합니다. Soft type의 특징으로는 연질 소재이기 때문에 장착할 때의 위화감이나 압박감이 적어 환자가 받아들이기 쉽다는 점을 들 수 있습니다. 그러나 경질 재질을 이용한 경우와 비교해 내구성이 있는 기간이 짧고 교합조정이 어려우며 치아의 이동도 일으키기 쉽다는 점이 지적을 받고 있습니다. 또한 저작근의 활동이 증가한다는 사실[6]과 치아의 뒤틀림이 많아진다는 사실[7] 등에서, 환자에게 적용할 때는 그 재료에 대한 장점과 단점을 충분히 설명하고 환자의 구강 내 환경과 bruxism의 빈도를 고려한 후에 선택하는 것이 좋을 것입니다.

참고문헌

1) Leeuw R, Klasser GD. Orofacial pain：Guidelines for assessment, diagnosis, and management. 5th ed. Quintessence Publishing, 2013.

2) American Academy of Sleep Medicine. International classification of sleep disorders. 3rd ed. American Academy of Sleep Medicine, 2014.

3) 押見　一, 池田雅彦. 日本歯科評論増刊／ブラキシズムの基礎と臨床. 1997；131-140.

4) 佐藤貞雄ほか. ブラキシズムの臨床. クインテッセンス出版, 2009；14-21.

5) Kato T, et al. Topical review：sleep bruxism and the role of peripheral sensory influences. J Orofac Pain. 2003；17 (3) ：191-213.

6) 中村輝夫. 私のスプリント療法　ブラキシズム・クレンチングによる種々の傷害の対応策として. 日本歯科評論. 2008；68 (12) ：123-130.

7) 米畑友理ほか. ナイトガード装着時の歯の歪みについて：ソフトタイプとハードタイプ. 日本補綴会誌. 2000；44 (104回特別) ：107.

Nakajima Kazunori(中島一憲), Takeda Tomotaka(武田友孝)

도쿄 치과대학 구강건강과학강좌

스포츠치학 연구실

Question 22

성장기 어린이의 mouthguard를 제작하는 경우에 주의할 점은 무엇입니까?

Answer

성장기 어린이의 구강 내는 악골의 발육과 함께 교합에 커다란 변화가 보이므로 이 시기의 치아나 악구강계의 외상은 합병증이 생기는 경우가 적지 않습니다. 그러므로 외상을 최소한으로 예방하거나 줄여야 합니다.

규칙을 준수한 플레이를 해야 하는 것은 당연한 이야기이지만, 올바른 플레이를 한다고 해도 외상을 피할 수 없는 경우가 있습니다. 치아의 파절, 탈구 등 악구강계 외상도 예외가 아니므로 mouthguard(이하 MG로 줄임)에 익숙해지기를 바라는 의미를 포함해, 스포츠를 시작한다면 되도록 이른 시기에 MG를 사용하도록 하는 것이 바람직합니다.

종목에 따라서는 학령기부터 MG 사용이 필요합니다. 인기가 높고 경기 인구가 많은 야구, 축구, 농구, 럭비, 가라테(공수도) 등에서는 용구나 사람과의 접촉에 의한 외상이 적지 않습니다. 럭비의 경우에는 고등학생과 중학생에게는 MG 장착이 의무이고, 12세 수준에서는 장착을 추천하고 있습니다.

아래에서 주요 주의사항을 단계별로 살펴보도록 하겠습니다.

인상

구토반사가 심한 어린이도 적지 않으므로 배려가 필요합니다. 훗날까지 미치는 정신적 충격을 주는 일은 피해야 합니다.

적절한 크기의 트레이를 사용하는 것은 물론이고 구토반사가 심한 경우에는 인상재를 약간 딱딱하게 하거나, 구강에 넣는 타이밍을 늦춰 구강 내에서 유지하는 시간을 줄이거나, 치열만의 인상으로 한정하거나, 필요에 따라서는 하악 트레이를 사용해 상악의 인상을 채득하는 것도 생각해야 할 것입니다. 성장기에는 교합관계가 불안정한 경우가 적지 않은데, 대합치의 인상과 교합기록도 채득하는 것이 보다 좋은 MG 제작을 위해서는 필요하다고 생각합니다.

모형 처리

맹출 도중의 영구치는 맹출 상태와 그 후의 이동 등을 고려해 석고, 기공용 실리콘 퍼티, block out용 점토 등을 이용해 공간을 확보하는 것이 필요합니다(그림 22-1a). 그러나 그 양과 범위를 너무 크게 설정하면 유지력 저하를 초래하므로 주의하시기 바랍니다. 또한 교정치료의 동적 기간에는 외력의 영향을 받기 쉬우므로 특히 MG가 중요합니다. 모형에서 bracket 부위 등을 덮으면(인상을 채득할 때 왁스를 사용

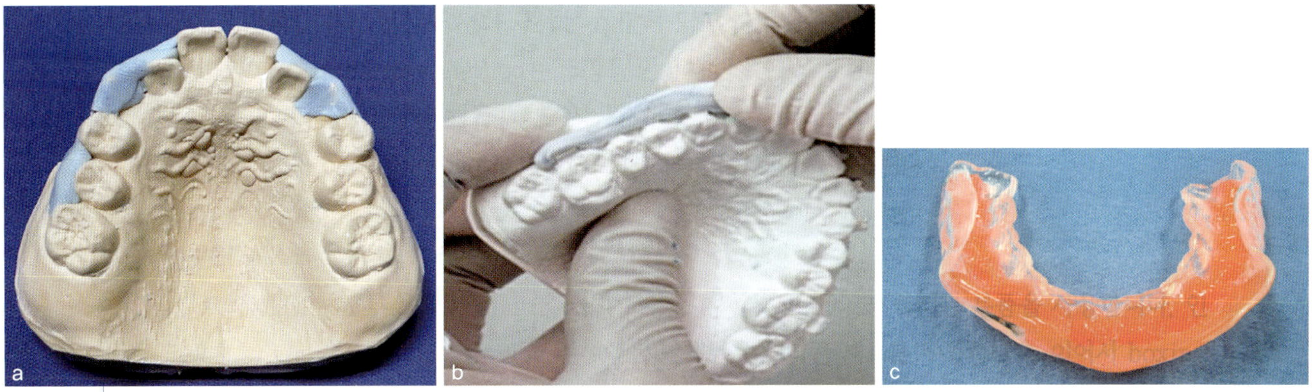

그림 22-1 Mouthguard.

하는 것도 가능) 적합이 좋은 MG를 제작할 수 있습니다(그림 22-1b).

모형을 보관해 두면 분실했을 때 급히 제작할 수 있고, 또한 발육을 저해하지 않았다는 것을 지속적으로 확인할 수도 있습니다.

디자인

제공하는 MG의 디자인은 외상을 예방하거나 줄이기 위한 중요한 요소 중 하나입니다. 현재 제작되는 빈도가 높은 열가소성 elastomer(EVA 재료)를 이용한 vacuum type MG는 제작의 간편성, 경제성 등의 이유로 유용성이 높습니다. 그리고 많은 보고에서 볼 수 있듯이 외상의 예방효과도 결코 낮지 않다고 생각합니다.

상악 전치의 외상은 치아의 맹출기(ugly duckling stage)에 많다고 알려져 있습니다. 이 시기에 안전성을 확보하기 위해서는 MG를 장착할 때 전치부의 교합상태가 중요합니다[1]. 왜냐하면 위험을 느꼈을 때 방어를 위한 이악물기에 의해 순설측의 MG 재료와 상악 및 하악 전치를 일체화할 수 있기 때문입니다(그림 22-2a). 그러기 위해서는 전치부의 올바른 교합관계를 가진 MG 장착이 필요합니다.

일반적인 1매법(sheet 1장을 사용하는 방법) MG는 제작이 간편하고 저렴하다는 장점이 있지만 전체 치열의 교합을 확립할 수 없는 경우도 있습니다. 개량형 1매법 MG[1](그림 22-2)는 특히 전치의 맹출기나 전치부 개방교합 등 부정치열이 있는 경우에 효과적입니다. 제작은 아주 간편해서 sheet 모양 MG 재료의 thermo forming 전에 미리 교합의 회복을 바라는 부위에 재료를 부여·조정해 놓는 것뿐입니다. 개량형 1매법 MG는 1장의 sheet로도 안전성 확보에 반드시 필요한 전악의 교합 확립이 가능하고, 이제까지의 1매법 type의 단점을 어느 정도 개선할 수 있으므로 보급형으로 장점이 많다고 생각합니다. 가압성형기로 제작하는 것이 이상적이지만 접착을 배려한다면 흡인형으로도 제작이 가능합니다[자세한 것은 "Custom made type의 새로운 mouthguard 제작법"(의치약 출판)에 기재되어 있음].

유지관리

Recall은 3개월마다 시행하는 것이 추천됩니다. 그러나 MG에 구멍이 나거나 변형이 보이는 경우에는

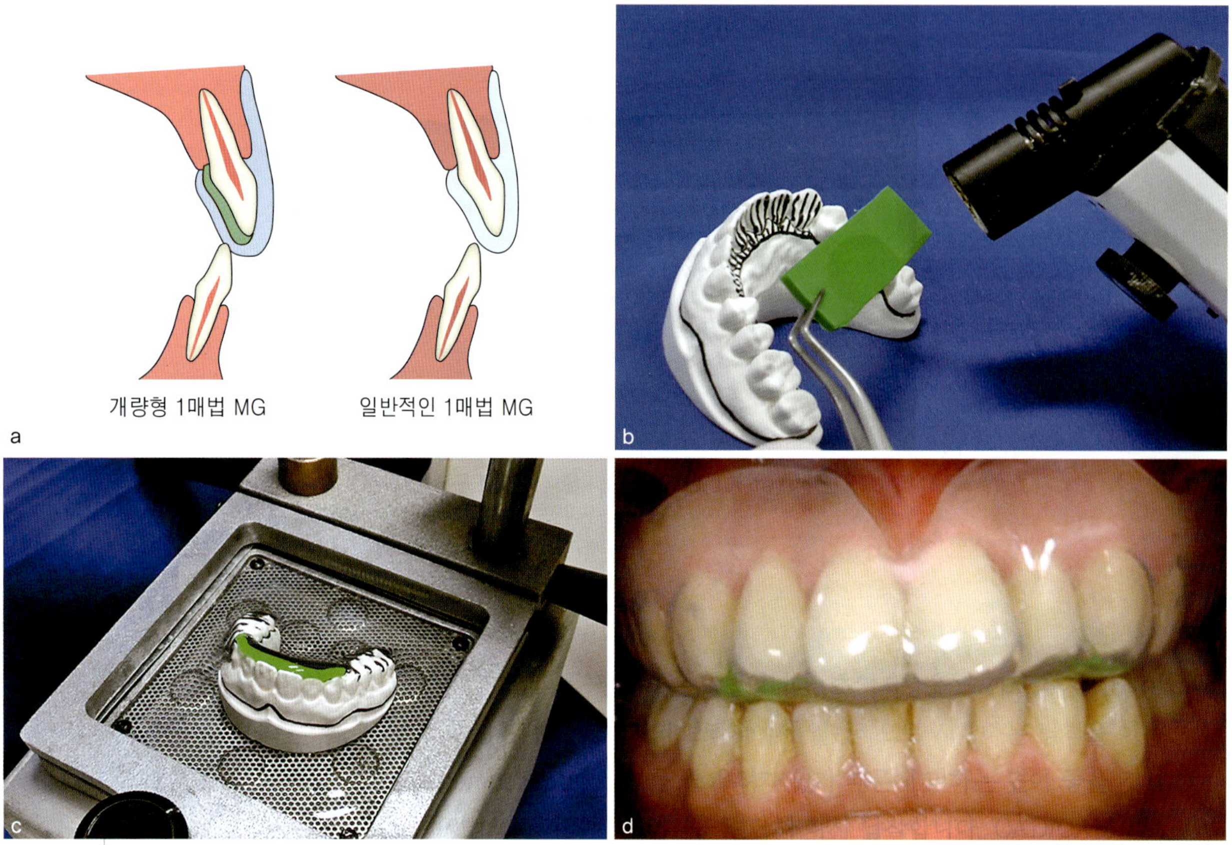

그림 22-2 개량형 1매법 MG.

되도록 빨리 연락하고 내원하는 것이 중요하다는 점을 주지해야 한다고 생각합니다. 또한 어린이의 경우에는 MG를 주머니 안에 넣은 채 세탁, 건조하는 것에 대해서도 주의가 필요합니다(그림 22-1c).

일반적인 recall에서는 먼저 연습이나 시합에서의 사용상황, 사용감, 탈락 유무, 치은의 통증 유무 등을 확인합니다. 필요에 따라 fit checker로 내면을 확인한 후 삭제합니다. 교합관계에 대해서도 확인합니다. 스포츠음료에 의해 치아가 뿌옇게 되는 것에도 주의가 필요하므로 사용 후의 청소도 확인할 필요가 있습니다.

참고문헌

1) Takeda T, et al. Are all mouthguards the same and safe to use? Part 2. The influence of anterior occlusion against a direct impact on maxillary incisors. Dent Traumatol. 2008 ; 24 (3) : 360-365.

Takede Tomotaka(武田友孝), Nakajima Kazunori(中島一憲)
도쿄 치과대학 구강건강과학강좌
스포츠치학 연구실

Question 23

Mouthguard는 스포츠 종목에 따라 바꾸어 제작할 필요가 있습니까?

Answer

스포츠 상해는 외상과 장애로 분류되는데, 외상이란 넘어지거나 충돌할 때 등의 외력에 의해 순식간에 일어나는 조직손상으로 악구강계에서는 치아의 파절, 탈구, 악골 골절 등이 있습니다. 한편 장애는 반복되는 과도한 부하에 의한 통증을 비롯한 여러 증상 등 만성적인 것으로서 치아의 교모, 보철물의 파손, 치주조직의 손상, 턱관절이나 저작근의 통증 등이 있습니다. Mouthguard(MG) 사용의 주요 목적은 스포츠 활동을 할 때 악구강계 외상을 예방하거나 줄이는 것입니다.

스포츠 종목에 따른 악구강계 스포츠 외상의 빈도와 정도는 MG의 설계·선택(사용재료, 두께, 피복 범위, 장착하는 쪽의 결정 등)에 크게 관여한다고 생각합니다. 농구, 럭비, 미식축구, 라크로스, 하키, 수구, 권투, 가라테(공수도) 등의 외상이 많은 contact 스포츠나 collision(충돌) 스포츠에서는 외상 다발부위와 상악 전치를 보호해야만 하므로 상악에 장착해야 합니다(중도의 하악전돌인 경우에는 다릅니다). 또한 중증 외상이 많은 종목에서는 MG의 두께와 사용재료[1]를 고려해야 합니다. 권투 선수는 두꺼운 MG를 좋아할 것입니다. 한편 weight lifting(역도), power lifting, 카누, 보드 등의 경우처럼 장애를 예방하거나 줄이는 것을 주요 목적으로 사용할 때는 위화감이나 발음에 대한 영향을 생각해 하악에 장착하는 경우도 적지 않고 두께도 얇은 것이 좋은 경우가 많은 것 같습니다.

또한 종목에 따라 MG 색에 관한 규칙도 서로 다르기 때문에 주의가 필요합니다. 그리고 MG의 설계에 관여하는 인자인 나이, 성별, 구강 내 상태(외상 기왕력의 유무, 치료·보철물의 유무, 치열부정 등), 경기 수준, 포지션 등도 고려해 적합하고 안정성이 높으며 착용감이 좋은 MG를 제공해야 한다고 생각합니다.

Custom made type MG가 안정성, 장착감 및 발음 등에서 우수하다는 사실은 말할 필요도 없습니다. 그러나 MG를 장착한 상태에서 일어나는 외상도 적지 않게 보고되고 있습니다. 이번에는 지면 관계로 특수한 type인 hard & space type, 하악 type 및 상·하악에 장착하는 type을 소개하고자 합니다. 또한 개량형 1매법 MG에 관해서는 Q22를 참고하시기 바랍니다.

악구강계 스포츠 외상의 발생을 볼 수는 있지만 사용이 많지 않은 종목 또는 보급된 type으로는 1매법 MG(그림 23-1a)가 많다고 생각합니다. 그러나 MG 재료는 가열성형으로 두께가 감소됩니다. 그리고 감소율은 부위와 성형기의 종류 등에 따라 서로 다른데, 교합면에 해당하는 부분에서는 두께의 감소가 적고 외상이 가장 많아 두께가 필요한 상악 전치부에서는 가장 얇아집니다. 1매법 MG로는 외상 예방효과를 충분히 얻을 수 없는 경우가 적지 않으므로 2매의 sheet를 사용하는 laminate type의 MG가 필요하다고 생각합니다. 외상이 빈발하는 종목에서는 laminate type을 사용하는 것이 바람직합니다.

현재 상악 전치에 대한 안전성이 가장 높은 type으로는 충격력을 분산시키면서도 충격흡수 능력을 향상시키는 hard & space type MG[1]가 있습니다. 이 type은 외상의 호발 부위인 상악 중절치, 보철 치아,

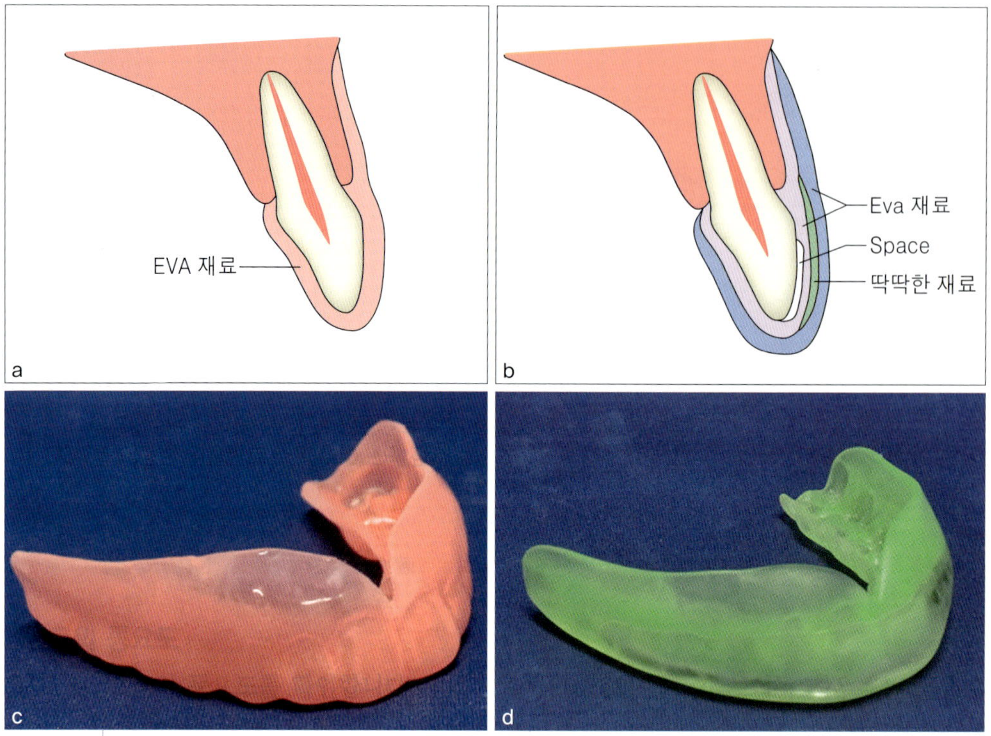

그림 23-1 Vacuum type mouthguard(**a, c**)와 hard & space type mouthguard(**b, d**).

외상의 기왕력이 있는 치아 등을 적극적으로 보호할 목적에서 2매의 EVA 재료 사이에 딱딱한 재료(아크릴 재료 등)를 넣어 충격력을 넓게 분산시키고, 나아가 안전성을 보다 높이기 위해 MG의 내면과 순측 치면 사이에 0.5mm 정도의 space를 설계한 것입니다(그림 23-1b, d). MG 순면의 두께는 3mm 정도로 마무리할 수 있으며 안전성이 높아 보급되기를 희망하고 있습니다.

하악에 장착하는 type(그림 23-2a)은 장애를 예방하거나 줄이는 것을 주요 목적으로 사용하는 종목, 또는 face guard를 장착함으로써 상악 전치의 안전성이 확보되었지만 하악의 충격적인 폐구에 의한 상악 전치의 외상을 예방할 필요가 있는 종목, 하악 하면에 대한 외력으로부터 뇌진탕을 예방할 필요가 있는 종목, 과도한 교합압에 의한 상·하악 전치의 교모를 예방할 필요가 있는 종목, 하악의 안정을 도모할 필요가 있는 종목에 이용됩니다.

상·하악에 장착하는 type[2](그림 23-2b, c)은 종목에 따라 선택하기보다는 선수의 구강 내 상황에 따라 선택하는데, 현저한 치열부정으로 인해 상악의 MG만으로는 연조직의 외상을 예방할 수 없는 증례나 하악 전치에 충격을 받은 증례에서 2차적인 외상의 예방에 효과가 있다고 생각합니다.

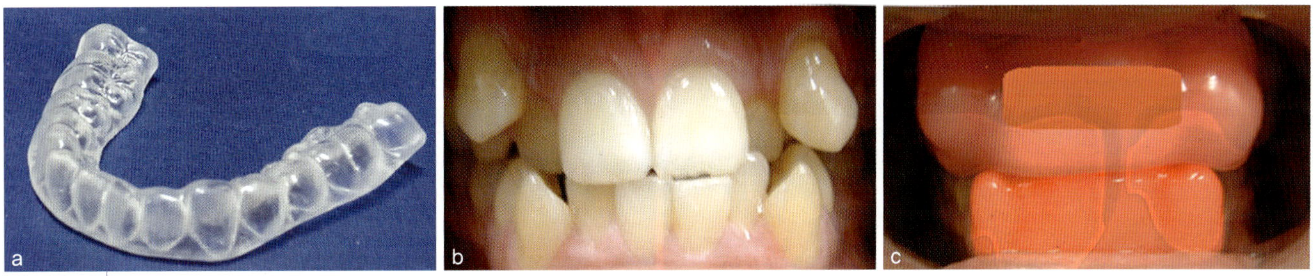

그림 23-2 하악에 장착하는 type(**a**)과 상·하악에 장착하는 type(**b, c**).

참고문헌

1) Takeda T, et al. Does hard insertion and space improve shock absorption ability of mouthguard?. Dent Traumatol. 2006;22(2):77-82.
2) Takeda T, et al. Paired maxillary and smaller mandibular mouthguard for rugby player with malalignment. Dent Traumatol. 2014;30(1):76-80.

Takeda Tomotaka(武田友孝), Nakajima Kazunori(中島一憲)
도쿄 치과대학 구강건강과학강좌
스포츠치학 연구실

Question 24

구강 내에 충전된 아말감이 있을 때 제거해야 합니까?

Answer

'수은에 관한 미나마타 조약'

2013년 10월 '수은에 관한 미나마타 조약'※이 채택, 서명되었습니다. 이 조약은 지구 규모의 수은 및 수은화합물의 인위적인 배출로부터 인류의 건강이나 환경을 보호하기 위해 수은을 국제적으로 관리하는 것을 목표로 하는 것입니다. 법적 구속력이 있는 문서(조약)로 제정되었기 때문에 정부 간 교섭위원회가 2010년 이후 몇 차례 개최되어 2013년 1월 제5회 위원회에서 조문의 안이 합의된 것을 받아들여 구마모토시와 미나마타시에서 개최된 외교회의에서 조약이 채택, 서명되었습니다. 이후 50개 나라가 비준, 체결하고 나서 90일 후에 발효되어 그 시기는 아마도 2016년 무렵※※이 될 것이라고 이야기합니다[1].

이 조약에서는 신규의 수은광산 개발이나 기존의 광산에서 수은 산출을 금지하는 것과 수은의 수출입에 제한을 두는 것, 2020년까지 전지나 조명기구, 체온계, 혈압계 등 수은 첨가제품의 제조·수출·수입을 원칙적으로 금지하는 것에 더해 치과용 아말감 사용을 줄이는 것이 포함되어 있습니다.

환자의 구강 내 아말감을 제거해야 하는가

Shofu는 세계 최초로 둥근 모양의 아말감을 개발, 상품화하는 등 품질이 좋은 치과용 아말감을 일본 및 해외에 제공해 널리 임상가의 사랑을 받았습니다.

그러나 일본에서는 이미 수은을 이용한 아말감 사용을 자중하는 움직임이 있고, Shofu는 2006년 6월에 아말감 제조를 중지했습니다. 하지만 아말감 자체를 손에 넣기 매우 어려워진 현재에도 연간 수만 증례의 아말감 수복이 보험진료로 청구되는 실정입니다.

이미 일본에서는 거의 사용하지 않는 재료이지만 중고등학생 이상 국민의 구강 내에서는 아직도 아말감 충전이 있는 경우가 있습니다. 이때 임상에서 아말감 수복물을 제거해야 하는지, 하면 안 되는지에 대해 망설이는 치과의사가 많다고 생각합니다. 아말감 수복의 개수가 복수인 피험자의 모발에 함유된 수은 농도는 아말감 수복이 보이지 않는 피험자에 비해 유의하게 높고, 수복 개수와 상관관계를 보인다는 보고가 있습니다[2].

하지만 그렇다고 해서 구강 내에 아말감이 있으면 제거해야 한다고 생각하는 것은 너무 극단적이라고 생각합니다. 왜냐하면 제거할 때 많건 적건 아말감을 절삭하게 되는데, 오히려 그 분진이 체내에 함입될 위험성이 높을 뿐만 아니라 진료실이나 하수 등의 환경에 미치는 영향도 생각해야 하기 때문입니다. 또한 절삭 중의 열에 의해 수은이 증기화할 위험도 고려해야 합니다. 따라서 일본 치과의사회와 일본 치과보존학회는 우식의 재발 등 재수복의 필요가 있는 경우를 제외하고는 아말감을 제거할 필요가 없다는 견해를 표명하고 있습니다[3,4].

아말감을 제거할 때의 주의사항

환자의 희망 등으로 어쩔 수 없이 제거하는 경우에는 러버댐을 장착하고 주수하면서, suction으로 절삭편을 흡인하는 환경을 정비할 필요가 있습니다. 또한 현재의 minimal intervention(MI)의 흐름에서는 건전치질을 제거하는 것은 되도록 피하게 되어 있지만, 일본 치과보존학회에서는 아말감 제거에 한해 주위 치질(언더컷 부위)을 일부 삭제해 아말감 수복물의 삭제량을 줄이고 나서 hand instrument를 이용해 한꺼번에 제거하는 것을 추천하고 있습니다.

현재 일본 치과의사회는 아말감 제거가 환경에 미치는 영향을 진료실 수준에서 배려할 수 있도록 일본 치과기계공업 협동조합과 공동으로 아말감용 간이형 trap 개발에 들어갔습니다[3]. 시판이 되기까지는 좀 더 시간이 걸리겠지만 언젠가는 이러한 장치가 각 치과의원에 상비되는 시대가 올 것이라고 생각합니다.

또한 현재의 치과대학 학생이나 비교적 젊은 세대의 치과의사는 아말감 자체를 취급한 경험도 없으므로 금은팔라듐 합금의 금속 인레이 수복과 아말감 수복을 구별할 수 없습니다. 구별할 수 없다면 아말감과 흡사한 금속 인레이를 제거해버리는 경우도 충분히 생각할 수 있습니다. 따라서 앞으로 교육현장에서도 아말감에 대한 최소한의 지식을 학생이나 젊은 치과의사에게 교육할 필요가 있다고 생각합니다.

역주

※1953년경부터 구마모토현 미나마타시의 해변 주변에서 집단 발생한 수은 중독성 신경 질환을 미나마타병이라고 한다. 수은에 관한 조약도 미나마타시의 이름을 따 미나마타 조약이라고 부른다.

※※참고로 이 조약은 2017년 8월 16일에 발효되었다.

참고문헌

1) 環境省. 「水銀に関する水俣条約」の概要. 平成25年9月. http://www.env.go.jp/chemi/tmms/convention/treaty_outline.pdf (2017年2月1日閲覧)
2) Ryo K, et al. Correlation between mercury concentrations in hair and dental amalgam fillings. Anti-aging Med. 2010; 7 (3) : 14-17.
3) 日本歯科医師会. 歯科用アマルガムの使用に関する見解. 日歯発第1355号. 平成25年10月25日.
4) 日本歯科保存学会アマルガム使用に関する検討委員会. アマルガム, 水銀の取り扱いに関する注意事項 (一般臨床医向け). http://www.city.otsu.lg.jp/ikkrwebBrowse/material/files/group/71/5268f774004.pdf (2017年2月1日閲覧)
5) 日本歯科保存学会アマルガム使用に関する検討委員会. 歯科用アマルガム (に含まれる水銀) に関するQ&A集. http://www.ousda.jp/cmsdesigner/data/entry/saisin_news/saisin_news.03922.00000002.pdf (2017年2月1日閲覧)

Kameyama Atsushi(亀山敦史)

도쿄 치과대학 보존수복학강좌

첫 출간: Vol.114 No.3 (2014)

Question 25

근관이 개방되지 않을 때 어떻게 하면 좋습니까?

Answer

근관 협착의 원인

근관이 협착되는 원인은 여러 가지를 생각할 수 있는데, 보통 생활치에서는 치수에 어떠한 자극이 계속 가해졌을 때 그 자극에 대한 방어기전으로 석회화가 진행되는 경우를 생각할 수 있습니다. 교합성 외상이나 우식, 치아의 균열 등 여러 가지 외래 자극이 원인이 되어 일어나는 협착과 나이에 동반하는 치수결석 등에 의한 협착(이른바 이영양성 석회 병변, dystrophic calcification)이 있으며, 환자의 나이나 각 증례에 따라 대처를 고려할 필요가 있습니다. 특히 상악 제1대구치 근심협측 치근의 제2근관(MB2)은 협착되기 쉬우므로 놓치는 경우가 많습니다.

한편 이미 근관 충전이 되어 있는데 증상이 재발해 재근관치료를 시행하는 경우에는 이전 치과의사가 시행한 부적절한 처치, 다시 말해서 ledge나 step(그림 25-1) 등 잘못된 형태로 형성된 근관 형성에 의해 그 아래의 근관이 협착되는 경우도 있습니다.

협착 근관에 대한 대처법

먼저 통법대로 chamber opening을 시행한 후 근관 입구라고 생각되는 부위의 탐색부터 시작합니다.

현미경 설비가 있는 경우에는 현미경을 보면서 관찰하는 것이 바람직하다는 사실은 말할 필요도 없습니다. 여기서 근관과 근관을 연결하는 구(relative groove)(그림 25-2)를 관찰할 수 있다면, 그 구를 초음파 tip으로 따라가면 근관을 발견하는 경우도 있습니다. 하지만 초음파 tip을 사용하는 것은 치질을 쓸

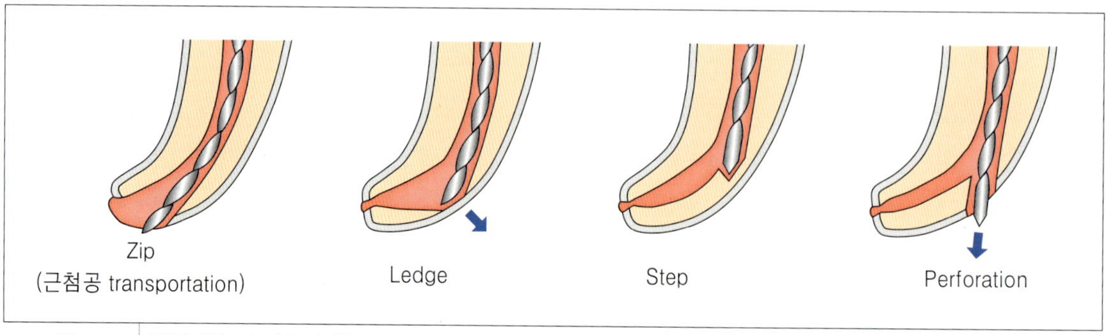

그림 25-1 근관 형성의 잘못된 형태.

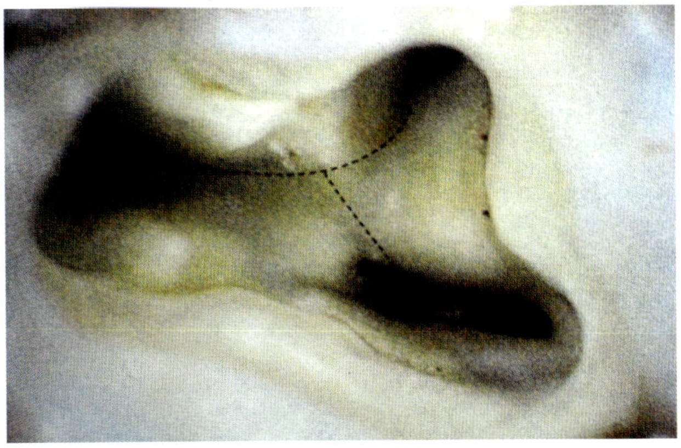

그림 25-2 상악 제1대구치 chamber floor의 relative groove(점선).
근관 입구 위치의 지표가 된다.

데없이 절삭할 위험성이 있으므로 X-ray 사진으로 확인하면서 처치하는 등 신중한 조작이 필요합니다. 또한 근관의 협착 때문에 생활치인지 아닌지가 불분명한 증례에서 처치할 때 마취하지 않고 시행하는 경우에는 치수에 대한 자극으로 환자가 통증을 호소할 때도 있으므로 근관 입구의 위치를 찾을 때 참고가 되는 경우도 있습니다.

한편 현미경 설비가 없는 경우라도 근관치료 임상 경험이 풍부한 치과의사라면 손가락 끝의 감각으로 근관을 발견할 가능성이 높습니다. 이러한 경우에는 먼저 다이아몬드 instrument로 근관 입구라고 생각되는 부위를 가볍게 제거한 후, hand H file에 EDTA 제제를 묻혀 그 부위에 넣고 이른바 pecking motion(새가 부리로 모이를 쪼는 모양)과 같은 동작으로 근관을 찾습니다.

참고로 file의 굵기가 너무 가늘면 응력에 약해 곧바로 구부러지므로 필자는 ㅇㅇ번 file을 사용하는 경우가 많습니다. File 끝에 걸리는 저항을 느낄 수 있으면 거기가 근관입니다. 이때 H file을 사용하는 것이 중요한데, 왜냐하면 H file의 역삼각형 단면 구조 때문에 근관 입구에서 걸릴 가능성이 많기 때문입니다.

석회화는 치관측에서부터 일어나므로 근관 입구를 발견할 수 있으면 근첨측의 근관에는 부드럽게 도달하는 경우가 많습니다. 근관 입구를 찾고 근관 내로 삽입할 수 있으면 서두르지 말고 근관 입구를 flare 형태로 확대한 후 통법대로 근관 확대·형성을 시행해도 좋습니다.

필자의 경험에 의하면, 먼저 현미경으로 근관 입구라고 생각되는 부위를 확인하고 초음파 tip으로 그 부위를 몇 초 동안 탐색한 후 EDTA 제제를 묻힌 H file을 이용해 조작하면, 손가락 감각으로 근관을 찾아낼 확률이 높습니다. 현미경과 초음파 tip만으로 모두 해결된다고 이야기하면 오해를 사는 경우도 많지만, 지나치게 삭제할 리스크가 높아지기 때문에 위험한 것은 사실입니다.

한편 현미경으로도 근관을 찾을 수 없고 손가락 감각으로도 찾아지지 않는 경우에는 무리하게 개방할 필요가 없다고 생각합니다. 이미 설명했듯이 특히 현미경을 보면서 초음파 tip을 사용해 무리하게 형성하면 생각하지 못한 방향으로 천공을 일으킬 가능성이 있으므로 지나치게 찾는 것은 금물입니다.

완전히 협착되어 근관을 발견할 수 없는 경우에는 형성된 부위까지 근관 내를 EDTA 제제와 차아염소산나트륨 제제로 잘 세정한 후, 수산화칼슘 제제인 'Calvital®'을 2~4주에 1회의 비율로 첩약하고 경과를 관찰합니다. 수산화칼슘 제제 특유의 강알칼리성이 상아세관을 통해 근관 전체로 퍼지면 환경변화가 일어나, 결과적으로 해당 부위가 소독되어 근첨병변이 있는 치아라도 치유를 향해 가는 경우도 있습니

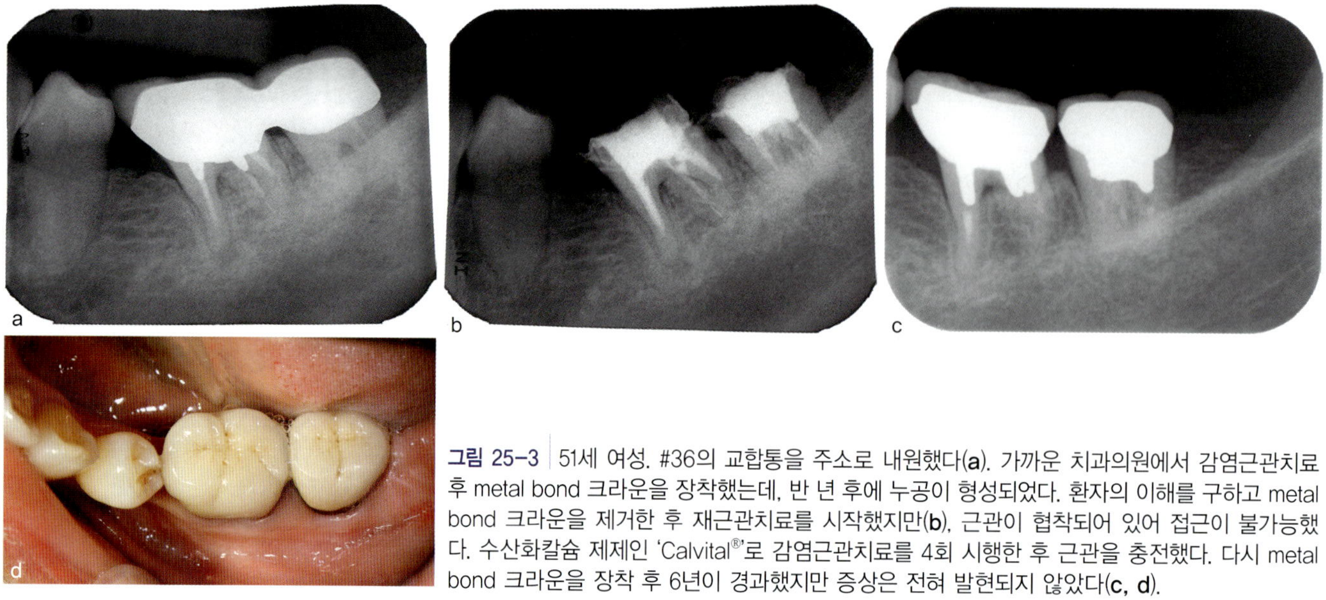

그림 25-3 51세 여성. #36의 교합통을 주소로 내원했다(a). 가까운 치과의원에서 감염근관치료 후 metal bond 크라운을 장착했는데, 반 년 후에 누공이 형성되었다. 환자의 이해를 구하고 metal bond 크라운을 제거한 후 재근관치료를 시작했지만(b), 근관이 협착되어 있어 접근이 불가능했다. 수산화칼슘 제제인 'Calvital®'로 감염근관치료를 4회 시행한 후 근관을 충전했다. 다시 metal bond 크라운을 장착 후 6년이 경과했지만 증상은 전혀 발현되지 않았다(c, d).

다(그림 25-3).

그리고 EDTA 제제는 처치할 때 몇 분 동안만 사용하도록 하고, 근관이 협착되었다고 해서 잘못된 생각으로 다음 내원할 때까지 근관에 첩약해 두어서는 안 됩니다. EDTA 제제를 오랜 기간 근관 내에 두면 상아질의 과도한 탈회를 일으킬 가능성이 있다는 사실도 함께 적어둡니다.

그 후의 근관 충전은 형성된 부위까지 시행하면 일단 예후는 양호합니다.

하지만 근관이 완전히 협착되어 그에 적합한 치료를 했는데도 치유를 향해 가지 않는 증례나 재근관치료의 증례에서 이전에 치료할 때 근관 내에 ledge나 step 등이 형성되어 근관 방향으로 file이 진행하지 않는 경우, 다시 말해서 근첨부에 감염원이 잔류하고 있다고 생각되는 경우에는 적극적으로 외과적 근관치료 처치를 시행해도 좋을 것입니다.

이러한 경우에 적응되는 외과적 근관치료 처치는 먼저 치근단(근첨) 절제술일 것입니다. 상악 제1대구치의 만곡된 근심협측 치근이 협착된 경우에도 적용이 가능합니다. 또한 치근단(근첨) 절제를 함께 사용한 의도적 재식술을 시행해야만 하는 증례도 있습니다.

근관치료에 지름길은 없습니다. 서둘러 근관 형성을 시행해 step 등 잘못된 형태를 만들지 않도록 부디 주의하시기 바랍니다.

Furusawa Masahiro(古澤成博)
도쿄 치과대학 근관치료학강좌
첫 출간: Vol.114 No.5 (2014)

Question 26

감염근관과 발수근관에서 특정 번호의 file까지 확대·형성하면 좋다는 기준이 있습니까?

Answer

실습용 모형과 달리 자연치는 동일한 위치의 치아라 해도 근관이나 근첨공의 형태가 서로 다르기 때문에 일률적으로 몇 번까지 확대하면 좋다고 이야기할 수 없습니다. 근첨까지의 경로가 확보된다면 세정액으로 그 부위의 세정이 이루어진다는 생각에서 크게 형성할 필요가 없다는 견해가 있고, 근첨부의 감염상아질을 제거하기 위해서는 30번 이상의 file을 사용할 필요가 있다는 견해도 있습니다.

원래 근관치료란 근관 확대·형성, 근관 소독, 근관 충전 등 3가지 처치로 이루어지므로 각각의 목적을 달성하는 것이 근관치료의 장기적인 예후로 이어집니다.

여기서는 근관 확대·형성에 초점을 맞추고 그 목적을 정리하면서 근관에 접근하는 방법에 대해 서술합니다.

근관 확대·형성의 목적

근관 확대·형성에는 여러 가지 방법이 있는데 대표적인 것으로 치관측에서 접근하는 step down(crown down)법과 근첨측에서부터 형성하는 step back법을 들 수 있습니다.

그런데 발수근관과 감염근관의 커다란 차이는 '감염의 유무'입니다. 치수가 잔존하지 않는 근관에서는 치수에 의한 면역반응이 이루어지지 않아 세균에게는 알맞은 거처가 됩니다. 그러므로 발수근관에서는 잔존치수의 철저한 제거가 근관 확대·형성의 목적이고, 감염근관에서는 근관 내용물의 철저한 제거와 근관벽 감염상아질의 철저한 제거 등 감염과 오염에 대한 대응, 그리고 근첨공을 통한 삼출액의 배출을 도모하는 것이 필요합니다. 또한 발수근관이나 감염근관에 공통되는 것으로는 근첨부 조직에 약제를 직접 도달시키는 것과 근관 충전재가 긴밀하게 봉쇄·충전될 수 있는 형태를 부여하는 것을 들 수 있습니다. 이처럼 근관 확대·형성이라고 해도 발수근관과 감염근관 사이에는 내부 환경에 커다란 차이가 있기 때문에 각각을 고려해 조작해야 합니다.

또한 근관은 매우 복잡한 해부학적 구조를 보이므로 기계적 확대만으로 근관측지 등 미세한 근관계를 완전히 청소하는 것은 불가능합니다. 그러므로 확대할 때는 화학적 청소 약제를 함께 사용하는 것도 잊어서는 안 됩니다.

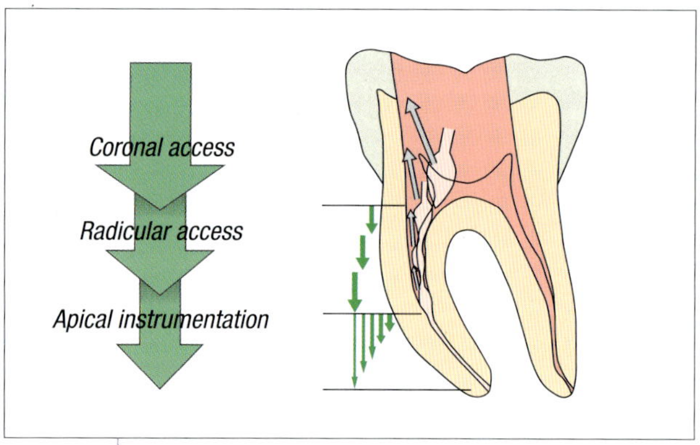

그림 26-1 근관 형성의 단계.
근관 상부에서 기구의 진행을 규제하는 구조물을 제거하면 근첨측에 대한 접근이 가능하다.

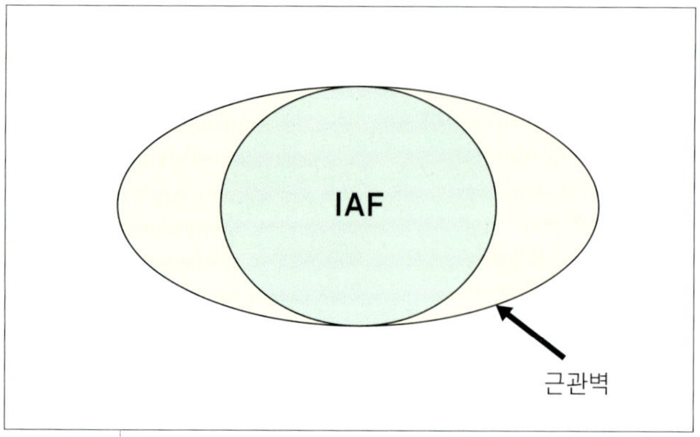

그림 26-2 IAF의 개념도.
근관이 반드시 둥그런 원은 아니므로 맨 처음의 삭제감이 있는 번호(IAF)만으로는 근관 단면의 짧은 폭 부근의 근관벽만 삭제할 수 있다. 따라서 삭제되지 않은 영역이 잔존한다.

근첨부에 대한 접근

여기서 '근첨부의 확대 번호는?'이라고 질문한다고 해도, 먼저 근첨부까지 기구를 도달시킬 수 없다면 어불성설입니다. 심하게 협착된 근관이나 만곡근관에서는 path finding(근관 입구에서 근첨공까지의 경로 확보)이 힘들어 이 단계에서 좌절하는 일이 종종 일어납니다. 근첨까지의 저항 인자로는 여러 가지를 생각할 수 있는데, 먼저 근관 상부에서 기구의 진행을 규제하는 구조물을 제거하면 근첨측에 대한 접근이 가능합니다(그림 26-1). 생리적인 변화로 인한 저항 인자뿐만 아니라 의원성 인자도 존재합니다. 이들 저항 인자의 원인을 찾아 배제해 근첨부에 이르는 경로를 확보하는 방법에 대해서는 교과서를 참고하면 좋을 것이라고 생각합니다.

근첨부까지 기구를 도달시킬 수 있으면 드디어 근첨부를 형성하게 됩니다. Apical seat를 부여할 때도 근관의 해부학적 구조가 중요합니다. 근첨공 부근에서는 근관 횡단면이 타원형이므로 타원의 긴 폭을 포함해 확대하는 것이 필요하며(그림 26-2), 이는 초기적합번호부터 3번째로 큰 번호로 형성하면 가능하게 됩니다. 그러나 원래 불규칙한 형태를 보이는 근관을 file을 이용해 확대했다고 해도 완전한 원형이 되기 어렵고 타원형이나 물방울 모양으로 갈라진 부분이 생기는 경우가 있습니다. 또한 강한 만곡근관 등에서 근관 상부의 경로를 확보하지 못하고 무리하게 밀어 넣는 조작을 하면 file의 변형으로 인해 잘못된 형태를 부여하기도 합니다. 이로 인해 파괴된 근첨공 부위는 잔존하는 감염치질을 제거하기 힘들 뿐만 아니라 그 자체가 감염원이 되기 때문에 치유를 방해하는 것은 물론 외과 처치가 필요한 경우도 있습니다.

한편 동양인의 평균적인 근첨공의 크기가 25~30번 file 끝 직경에 해당한다는 사실도 잊어서는 안 됩니다. 이들 해부학적 구조를 숙지하고 나서 근첨부를 형성해야 할 것입니다. 또한 감염근관을 치료할 때 근첨공을 관통해 배농시키는 경우가 있는데, 통증을 동반한 증례에서 배농의 필요가 있는 경우에는 20~25번 file로 관통시키면 배농이 가능하므로, 너무 큰 file로 근첨공을 함부로 개방시켜 원래의 근첨공을 파괴하는 일은 피해야 합니다.

또한 증상의 회복이 보이지 않는다고 해서 근첨공 부위의 형성만 반복하는 일도 피해야 합니다. X-ray 사진이나 근관탐색 할 때의 감각을 바탕으로 근관 내를 이미지화하고, 근관 전체를 청소·소독하는 것이 중요합니다. 근관 확대 및 근관 형성의 목적은 근관의 치수조직이나 오염물을 청소(제거)하는 것과 근관을 근관 충전에 적합한 형태로 정비하는 데 있으므로, 이 목적들을 달성하지 못하는 경우에는 술후의 실수가 높은 확률로 발생하는 것을 피할 수 없습니다.

Furusawa Masahiro(古澤成博)
도쿄 치과대학 근관치료학강좌

Question 27

근관치료 도중에 내원하지 않던 환자가 다시 내원해서 reamer를 시작했을 때, 이전의 작업 길이보다 상당히 짧은 곳에서 통증을 느낍니다. 생각할 수 있는 원인은 무엇입니까?

Answer

치아의 통증

먼저 매일 만나는 치아의 통증에 대해 복습합니다. 치아의 통증은 크게 나누어 '치수의 통증'과 '치주조직의 통증'의 2가지로 분류됩니다. 이외에 신경통과 같은 것(이른바 '신경성 통증')도 있는데, 여기서는 제외하고 설명하겠습니다.

'치수의 통증'의 대표적인 것으로 치수염을 들 수 있는데, 상아질지각과민증 등 치수조직에 어떠한 이상이 없을 때도 통증이 나타나는 경우가 있습니다. 이는 치수조직의 특징 중 하나로 여러 가지 자극을 통각으로 느끼기 때문이고, 치수조직에 염증 등이 없어도 통증으로 반응하는 것은 이 때문입니다.

또한 치수조직은 경조직이 주위를 둘러싸고 있으므로 치수강 안에서 염증이 일어났을 때 내압이 항진된 상태가 유지됩니다. 그러므로 급성 치수염과 같이 치수강 안의 내압이 항진된 경우에는 지속성 자발통이 나타납니다. 한편 만성 궤양성 치수염과 같은 개방성 치수염에서는 내압이 항진되지 않으므로 치수조직에 어떤 기계적 자극이나 온도 자극을 가하지 않는 이상 통증이 나타나지 않습니다.

한편 '치주조직의 통증'은, 근관치료의 영역에서는 주로 근첨성 치주조직 질환이 있을 때 나타나는데, 근관벽의 천공 등이 있을 때는 비록 근첨성 치주조직 질환을 동반하지 않아도 통증이 나타나는 경우가 있습니다. 또한 근첨성 치주염을 진단할 때 치아를 수직으로 타진하는 것이 효과적인 진단법이라고 할 수 있는데, 치아를 두드릴 때 보이는 치주조직의 반응을 보고 치근막에 염증이 파급되어 있는지의 여부를 알 수 있기 때문입니다. 근첨부에서 급성 염증이 일어난 경우도 급성 치수염과 마찬가지로 치아와 치조골이 주위를 둘러싸고 있으므로 내압이 항진되어 지속성 자발통이나 타진통이 나타나는데, 이 경우에는 치수조직이 없으므로 냉수통은 보이지 않고 타진반응이 확실하므로 진단이 그다지 어렵지는 않습니다.

이상과 같이 먼저 치아의 통증을 호소하는 경우에는 그 통증이 치수조직에서 유래한 것인지, 치주조직에서 유래한 것인지를 충분히 진단해야 합니다.

근관에 기구를 넣을 때의 통증

1) 치수의 통증

이전 내원했을 때의 처치가 마취 발수법이고, 다시 내원했을 때 이전의 작업 길이까지 reamer를 넣기

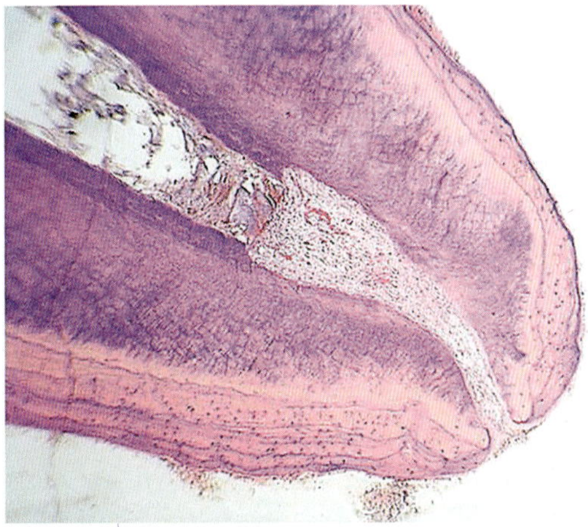

그림 27-1 불충분한 발수가 이루어진 근첨부의 병리조직표본.
잔존 치수조직에 염증이 생긴 잔수염을 볼 수 있다.

전에 통증이 있다면 먼저 치수의 잔존을 의심해야 할 것입니다. 그러나 발수법의 목적은 치수조직을 완전히 제거하는 데 있으므로, 정확히 이야기하면 이전에 시행한 처치는 불충분한 발수이거나 발수가 아니라는 말이 됩니다.

또한 급성 화농성 전부성 치수염과 같은 경우에는 발수 조작을 할 때 치수조직으로부터 분명한 출혈이 있는 경우가 있는데, 근관에 혈액이 존재하는 상황에서 전기적 근관 길이 측정기를 사용하면 혈액에 전기가 흘러 측정치가 실제의 근관 길이보다 짧아지는 경우가 있고, 이 때문에 치수 잔존이 발생할 가능성도 있습니다.

어쨌든 치수 잔존이 의심되는 증례에서는 다시 침윤마취를 하고 근관 길이를 다시 측정해 작업 길이를 정확히 설정한 후 발수처치를 끝내야 합니다. 이때 근첨협착부에서 결합조직인 치수를 완전히 제거하기 위해서는, 작업 길이에서 적어도 35번 file 이상으로 확대할 필요가 있습니다.

발수처치는 간단한 처치가 아닙니다. 경우에 따라서는 잔존 치수를 근첨부로 밀어 넣어서 치수를 완전히 제거할 수 없을 때가 있고, 상황에 따라서는 통증만 잔존해 원인불명의 증상이 오래 지속될 때도 있으므로 주의가 필요합니다. 처치를 할 때는 충분히 시간을 들여 치수를 확실히 제거하는 것이 중요합니다(그림 27-1).

2) 치주조직의 통증

이미 발수해 치수조직이 존재하지 않는데 근관에 reamer를 넣을 때 통증이 나타났다고 하면 치주조직에서 유래한 통증이라고 할 수 있습니다.

술자가 느끼지 못한 사이에 근관벽에 인위적인 천공이 발생하고, 천공된 부위에 reamer가 들어가면 통증이 생길 수 있습니다. 그리고 근관벽이 천공되고 시간이 지나면 천공 부위에서 근관 내로 육아조직이 침입하는 경우도 있는데, reamer가 이 육아조직에 닿으면 이전의 작업 길이에 도달하기 전에 통증이 나타나는 경우도 생각할 수 있습니다.

또한 근관 내의 육아조직 침입은 근관벽의 천공뿐만 아니라 근첨공이 지나치게 확대된 경우에도 볼 수 있습니다. 이것을 치근막식육이라고 하며, 이때 reamer가 식육에 닿으면 통증이 생깁니다.

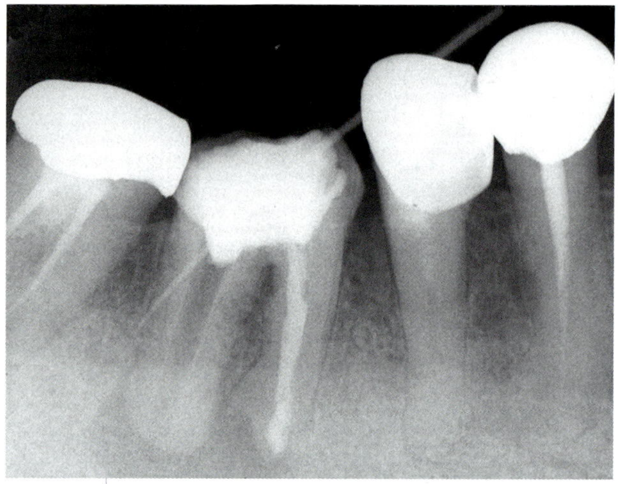

그림 27-2 #46에 감염근관 처치를 시행했는데, 기구를 조작할 때의 통증과 근관 내의 삼출액이 소실되지 않아 소개로 내원한 환자의 standard X-ray 사진.
원심치근의 근첨공은 ISO 규격 120번 file까지 과잉 확대되어 있고, 근관 내로는 치근막식육의 침입이 보인다.

만곡근관에서 부정확한 형성, 다시 말해서 직선으로 형성하면 근첨공의 측방이동이 일어나고, 그 결과 근첨공의 개방 확대를 일으키게 되어 마찬가지 결과를 초래하는 경우가 있으므로 주의가 필요합니다. 또한 치근파절을 동반하는 균열이 시간의 경과와 함께 서서히 확대되어 육아조직이 침입하는 경우도 생각할 수 있습니다. 이 질문과 같이 근관치료 도중 내원하지 않았던 환자가 어느 정도 시간이 흐른 후에 다시 내원한 경우에는 육아조직의 침입이 일어났을 가능성이 높습니다(그림 27-2).

어쨌든 근관 내로 육아조직의 침입이 일어난 경우에는 reamer를 넣을 때 통증이 생기는 것과 근관 건조를 할 때 선혈을 보이는 경우가 대부분이므로 치료의 기준으로 삼아주시기 바랍니다.

진단과 대응

근관에 reamer를 넣을 때의 통증에 대한 대응을 고려할 때는 정확한 진단이 반드시 필요합니다. 처치경위를 보고 치수 잔존이 의심되는 경우에는 침윤마취를 하고 다시 발수처치를 마칠 필요가 있지만, 타진통이 있는 경우에는 잔존 치수조직이 감염된 이른바 잔수염이 생긴 경우를 생각할 수 있으므로 치수조직을 완전히 제거한 후에 감염근관치료 기준에 따라 처치하는 것이 바람직하다고 할 수 있습니다. 침윤마취 전에 타진을 해보면 좋을 것입니다.

근관벽의 인위적인 천공이 의심되는 경우에는 근관의 통증발현 부위 부근까지 reamer를 넣은 상태에서 X-ray 사진을 촬영해 천공의 유무를 확인할 수 있습니다. 하지만 천공 부위가 협설 측 근관벽인 경우에는 일반적인 구내법 촬영으로는 판정이 불가능합니다. 이러한 경우에 수술용 현미경을 이용해 근관을 관찰하면 치근파절, 근관벽의 천공, 근첨공의 과잉 확대, 치근막식육의 존재 등을 직접 확인할 수 있으므로 근관벽 등에 인위적인 천공이 의심될 때의 진단 등에 매우 효과적이라고 할 수 있습니다.

또한 구내법 촬영으로 진단이 불가능한 치근파절 등은 cone beam CT(CBCT)의 활용도 효과적인 진단수단이 됩니다. 특히 다시 내원할 때까지 오랜 시간이 지났을 때는 주위 치조골에 흡수가 일어난 경우도 있으므로 CBCT를 이용해 그 범위를 동시에 파악하는 것도 가능합니다.

근관에 인위적인 천공이 있는 경우에는 천공 부위를 봉쇄하는 것이 제1선택이 되는데, 천공 부위에서 육아조직의 침입이 있는 경우에는 먼저 육아조직을 완전히 제거하는 것이 필수입니다. 재감염을 방지하기 위해 천공 부위를 긴밀하게 봉쇄하는 것이 필수조건인데, 육아조직이 존재하는 조건에서는 긴밀한 봉쇄가 불가능합니다. 육아조직을 제거하기 위해서는 수산화칼슘의 근관 내 첩약이 효과적입니다. 수산화칼슘의 강한 알칼리성으로 육아조직을 서서히 괴사시킨 후 차아염소산나트륨으로 괴사 부위를 용해합니다. 이 과정을 반복하면 육아조직의 적절한 제거와 함께 천공 부위 봉쇄의 전 준비로서 양호한 상태를 정돈하는 효과를 기대할 수 있습니다. 최근에는 탄산가스(CO_2) 레이저를 이용해 육아조직을 증산시키는 것도 가능하지만, 천공 부위를 당일에 봉쇄하지 않는다면 증산 후 다음 내원할 때까지 육아조직이 다시 침입하지 않도록 만들기 위해 수산화칼슘의 근관 내 첩약이 필요할 것입니다.

결론

통증이 나타나는 원인으로 여러 가지 상황을 생각할 수 있습니다. 중요한 포인트는 맨 처음에 '치수조직의 통증'인지, '치주조직의 통증'인지를 정확히 진단하는 것입니다. 이 시점에서 잘못을 저지르면 이후의 처치가 완전히 다른 방향이 되고 맙니다.

또한 '치주조직의 통증'이라고 진단된 경우에는 근관 내에서 어떤 일이 일어나는지를 더 자세히 진단해야 합니다. 이때는 수술용 현미경이나 CBCT의 응용이 효과적입니다. 정확하게 진단하지 않고 급하게 처치하면 더 악화된 상황을 초래하기도 합니다. 통증 원인의 진단에 충분한 시간을 들여 올바른 치료계획을 세우는 것이 중요합니다.

Suehara Masataka(末原正崇), Furusawa Masahiro(古澤成博)
도쿄 치과대학 근관치료학강좌
첫 출간: Vol.115 No.2 (2015)

Question 28

근관치료 약제의 선택기준을 잘 모르겠습니다. 사용구분에 대해 알려 주십시오.

Answer

근관치료(소독) 약제의 응용에 대해서는 여러 가지 견해가 있는데, 이론적으로는 근관 내가 무균화 상태이면 첩약제에 의존할 필요는 없습니다. 하지만 아시는 바와 같이, 실제의 임상에서 같은 형태를 보이는 근관은 하나도 없고 매우 복잡한 형태를 보이므로 어떻게 치료되어 있는지를 눈으로 확인하는 것은 어렵습니다. 따라서 남겨진 치수나 감염원의 배제 등 확실한 처치를 시행하기 위해서도 근관치료(소독) 약제의 응용은 반드시 필요하다고 할 수 있습니다.

근관치료(소독) 약제를 사용하는 목적은 주로 아래의 3가지입니다.

① 근관의 소독

② 근관치료 후의 통증 완화

③ 근첨부의 치유 촉진

실제의 임상에서는 근관의 환경에 따라 이 목적에 맞는 약제를 선택하는 것이 필요합니다(표 28-1).

발수근관

발수근관에서는 제거한 치수에서 기인하는 질환인 경우가 많아, 원인이 된 치수를 절단해 제거한 후에 생기는 외상성 손상을 덮어 상처면의 진통·소염을 도모하는 것을 목적으로 페놀 계열의 약제를 첩약하는 것이 기본입니다.

표 28-1 근관치료(소독) 약제의 종류와 효과

	포르말린 계열	파라포름 알데히드 계열	파라클로로 페놀 계열	구아야콜 (guaiacol)	수산화칼슘 계열
소독작용의 강도	◎	◎	○	△	○
소독작용의 지속성	△	◎	△	△	◎
조직파괴 작용	○	◎	○	–	△
진통·진정작용	△	–	◎	◎	△
조직치유 촉진작용	–	–	–	–	◎

잔수염이나 치수가 잔존하는 것 자체를 피하려는 목적에서 충분히 근관 형성을 하지 않고 파라포름알데히드 계열의 약품을 응용하는 경향도 있는데, 이것은 논외입니다. 이 제제는 포름알데히드 가스의 발생에 의한 지속적인 소독·제통작용이 있는데, 오랜 기간의 응용은 근첨부 치주조직에 위해작용을 일으킬 가능성이 있을뿐더러 일상생활에서도 새집증후군으로 대표되는 포르말린 알레르기나 발암성이 있다는 사실이 지적되고 있습니다. 안이하게 사용하는 것은 피해야 할 것입니다.

그런데 상처 치유에 관해 중요한 사항으로 감염을 들 수 있습니다. 발수근관에서 근관 내 세균의 잔존에 대한 여러 가지 보고가 있고, 비가역성 치수염의 경우에는 가역성 치수염에 비해 근관 내에 세균이 잔존하므로 근관 충전 후에 근첨성 치주염을 일으킬 확률이 매우 높을 가능성이 시사되고 있습니다.

이처럼 현재의 근관 내 세균총에 관한 검토 결과는, 처치 해당 치아의 임상 진단명 여하를 불문하고 발수근관이라도 어느 정도 감염이 있다고 생각하는 것이 타당하다는 것을 나타냅니다. 이러한 사실에서도 근관치료(소독) 약제의 응용을 회피할 목적으로 이루어지는 마취 발수 즉시 근관 충전의 가부에 대해서도 검토가 계속되고 있습니다.

또한 도쿄 치과대학 근관치료학 교실에서 과거 50여 년에 걸쳐 실시해 온 사람 생활치수를 이용한 임상병리학적 연구결과로부터 발수 후에 비교적 오랜 기간에 걸쳐 잔존하는 경향이 있는 타진 불쾌감 및 들뜬 느낌의 지속시간, 그리고 잔존 치수에서 염증소견의 쇠퇴를 종합해 보면, 술후 5~10일이 지나면 발수된 상처면이 치유되는 것으로 나타났습니다. 이것을 하나의 기준으로 삼는 것이 좋을 것입니다.

이상의 사실에서 기본적으로 발수처치를 할 때는 작업 길이를 정확히 설정한 후 차아염소산나트륨 제제를 응용하고, 35번 file 정도까지 근관 형성을 시행해 결합조직인 치수를 완전히 근관에서 제거한 후에 페놀 계열[파라모노클로로페놀, 구아야콜인 '메토콜(Methocol)® 등]을 응용하고, 다음 내원할 때 근관 충전을 시행하는 것이 기본입니다. 한편 발수 후 근첨부의 상처 치유와 경조직 형성을 목적으로 수산화칼슘 제제를 응용하는 경우도 있습니다. 증례에 따라 가려 사용하면 좋을 것입니다.

감염근관

근관치료(소독) 약제는 이른바 기존의 비특이성 약제와 항균제를 주체로 하는 특이성 약제로 분류됩니다. 예전에는 감염근관치료에서 포름알데히드 제제가 주류였지만, 앞에서 서술한 것과 같이 포름알데히드가 사회문제화하여 현재 첩약제의 주역은 수산화칼슘 제제입니다.

수산화칼슘 계열 제품의 주요 효과는 강한 알칼리 환경에서 세균에 대한 직접적인 항균작용, 염증병소의 소염, 접촉계면의 상처 치유나 경조직 형성을 주체로 하는 생물학적 작용 등을 들 수 있습니다. 다른 비특이성 약제의 효과가 비교적 단기간인 것에 비해 단기~중장기적으로 효과를 지속하는 것이 특징입니다. 감염근관에서는 근관 내의 flora 변화나 근첨부의 biofilm 형성에 의해 난치성 근첨성 치주염으로 이행하는 경우가 있습니다. 근관 내의 세균총은 복잡하고 복합감염이라는 사실이 지적되고, 특히 혐기성세균이 관여하는 것으로 알려져 지속적인 근관 내 소독이 필수적입니다.

수산화칼슘 제제에는 여러 가지 약제가 있는데, 필자는 난치성 근첨성 치주염에 사용하는 수산화칼슘 제제로서 'Calvital®'을 응용해 좋은 결과를 얻었습니다. 수산화칼슘 본래의 효과에 더해 상처 치유를 촉진하는 요오드포름이나 항균제, 마취제도 함유되어 감염근관에 대해 효과적으로 작용합니다.

참고문헌

1) 加藤広之, 淺井康宏. 水酸化カルシウムの根管治療剤としての応用. 日歯医師会誌. 1998;50 (12) :31-36.
2) 中川寛一, 淺井康宏. 根管形成・根管充填のための総合戦略根管系－副根管の理解と効果的な根管形成法. ザ・クインテッセンス. 2000;19 (1) :67-68.
3) 須田英明ほか. 根管貼薬剤使用のためのガイドライン. 日歯医学会誌. 2004;23:38-48.
4) 木嶋晶子ほか. 歯科用根管治療剤に含まれるホルムアルデヒドによる即時型アレルギー:2例の症例報告と過去報告例のまとめ. アレルギー. 2007;56:1397-1402.
5) 野杁由一郎, 恵比須繁之. 難治性根尖性歯周炎とバイオフィルム (2) 根尖孔内・外側のバイオフィルムの特徴とその対処法. 歯界展望. 2007;110 (6) :1029-1035.
6) 加藤大輔ほか. 難治性根尖性歯周炎から分離される微生物に対する各種根管消毒剤の抗菌効果の検討. 日歯保存誌. 2010;53 (1) :58-65.
7) 村松 敬, 古澤成博. 難治性根尖性歯周炎の原因と対処法. 日歯医師会誌. 2013;66 (7) :657-667.
8) 古澤成博. 難治性根尖性歯周炎－細菌学的・解剖学的背景と対処法－. 東京歯医師会誌. 2013;61 (11) :577-587.

Furusawa Masahiro(古澤成博)
도쿄 치과대학 근관치료학강좌

Question 29

감염근관을 치료할 때 근관첩약제의 사용구분에 대해 알려 주십시오.

Answer

비감염근관(발수근관)의 경우

비감염근관은 주로 발수 후의 근관을 가리키는데, '발수'란 치수조직을 모두 제거하는 것이므로 발수 후의 근관 내에는 치수조직이 전혀 없고 생리적 근첨협착부에는 치수의 절단면 부위만 존재하게 됩니다. 또한 완전한 우식 제거와 러버댐 방습의 실시 등 적절한 전 처치를 시행한다면 치수강이나 근관벽은 거의 무균상태라고 할 수 있습니다. 이러한 환경에 약제를 응용하는 경우, 그 약제에 기대하는 효과로는 주로 '치수 절단면 부위의 진통소염'과 '치수강 및 근관벽의 감염 방지'의 2가지가 있다고 할 것입니다.

'치수 절단면 부위의 진통소염'은 주로 처치 후 국소마취의 효과가 소실될 때 등에 나타나는 통증에 대해 미리 근첨부의 치수 절단면 부위에 진통소염효과가 있는 약제를 응용해 두는 것입니다. 따라서 주요 작용이 진통소염효과인 페놀 계열 약제의 구아야콜[크레오돈(Creodon)®, 네오제약공업] 등을 선택합니다. 또한 급성 화농성 전부성 치수염 등 근관 내 치수의 비교적 깊은 부위까지 세균이 침입해 있을 것으로 예측되는 경우에는, 근관 내에 세균이 잔존할 가능성을 고려해 진통소염효과뿐만 아니라 소독효과도 있는 파라모노클로로 페놀 구아야콜[메토콜(Methocol)®, 네오제약공업] 등을 선택하는 것이 좋을 것입니다. 하지만 이들 페놀 계열 약제는 해당 부위에 직접 접촉하지 않으면 효과를 발휘할 수 없으므로 작업길이까지 근첨부를 적절히 확대하고, 확대 번호보다 약간 작은 첩약용 paper point를 선택해 약제를 응용하는 등 해당 부위에 확실히 접촉·응용하기 위한 아이디어가 필요합니다.

'치수강 및 근관벽의 감염 방지'에 대해서는 가봉처치가 확실히 이루어져 있으면 페놀 계열 약제의 근관 내 첩약만으로도 충분한 대응이 가능하다고 생각되지만, 감염이 우려되는 경우에는 수산화칼슘(제제)을 응용하는 것이 좋을 것입니다. 특히 Calvital®(네오제약공업)은 분말에 배합된 요오드포름과 수산화칼슘 본래의 강한 알칼리성이 서로 어울려 양호한 지속적 소독효과와 근첨부의 경조직에 의한 치유를 기대할 수 있으므로 효과적이라 할 수 있습니다. 또한 액에 포함된 국소마취제(T 카인)는 발수 직후의 근첨부 치수 절단 부위에 대한 통증 완화에 효과가 있다고 할 수 있습니다. 하지만 이러한 수산화칼슘 제제는 paste 상태여서 해당 부위에 직접 접촉하는 것이 바람직하다는 측면에서 볼 때, 근첨부까지 정확하게 응용하기 위해서는 적절한 연화조작과 lentulo spiral 등을 이용한 근관 내 운송조작이 필요합니다.

감염근관의 경우

감염근관치료의 목적은 '근관 내 및 치수강의 무균화'이므로 근관첩약제 응용 전에 '완전한 우식 제거가 이루어져 있을 것'과 '가봉처치가 적절하게 이루어져 있을 것'이 절대조건입니다. 이것을 완벽하게 해결할 수 있으면 나머지는 근관 내 및 치수강에 잔존한 세균을 제거하는 것을 생각하면 좋다고 할 것입니다. 물론 장기난치성 증례 등에서는 근첨공 밖에 biofilm이 잔존하는 것도 생각할 수 있는데, 이러한 경우에는 주로 외과적 근관치료의 적응증이 되고, 근관벽에 천공이 있는 증례는 천공의 수복처치를 포함해 특수한 항목이 되므로 여기서는 설명을 생략합니다.

감염근관치료에서는 근관 내 및 치수강의 무균화가 목적입니다. 주요 효과가 소독작용인 근관첩약제의 대표적인 것으로서 파라포름알데히드 계열의 약제가 있는데, 이 제제는 포름알데히드 가스에 의한 기화소독작용이 있는 것으로 알려져 있습니다. 이러한 약제로는 파라포름알데히드를 50% 정도 함유해 치수실활제로서도 응용할 수 있는 페리오돈®(네오제약공업)이나, 파라포름알데히드로 포르말린(35~38% 포름알데히드 수용액)을 제조해 그것을 조성의 일부로 이용한 포르말린 트리크레졸 FC®와 포르말린 구아야콜 FG®(네오제약공업)가 유명합니다.

하지만 포름알데히드는 발암성이나 새집증후군 등 알레르기 질환의 원인이 될 수 있다는 사실에서 최근에는 사용을 꺼리는 경향이 있고, 그 결과 수산화칼슘(제제)의 근관 내 첩약이 많이 시행됩니다. 앞에서 서술한 것과 같이 적절한 전 처치가 이루어져 근관 내에 새로운 세균 침입이 없는 상황이라면, 수산화칼슘의 강한 알칼리성에 의해 세균을 사멸하거나 세균의 증식을 억제하면서 다시 내원할 때 근관소독을 반복하면 근관 내의 무균화가 달성될 수 있습니다. 또한 근첨공의 과잉 확대가 보이는 경우에도 근첨공 부위에 신생 경조직을 형성시키는 목적에서 근관 내에 수산화칼슘(제제)을 중장기적으로 응용하는 경우도 있습니다. 다만 이와 같은 경우에는 먼저 근관 내의 감염이 충분히 제거되어 있는 것이 매우 중요합니다.

또한 감염된 근관벽 등에 정확히 응용해 접촉시킬 수 있는 조건이 정돈되어 있으면 메토콜(Methocol)® 등의 소독효과가 높은 페놀 계열 약제를 이용해 근관을 무균화하는 것도 가능합니다.

결론

근관처치에 이용하는 약제는 많고, 그 성질은 다양합니다. 실제로 응용할 때는 약제의 성질을 충분히 이해한 후 '적재적소'에 이용하는 것이 매우 중요합니다.

하지만 감염근관치료에서 근관 내 및 치수강의 감염 배제는 어디까지나 차아염소산나트륨 용액 등을 이용한 화학적 소독과 filing 조작 등에 의한 기계적 확대가 주체입니다. 이들이 적절하게 시행되어 있지 않으면 아무리 우수한 근관치료 소독약을 이용해도 무균화의 달성은 매우 어렵습니다. 근관치료 소독약은 결코 날림으로 치료한 근관처치를 보완하는 것이 아닙니다. 먼저 치료할 치아의 상태를 충분히 진단해 정확한 이유를 바탕으로 근관첩약제를 선택하는 것이 매우 중요합니다.

Suehara Masataka(末原正崇), Furusawa Masahiro(古澤成博)
도쿄 치과대학 근관치료학강좌
첫 출간: Vol.115 No.5 (2015)

Question 30

근관 충전 시기의 판정에 대해 잘 모르겠습니다. 임상 현장에서도 학생 때 배운 항목과 같습니까?

Answer

기본적으로는 학생 때 배운 항목과 같습니다. 하지만 실제의 임상에서는 여러 가지 증례가 있으므로 각각에 맞춰 정확하게 대응해야 합니다. 또한 생체의 반응에 대해서도 개인마다 서로 다른 것입니다. 따라서 획일적인 조건에서 근관 충전을 한다는 방침만으로는 대응할 수 없는 경우가 많이 있습니다. 이러한 배경 때문에 근관치료학 교과서에는 상세한 서술이 되어 있지 않아 실제의 임상에서 당황하는 경우가 많다고 생각합니다.

먼저 근관의 상태에 따라 근관 충전을 하는 시기가 서로 다르므로 발수근관과 감염근관으로 나누어 생각해야만 합니다.

발수근관의 경우

발수를 시행하는 증례는 대부분 치수염의 증례여서 염증이 생긴 치수를 제거하면 감염을 일으키지 않으므로, 기본적으로는 다음 내원할 때 근관 충전을 합니다. 하지만 실제로는 다음 내원에서 작업 길이를 확인하기 위해 reamer 등을 근관에 넣었을 때 통증이 있어 근관 충전을 할 수 없다고 느낀 경험이 있지 않으십니까? 특히 대구치 근심치근 등에서 많을 것입니다. 다시 말해서 치수 잔존의 경우입니다.

이는 발수할 때 작업 길이를 설정한 후 20번 file 정도까지만 근관 형성을 시행한 경우에 일어납니다. 발수할 때 충분히 시간을 들여 작업 길이까지 최소한 35번 file로 근관 형성을 하지 않으면 결합조직인 치수는 쉽게 제거할 수 없다는 말입니다. 이때 차아염소산나트륨 용액으로 윤활하면서 근관 형성을 하는 것이 필수입니다. 특히 유기질 용해작용은 차아염소산나트륨의 농도가 높을수록 효과가 있으므로 10% 차아염소산나트륨 용액인 '네오클리너(Neo cleaner)®'가 효과적입니다.

또한 잔존 치수나 타액의 침입이 나중에 감염원이 되어 근첨성 치주염을 일으키는 경우도 생각할 수 있으므로, 발수처치를 할 때는 반드시 러버댐 방습 상태에서 정확한 처치를 시행하는 것이 매우 중요합니다.

맨 처음 근관에 손을 댄 치과의사가 얼마나 정확한 처치를 시행했는지가 해당 치아의 운명을 좌우한다는 사실을 명심하면서 처치하시기 바랍니다. 발수근관의 경우에는 확실하게 처치할 수 있다면 다음 내원에서 재빨리 근관 충전을 하는 것이 가능합니다.

표 30-1 근관 충전의 시기 판정

근관 내에서 기염인자(causing factor)가 제거되어 있다.
근관 형성이 끝났다.
자발통 등 자각증상이 소실되었다.
근첨에서 삼출액이 없거나 경미하다.
근관에서 출혈·배농이 없다.
근첨부 치은에 압통이 없다.
Cotton이나 paper point에 오염이 없다.
세균배양검사에서 음성 소견을 얻을 수 있다.

감염근관의 경우

감염근관의 경우에는 임상적으로 variation이 매우 풍부하므로, 일괄적으로 이 시기에 근관 충전을 하면 좋다는 이야기는 할 수 없지만 기본적으로는 학생 때 배운 내용(표 30-1)에 따릅니다. 하지만 이것들은 술자가 맨 처음 근관에 손을 댔고, 가봉을 포함해 정확하게 근관치료를 시행한 경우에 한합니다. 또한 세균배양검사에 대해서는 감염근관의 감염원이라고 이야기되는 혐기성 세균을 검출하는 것이 매우 어렵고, 일반적으로는 호기성 환경에서 배양하는 셈이므로 음성 소견이었다고 해도 완전히 무균화가 얻어졌다고는 말하기 어렵습니다. 하지만 반대로 양성 소견이 나오면 분명히 세균이 생육할 수 있는 환경이라고 말할 수 있을 것입니다. 이와 같이 세균배양검사는 어느 정도의 기준으로서만 참고하는 것이 좋다고 생각합니다.

그런데 필자와 같이 대학병원에 근무하는 경우에는 지역 치과의사의 소개로 내원한 환자가 대부분입니다. 이 경우에는 거의 모든 증례가 다른 치과의사가 손을 댄 근관을 처치하게 됩니다. 이때 근관치료 전문의의 소개로 내원한 환자는 1년에 1~2명 있을까 말까 하므로, 절반 정도는 통법대로 감염근관치료를 했다고 생각하는데도 치유되지 않는 증례이고, 나머지 절반은 이른바 아류의 근관치료법을 시행하여 치유부전에 빠진 패턴입니다. 그중에서도 눈에 띄는 것이 근관 확대·형성이 불충분한 경우입니다. 다시 말해서 근첨공의 지나친 개방 확대나 근관 측벽 천공 등의 우발증에 가까운 증례, 나아가서는 standard X-ray 사진에서는 발견하기 어려운 천공이나 근첨의 상악동 내 돌출 등의 경우가 있습니다. 이 증례들을 아류의 치료법으로 계속 치료하면 쓸데없이 근관치료 기간을 질질 끄는 데 그치지 않고, 치유되지 않는다고 해서 발치를 권유해야만 하는 증례도 있습니다. 이처럼 특수한 증례에서는 나름대로 서로 다른 치료법이 있고 근관 충전 시기도 다른 법입니다.

임상에서는 정말로 다양한 증례가 존재합니다. 임상 경험과는 관계없이 환자는 찾아오므로 학생 때 배운 항목만 믿고 있어서는 진보가 없습니다. 수많은 증례를 접하고, 모든 증례에서 되도록 치아를 남기는 방향으로 치료계획을 고려해 실시해 주시기 바랍니다. 몇 년 후에는 반드시 답이 나올 것이라고 생각합니다.

Furusawa Masahiro(古澤成博)
도쿄 치과대학 근관치료학강좌

Question 31

근관 내의 수산화칼슘 제제를 효과적으로 제거하는 방법, 그리고 gutta percha의 제거 방법과 제거 상황을 확인하는 방법에 대해 가르쳐 주십시오.

Answer

수산화칼슘(제제) 제거 방법

근관 내에 응용된 수산화칼슘(제제)을 그대로 근관 충전재 대신 이용하는 이른바 '호제 근관 충전법'은, 보다 긴밀하게 근관 충전을 할 수 있는 여러 가지 고형 근관 충전법의 진보로 인해 최근에는 거의 시행되지 않게 되었습니다. 다시 말해서 수산화칼슘(제제)이 첩약된 근관에서는 근관 충전 전에 이것을 제거할 필요성이 생기게 되었습니다. 만약 근관벽 등에 수산화칼슘(제제)이 잔류하면 근관 충전제의 근관벽에 대한 접착성 저하를 초래해, 보다 긴밀하게 근관 충전을 할 수 없다고 생각합니다. 수산화칼슘(제제)을 근관 내에서 제거하는 방법으로는 주로 '화학적 제거 방법'과 '기계적 제거 방법'의 2가지가 있는데, 실제로는 이 2가지를 함께 사용하면 보다 효율적으로 제거할 수 있습니다.

'화학적 제거 방법'에는 상호 세정 후 근관 내에 10% 구연산(citric acid)이나 3% EDTA 등을 응용하는 방법이 있습니다. 이 방법을 사용하면 첩약된 수산화칼슘(제제)은 근관벽 상아질 표면에 형성된 도말층과 함께 제거됩니다. 근관벽에 부착된 도말층은 근관 충전제의 근관벽에 대한 접착성을 저하시키거나 세균을 함유하고 있다는 사실 등이 지적되어 있으므로, 근관 충전 전에 수산화칼슘(제제)과 함께 제거되는 것이 효과적이라고 할 수 있습니다.

또한 '기계적 제거 방법'으로는 file 모양의 초음파 tip을 이용해 근관 내에 진동을 가하는 것이 일반적인데, 앞에서 서술한 화학적인 제거 방법을 함께 사용하면 더 높은 제거효과를 얻을 수 있습니다. 하지만 근관 내에 초음파 tip을 응용할 때는 기구의 출력을 최소로 조절하지 않으면, 근관벽이 부주의하게 삭제되어 근관벽에 step이 형성되는 등 잘못된 형태가 생기는 경우가 있으므로 주의가 필요합니다.

제거 상황의 확인

근관 내에 제거할 대상이 있는 경우에 그것이 완전히 제거되었는지를 확인하는 것은, 근관의 무균화를 달성하거나 확실한 근관 충전을 위해 매우 중요하다고 할 수 있습니다(그림 31-1). 특히 재근관치료를 할 때는 먼저 충전된 gutta percha를 확실히 제거하는 것이 중요합니다.

Gutta percha의 제거 상황을 관찰하는 방법으로는 수술용 현미경으로 직접 근관 내를 확인하는 것이 가장 확실하다고 생각합니다. 또한 수술용 현미경을 이용하면서 제거 조작을 하면 제거 대상이 되는 물체를 정확히 집어낼 수 있으므로 효율적인 제거법이라 할 수 있습니다. 하지만 수술용 현미경을 사용해도 직접 조명이 닿지 않는 만곡의 끝 등은 보이지 않으므로, 이러한 부위에 대한 gutta percha 잔류의 유무

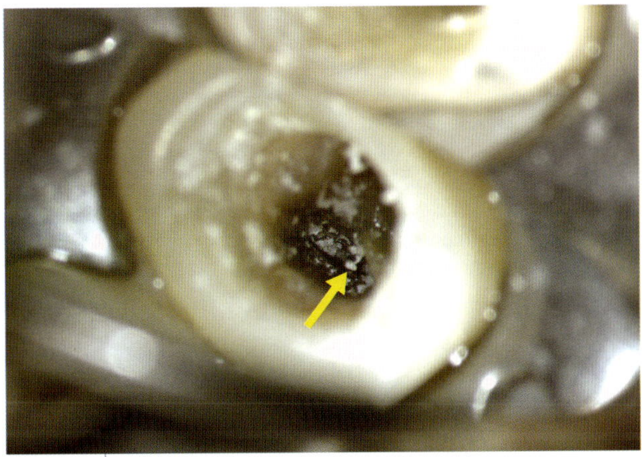

그림 31-1 근관 내를 충분히 청소했다고 해도 수술용 현미경으로 관찰하면 많은 근관내용물의 잔류를 볼 수 있는 경우가 있다(화살표).

에 대해서는 X-ray 사진을 촬영할 필요가 있을 것입니다.

근관은 결코 단순한 형태가 아니라 fin이나 isthmus가 복잡하게 존재하므로 file이 들어간 것만으로 gutta percha가 적절하게 제거되었다고 할 수는 없습니다. 또한 잔류된 gutta percha는 세균번식의 온상이 될 가능성이 충분합니다. 제거 조작 후에는 반드시 X-ray 사진 촬영 등으로 확인하는 습관을 몸에 익히면 좋을 것입니다.

Suehara Masataka(末原正崇), Furusawa Masahiro(古澤成博)
도쿄 치과대학 근관치료학강좌
첫 출간: Vol.115 No.5 (2015)

Question 32

만성 화농성 근첨성 치주염의 치료에서 맨 처음 내원했을 때는 근관 입구까지의 치료로만 마무리해야 합니까?

Answer

만성 화농성 근첨성 치주염

치주조직이란 치아 주위의 조직을 말하는 것으로 치은, 치근막, 치조골, 백악질의 4가지를 가리킵니다. 이것들에 어떠한 원인으로 염증이 일어난 경우를 모두 '치주염'이라고 말합니다.

감염 등에 의해 치수조직이 실활되고 그 후에 감염근관이 성립되면 근관 내의 세균은 근첨공으로부터 치주조직 쪽으로 이행하여 화농성염을 일으킵니다. 근첨공은 이름대로 근첨부에 있으므로 주위의 치주조직에서 염증이 생깁니다. 다시 말해서 '근첨성' 치주염이 되고 이 중에서 만성염인 것을 만성 화농성 근첨성 치주염이라 부릅니다.

병리조직학적으로는 근첨부의 농양 형성과 함께 그 주위에서 림프구나 대식세포(macrophage) 등 염증성 세포의 침윤을 동반한 육아조직의 형성을 볼 수 있습니다. 이들 농양이나 육아조직이 존재하는 부분의 치조골은 파골세포에 의해 흡수되므로 X-ray 검사에서는 근첨부에 투과상이 보입니다. 또한 근첨부의 치조점막 등에 누공을 동반하는 경우가 있습니다.

만성 화농성 근첨성 치주염에 대한 치료 방법을 생각할 때 중요한 것은 먼저 그 병태를 충분히 이해하는 것입니다. 또한 염증 자체는 근첨부 주위의 치주조직에서 일어나지만 원인은 어디까지나 근관 내의 감염이라는 점과, 그 원인을 제거(근관의 무균화)하는 것이 치료법이라는 사실을 충분히 인식해야 합니다.

만성 화농성 근첨성 치주염의 치료

1) 감염근관치료의 목적

앞에서 서술한 것과 같이 만성 화농성 근첨성 치주염의 치료법은 원인제거요법으로서 감염근관치료가 됩니다. 감염된 곳은 어디까지나 근관이므로, 원인의 제거란 근관에서 세균을 배제하는 것입니다. 따라서 치료 도중의 양치나 가봉재의 leakage 등 근관 내에 새로운 감염이 공급되는 상황에서는, 애초에 감염근관치료 자체가 성립되지 않으므로 충분히 주의해 주십시오.

또한 우식을 제거할 때는 반드시 우식검지액을 사용해 충분히 제거하고, 필요에 따라서 flowable 컴포지트 레진 등으로 격벽을 제작해 주시기 바랍니다. 러버댐 방습을 시행하는 것은 물론 필수입니다. 쉽게 잊어버릴지 모르지만 러버댐 방습 후 해당 치아의 소독 조작도 중요합니다. 감염근관치료의 목적을 정확히 달성하기 위해서는 자신이 시행한 처치 조작이 근관을 무균화하기 위한 것인지를 항상 확인할 필요가 있습니다.

2) 급성 증상의 발현 기전을 이해한다

만성 화농성 근첨성 치주염에 대한 감염근관치료를 시작할 때 먼저 신경 쓰이는 것이 '급성 악화(flare up)가 일어나면 어떻게 하지?'가 아닐까요? 그러면 근첨성 치주조직 질환에서 급성 증상의 발현(자발통의 발현)은 어떠한 기전으로 일어나는지 다시 한 번 확인해 보도록 합시다.

근첨성 치주염이 일어나는 곳은 주위가 치근이나 치조골 등으로 둘러싸여 있으므로, 근첨공 밖으로 세균이 인위적으로 밀려 나가는 일 등으로 인해 짧은 시간에 많은 양의 농즙이 발생해도 곧바로 배출되지 않습니다. 누공이 있는 경우에는 농즙이 누공으로 배출되어 압력이 완화되므로 강한 자발통은 비교적 일어나기 어려운 구조라 할 수 있습니다. 근첨성 치주조직 질환에서 자발통이 있는 경우에는 근첨병변 내의 내압 항진을 생각할 필요가 있습니다.

3) 급성 악화를 일으키지 않기 위해서는

앞에서 서술한 것과 같이 만성 화농성 근첨성 치주염의 급성 악화를 일으키지 않기 위해서는 근첨공 밖으로 감염원을 밀어내지 않도록 주의하는 것이 중요합니다. 또한 아무리 주의해도 약간 밀려 나갈 가능성이 있으므로 미리 근관내용물 안의 세균 수를 줄이는 것도 급성 악화를 방지하기 위해서는 효과적이라고 할 수 있습니다.

이러한 사실로부터 안전대책으로서 '만성 화농성 근첨성 치주염 치료에서는 맨 처음 근관 내에 기구 조작을 하지 않고 근관 입구에 근관치료(소독) 약제를 응용하는 데 그친다.'라는 처치법이 제안됩니다. 이는 근관내용물에만 소독제를 작용시켜 세균 수를 되도록 줄이고 나서 다음 처치를 하여 급성 악화를 방지한다는 콘셉트라고 할 수 있습니다.

하지만 현재의 근관치료 교과서에서는 이처럼 특이한 처치를 하도록 추천할 리가 없습니다. 중요한 것은 근관 내의 감염원을 근첨공 밖으로 밀어내지 않도록 하는 것과 근관 내에 아직 감염원이 많은 상태일 때는 급성 악화의 리스크가 높으므로 특히 주의가 필요하다는 사실입니다. 또한 근관내용물의 제거 조작은 근관 내에 차아염소산나트륨 용액을 가득 채우고 신중하게 시행하는데, 근관 내의 유기물에 접촉해 발포하면 유효 농도가 서서히 내려가므로 발포 상황을 잘 보고 항상 신선한 약액으로 교환하면서 처치하는 것이 매우 중요합니다.

근관내용물의 제거 조작을 2회 이상으로 나누어 시행할 때 첩약하는 근관치료 약제는 강력한 소독효과를 위해 응용하는 것이므로 포르말린 트리크레졸 FC®와 포르말린 구아야콜 FG®, 메토콜(Methocol®, 네오제약공업) 등을 응용하면 좋을 것입니다. 하지만 파라포름알데히드는 최근 새집증후군이나 발암성이 지적되어 있으므로, 응용할 경우에는 맨 처음 진료에서 근관 입구에 첩약하는 것만으로 그치는 것이 좋을 것입니다. 최근에는 수산화칼슘(제제)을 응용하는 경우가 많아지고 있습니다. 수산화칼슘(제제)은 강한 알칼리성이기 때문에 직접 접촉한 부분에 대해서는 소독효과도 얻을 수 있고, 근관 내에 2주 이상 첩약해 두면 근관 전체의 pH가 올라가 세균이 번식하기 어려운 환경이 되므로 근관을 무균화하는 데 효과적이라고 할 수 있습니다.

근관내용물의 제거 조작을 2회 이상으로 나누어 시행하는 목적은 근관내용물 안의 세균 수를 감소시켜 급성 악화에 대한 안전성을 높이는 것입니다. 하지만 치관 부위에 우식이 남아 있거나 가봉처치가 불확실하여 새로운 감염이 근관 내로 침입하는 상황에서는 이러한 처치 조작 자체가 전혀 의미를 가지지 못하게 되므로 주의하시기 바랍니다.

결론

만성 화농성 근첨성 치주염은 만성 염증이므로 자발통이 없고 자각증상이 매우 적은 것이 특징입니다. 이러한 사실로부터 환자 자신은 병태가 있는 것조차 느끼지 못하는 경우도 많다고 할 수 있습니다.

따라서 실제의 임상에서는 첫 번째의 처치 직후에 강한 통증이 나타나면 '이제까지 아프지 않았는데 선생님이 건드려 아프게 되었다'고 생각해, 환자–치과의사 관계를 양호하게 구축해야하는 중요한 시기인 치료 시작 초기에 커다란 마이너스 인자가 될 수 있습니다. 다시 말해서 만성 질환을 급성 악화시키지 않도록 세심한 주의를 기울이는 것은 양호한 신뢰관계를 구축하는 데 매우 중요하다고 할 수 있습니다.

만성 화농성 근첨성 치주염을 급성 악화시키지 않기 위해서는 감염을 동반한 근관내용물에 대한 제거를 여러 번으로 나누어 시행하는 것도 물론 효과가 있지만, 먼저 '만성 화농성 근첨성 치주염이란 어떠한 병태의 질환인가', '급성 악화란 어떠한 상황에서 발생하는 것인가' 등 만성 화농성 근첨성 치주염에 대해 충분히 이해하는 것이 가장 중요합니다.

이것은 만성 화농성 근첨성 치주염에 국한하는 것이 아니라 모든 치료에 해당하는 것으로, 먼저 처치하는 상대를 잘 이해해야 합니다. 일반적인 특징을 충분히 이해한 후, 처치할 치아에 대해 우식의 범위, 잔존치질의 양(격벽의 필요성), 치근이나 근관의 수·형태·길이·흡수의 유무, 근첨공 부위의 상태 등을 개별 치아마다 제대로 정밀 조사해 진단하는 것이 중요합니다. 예를 들어 X-ray 사진을 통해 근관이 비교적 직선으로 넓은 경우나 근첨공의 직경이 클 것으로 예측되는 경우 등은 근관내용물(감염물질)이 근첨공 밖으로 밀려 나가기 쉽다고 할 수 있습니다(그림 32-1). 제대로 정밀 조사한 결과, 급성 악화를 일으키기 쉽다고 생각되는 경우에는 처치를 2회 이상으로 나누는 등의 대책을 세우는 것이 안전성을 확보하는 데 효과적이라고 할 것입니다.

하지만 비록 처치를 2회 이상으로 나누어 근관치료 약제를 응용해도 충분히 주의해서 기구 조작을 하지 않으면 급성 악화를 일으키는 경우도 있을 수 있습니다. 특히 근관 형성용 기구를 반시계 방향으로 회전시키는 것은 절삭 조각을 근첨공 쪽으로 내보내는 셈이 되므로 기구 조작에도 주의가 필요합니다.

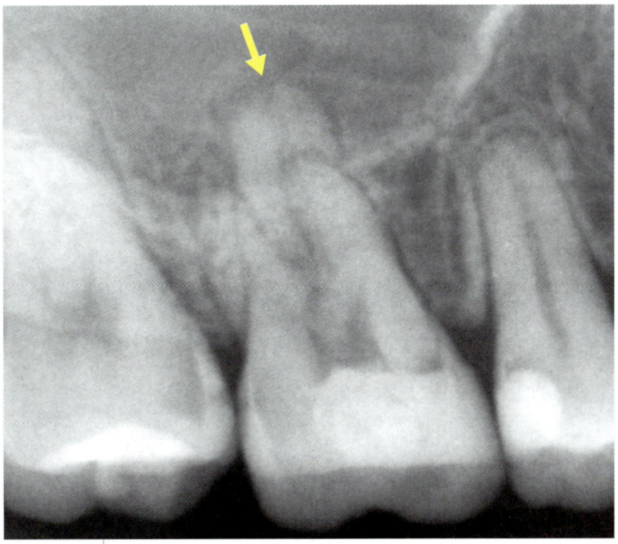

그림 32-1 근·원심 치경부에 우식의 잔류가 보이는 점으로 미루어 보아 근관 내에는 많은 세균이 존재할 것으로 예측되는데, 구개치근 근첨공의 직경이 큰 상태를 확인할 수 있다(화살표).

만성 화농성 근첨성 치주염의 치료가 '맨 처음 내원했을 때는 근관 입구까지의 치료로 그친다'라고 정해져 있는 것은 아닙니다. 근관의 형태는 천차만별로 같은 것이 하나도 없습니다. 만성 화농성 근첨성 치주염을 제대로 이해한 후에 이제부터 처치할 치아의 상태와 형태를 충분히 정밀 검사·진단해 필요에 따라 '처치를 몇 차례로 나누어야 하는지'를 생각해 주시기 바랍니다. 세심한 주의를 기울여 처치한다면 첫 번째 치료에서 근관내용물의 철저한 제거와 근첨공의 확인도 가능할 것입니다. 또한 현재의 상황에 이르기까지 상당히 많은 날이 지났다는 점을 고려하면 치료횟수가 약간 늘어도 처치를 몇 차례로 나누어 급성전화 방지를 최우선으로 생각해 처치하는 것도 효과적인 치료방침이라고 할 수 있습니다.

Suehara Masataka(末原正崇), Furusawa Masahiro(古澤成博)
도쿄 치과대학 근관치료학강좌
첫 출간: Vol.115 No.6 (2015)

Question 33

Ni-Ti rotary file의 장점과 단점에 대해 가르쳐 주십시오.

Answer

Ni-Ti rotary file의 장점과 단점을 공부하기 전에 먼저 file의 특성을 알아야만 합니다. 일반적으로 많은 선생님들이 사용하는 hand stainless file과 비교해 생각하면 알기 쉬울 것이라고 생각합니다.

Ni-Ti rotary file은 매년 새롭게 개량되어 획일화되지 않았다는 점도 특징 중 하나로 생각할 수 있으므로, 모든 Ni-Ti rotary file에 이 대답이 들어맞는 것은 아닙니다.

여기서는 Ni-Ti rotary file에 대해 기계적인 특성과 근관 형성 술식으로 나누어 대답하고자 합니다.

Ni-Ti rotary file의 기계적 특성

1) 초탄성

니켈 티타늄 합금(중량비는 니켈 약 55%, 티타늄 약 45%)에는 응력을 가해 변성시킨 후 응력을 제거하면 원래의 형태로 되돌아오는 초탄성과, 형상회복온도 이상으로 가열하면 형태가 원래대로 되돌아오는 형상기억성이라는 2가지 성질이 있습니다.

최근에는 pre-curve의 부여가 가능한 형상기억성이 있는 Ni-Ti rotary file이 발매되어 있지만, 기존의 Ni-Ti rotary file에는 형상기억성이 없고 초탄성만 있는 것이 대부분입니다. 초탄성 때문에 hand stainless file과 비교하면 영구 변형이 생기기 어렵고 근관추종성이 우수하므로 만곡근관에 대한 대응도 부드럽게 됩니다. 특히 만곡근관에서 근관 형성을 할 때는 근첨의 부적절한 형태, 예를 들어 ledge나 천공, zip 등의 방지를 기대할 수 있습니다.

2) 절삭효율

Ni-Ti rotary file의 절삭효율은 hand stainless file에 비해 매우 낮습니다. File의 cutting edge 부위를 만져보면 잘 알 수 있는데, Ni-Ti rotary file은 삭제되리라고 생각할 수 없을 정도로 cutting edge의 표면이 부드럽습니다. 그러므로 전용 엔진을 사용해 절삭효율의 향상을 도모할 필요가 있습니다. 엔진 구동이므로 손가락 힘을 사용하지 않아도 절삭이 가능한 반면, 당연히 근첨 방향으로 불필요한 힘을 가하지 않도록 주의할 필요가 있습니다. 또한 엔진에는 과도한 torque가 가해지면 회전이 멈추거나 반대로 회전하는 기능이 부여되어 있으므로 torque 조절이 필요합니다.

3) 파절 torque

보통 Ni-Ti rotary file을 사용할 때 가장 신경 쓰이는 것이 'file이 파절되지 않기 위해서는 어떻게 하면 좋을까'가 아닐까요? 만약 file이 파절되어도 수술용 실체현미경을 이용해 제거하면 좋지만, 파절된 file 제거는 상당히 어려운 것이 현실입니다. 이러한 점 때문이라도 file의 특성을 이해할 필요가 있습니다.

매년 개량되어 현재는 커다란 힘이 가해졌을 때 cutting edge의 spiral 형태가 변형되어 파절을 방지하는 Ni-Ti file도 있지만, 기존의 Ni-Ti rotary file은 파절 torque(file에 회전력을 가해 파절되었을 때의 torque)가 작다고 알려져 있습니다. 파절 torque가 작다고 이야기하면 이미지를 떠올리기 어려울지도 모르겠습니다만, 작은 회전력으로도 부러지기 쉽다는 말입니다.

일상 임상에서 시행하는 마취 발수를 생각해 주십시오. 근관치료 기왕력이 없는 근관은 나이에 의한 것도 있지만 아주 가늡니다. 가는 근관에 Ni-Ti rotary file을 응용할 경우에는 file의 끝이 가는 근관에 끼어 움직이지 않게 됩니다. 게다가 엔진구동으로 인해 file의 윗부분에는 회전력이 가해집니다. 이러한 상황에서는 작은 회전력(낮은 torque)으로도 간단히 파절될 수 있다는 것을 이해할 것이라고 생각합니다. 정신을 차려 보니 근관 내에 file이 파절되어 있는 경우가 있는 것입니다.

따라서 근첨 방향으로 불필요한 힘을 가해 무리하게 근관에 집어넣지 않는 것이 중요하며, 반드시 Ni-Ti rotary file을 이용한 근관 형성법에 대해 이해하고 술식을 준수해 진행하는 것이 매우 중요합니다.

근관 형성 술식

Ni-Ti rotary file은 국제표준규격(ISO규격)에서 정한 hand stainless file과는 다른 규격입니다. 여러 종류의 Ni-Ti rotary file이 있는데 hand file과 비교하면 더 큰 taper가 부여되어 있습니다. Cutting edge 부위의 taper가 크기 때문에 근관 상부의 확대나 근관 전체의 flare 형성의 효율화가 도모되어 있습니다.

Ni-Ti rotary file은 다종다양하므로 근관 형성법도 각각의 file에 맞는 형성법을 선택하는 것이 필수입니다. 여기서는 일반적으로 많이 이용되는 crown down법을 예로 들어 설명합니다. 또한 실제의 순서는 제품마다 서로 다르므로 제품의 매뉴얼에 따라 사용하시기 바랍니다.

① 근관 상부의 flare 형성: Taper가 큰 Ni-Ti rotary file(또는 gate gridden bur)로 근관 상부를 확대한다.
② 근첨공의 확인과 작업 길이 결정: Hand stainless file을 이용한다.
③ Ni-Ti rotary file의 유도로 형성: Hand file을 이용해 Ni-Ti rotary file이 부드럽게 근관에 들어갈 수 있도록 미리 근관에 file을 통과시켜 둔다.
④ Crown down 형성: Ni-Ti rotary file을 이용해 근관 상부~중부에서 근첨 방향으로 형성한다. 이때 taper가 큰 file에서 작은 file로 교환해, 단계를 거쳐 근첨까지 도달하도록 형성한다.
⑤ 근첨에서 근관 상부까지 flare하게 형성해 이행적으로 만든다.

Crown down법에서는 file에 가해지는 힘을 줄여 파절의 리스크를 줄입니다. 또한 먼저 근관 상부를 확대하면 기구의 움직임이 자유로워져 근첨부에 생기는 부적절한 형태의 방지를 기대할 수 있습니다. File을 교환해 근첨에 도달하기까지 몇 번이고 세정을 반복하면 근관내용물이나 근관 내의 감염물질을 근첨공 밖으로 밀어내는 리스크를 피하는 것도 가능합니다. 근관 상부부터 flare를 주어 형성하므로 세정액이 근첨까지 도달하기 쉬워져 화학적 세정 효과도 높다고 할 수 있습니다.

이와 같이 file의 특성이나 사용할 때의 리스크를 잘 이해한 후에 Ni-Ti rotary file을 이용해 근관 형성을 하는 것은, 물론 기술도 필요하지만 일상 임상에서 장점이 아주 많다고 생각합니다. 다만 Ni-Ti rotary file을 이용해 근관 형성을 하는 것이 최종목표가 아니라는 점을 잊어서는 안 됩니다. 근관 형성은 근관을 근관 충전에 적합한 형태로 정비하는 것을 목적으로 합니다. 따라서 최종적으로 긴밀한 근관 충전을 시행해 근첨부 주위조직의 치유를 확인할 수 있어야 비로소 근관 형성이 성공했다고 할 수 있습니다.

Ni-Ti rotary file의 효과를 맹신하는 것이 아니라 능숙하게 활용해 매일의 임상에 도움이 되면 좋을 것이라고 생각합니다.

Aida Natsuko(間 奈津子), Furusawa Masahiro(古澤成博)
도쿄 치과대학 근관치료학강좌

Question 34

치주낭의 깊이에 따른 임상의 대응에 대해 알기 쉽게 가르쳐 주십시오.

Answer

치주치료의 원칙은 치주질환의 원인 및 악화 인자를 해명해 제거하는 것입니다. 염증성 질환인 치은염과 치주염에서는 염증 발현 인자인 치태(biofilm)에 대한 대응이 중요한데, 치주낭이 형성되어 있기 때문에 대응이 쉽지 않습니다.

치료의 성패는 치은연하의 biofilm과 치석을 어떻게 조절하느냐에 달려 있습니다(그림 34-1).

치주낭의 분류

치주낭은 치은구가 병적으로 깊어진 것인데, 치주낭 기저부의 위치를 기준으로 하는 경우에는 '가성 치주낭(치은낭)'과 '진성 치주낭'의 2가지로 나뉩니다.

니페디핀(혈압강하제) 등을 복용하는 사람에게서 볼 수 있는 약물성 치은증식에서는 가성 치주낭이 생깁니다. 한편 치주염에서는 부착상피가 근첨 방향으로 이동해 진성 치주낭이 형성되고 부착 상실이 일어납니다. 치주낭에는 2면 이상으로 파급된 혼합형 치주낭, 또는 입구는 1면뿐이라도 내부에서 여러 치면에 파급된 복합성 치주낭 등도 있어서 대응을 어렵게 만듭니다.

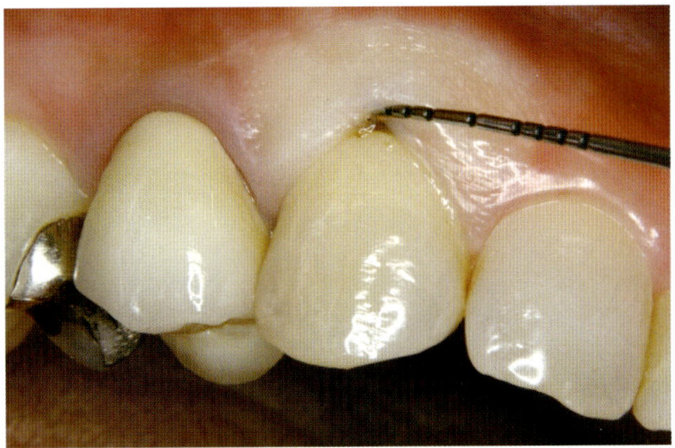

그림 34-1 치주낭 내의 치석.
치은염 치료의 기본은 치은연상과 치은연하의 biofilm에 대한 대응이다.

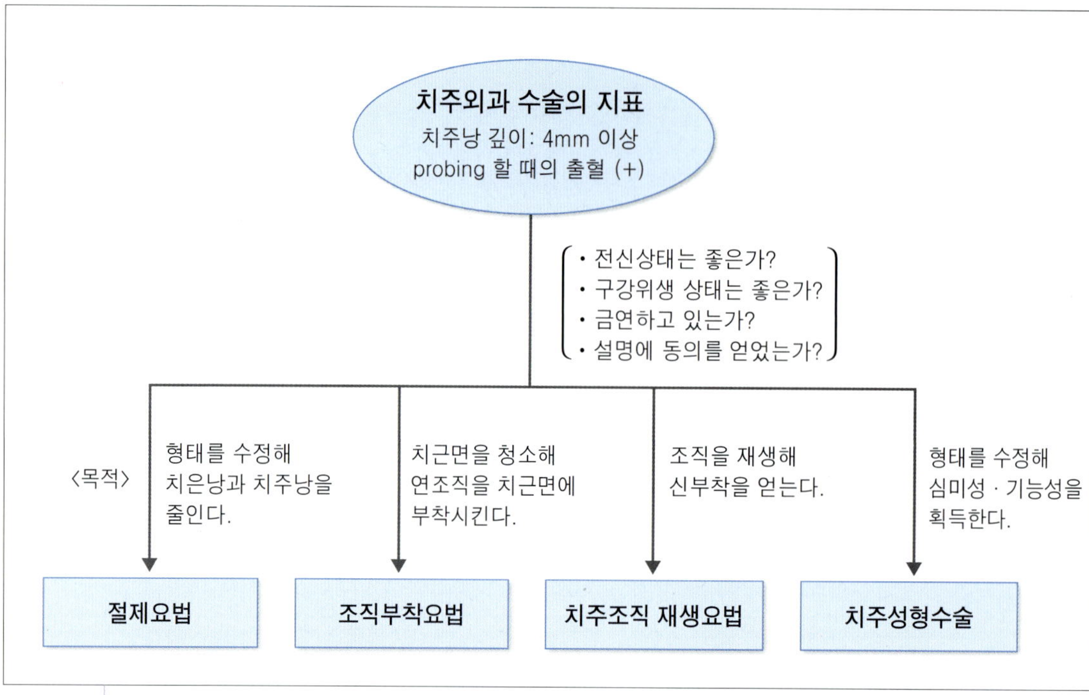

그림 34-2 목적에 따른 치주외과 수술의 선택기준[1].

치주낭의 깊이와 치료

임상에서 가장 중요한 것은 정확한 probing을 시행해 치주낭의 깊이(probing depth)와 형태를 파악하는 것입니다. 치은변연의 위치는 변하므로 치료성과를 평가하기 위해서는 attachment level도 중요합니다. Clinical attachment level(CAL)에서는 CEJ 등 움직이지 않는 기준의 위치로부터 치주낭 기저부까지의 위치를 계측합니다.

치주염의 치료에서는 치주낭의 깊이에 관계없이 먼저 기본 치주치료를 시행합니다. 치태조절이나 치석제거술·치근활택술(SRP)을 주체로 하는 기본 치주치료를 시행하면 병인과 리스크 요인을 배제하고 치주조직의 염증을 개선해 치주치료의 효과를 높일 수 있습니다.

기본 치주치료 후에는 재평가를 합니다. 이 시점에서 치주낭의 깊이는 치료계획 수립에서 중요한 정보가 됩니다. 일반적으로는 probing depth(PD)가 4mm 이상이고 probing 할 때 출혈이 있는 등 염증이 존재하는 경우에는 치주외과치료의 적응증이 됩니다. 어떠한 치주외과치료를 선택할 것인지에 대해서는 치주염의 상황, 치료 목적 등 여러 가지 조건에 따라 달라지는데, 일본 치주학회의 지침[1]이 제시하는 기준(그림 34-2)이 하나의 지표가 될 것입니다.

Flap 수술을 비롯한 조직부착요법은 주로 '긴 상피성 부착'이라는 재부착 치료를 통해 치주낭을 되도록 낮게 만드는 것(pocket reduction)을 지향합니다. 이에 반해 절제요법인 치은변근첨측이동술은 골절제나 성형을 조합해 치주낭을 한없이 zero(0)에 가깝도록 만드는 것(pocket elimination)이 목표입니다.

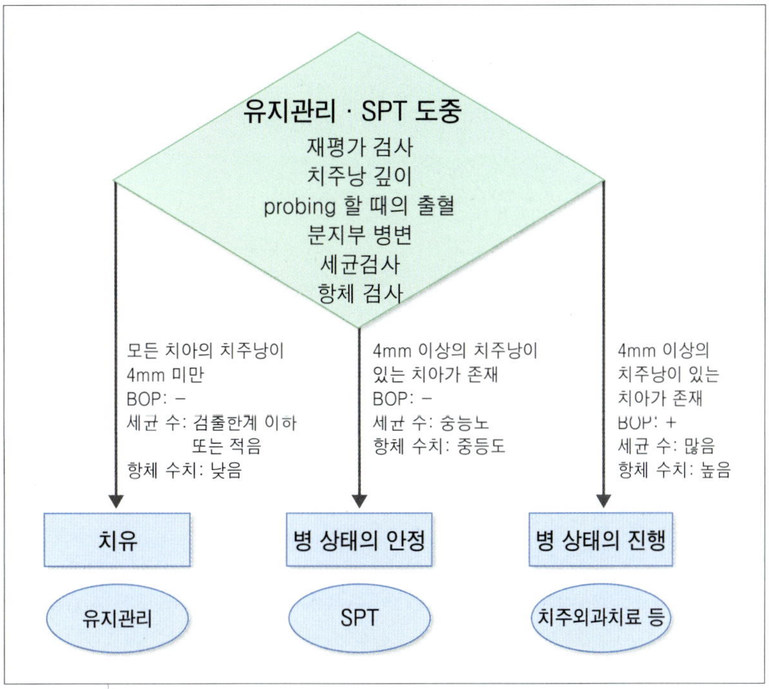

그림 34-3 유지관리·SPT에서 1치아 단위 및 개인 level의 진단[1].

치주외과치료의 기준이 4mm 치주낭 깊이인 이유

치주치료에서 PD 4mm가 치주외과치료의 기준인 이유는 Lindhe 등의 'Critical Probing Depth'의 개념[2]이 근거 중 하나입니다. 이 논문에 따르면, modified Widman flap을 이용한 치주외과치료와 SRP를 비교한 경우, PD가 4.2mm를 넘으면 치주외과치료에서 attachment gain을 얻을 수 있었다고 합니다. 나아가 6mm를 넘으면 치주외과치료가 SRP의 효과를 상회한다는 결과가 나왔습니다.

Westfelt 등[3]은 진행된 치주염 환자의 치은연상 치태조절 효과에 대해, 치은연상 치태조절만 시행한 경우에 더 계속되는 부착 상실을 보인 것은 PD 4mm 이상인 부위가 많았다고 보고하였습니다.

Caffesse 등[4]은 PD가 4mm를 넘으면 SRP만의 치료에서는 flap 수술에 비해 치근면 치석이 남는 경우가 많았다고 보고했습니다.

또한 치주질환의 비외과적 치료와 외과치료를 비교해 검토한 Heitz-Mayfield 등의 systematic review[5]를 보면, PD가 4mm 이상(4~6mm)인 경우는 flap 수술에 비해 SRP에서 CAL의 획득이 많았지만, PD는 flap 수술에서 더 많이 감소했다고 보고되었습니다. 그리고 PD가 6mm를 넘으면 flap 수술을 한 쪽에서 모든 수치가 효과적으로 감소되었다고 제시되어 있습니다. 그러나 장기적으로는 치주외과치료와 비외과적 치료에서 효과의 차이가 보이지 않았다는 연구도 있습니다.

유지관리 또는 SPT에서 치주낭

유지관리에서도 PD 4mm는 '치유' 또는 '병 상태의 안정', '병 상태의 진행'을 진단하는 기준으로 사용됩니다[1](그림 34-3). PD 4mm 이상은 supportive periodontal therapy(SPT) 또는 재치료가 필요한 요건 중 하나입니다.

Lang & Tonetti[6]는 SPT에서 리스크 평가의 개념을 제시하는데, 여기서는 PD 5mm 이상인 부위의 수가 항목 중 하나로 포함되어 있습니다.

치주낭의 깊이는 치주질환의 예방이나 치료를 하는 데 있어서 지표가 될 수 있는 적지 않은 것 중 하나입니다. 그러나 이미 서술한 것과 같이 쉽게 변화하는 치은연의 위치를 기준으로 하는 PD가 연구 수준에서 신뢰성이 높다고는 할 수 없습니다. 또한 동일한 PD에서도 치은의 치근면에 대한 부착위치가 어디에 있느냐에 따라 의미가 달라집니다. 이러한 사실을 잘 이해하고 나서 치은의 염증 정도에 더해, 가능하면 치주질환 원인 세균의 검사 결과를 함께 종합해 진단과 치료계획 수립에 활용하는 것이 매우 중요합니다.

참고문헌

1) 日本歯周病学会編. 歯周治療の指針2015. 日本歯周病学会, 医歯薬出版, 2016.
2) Lindhe J, et al. "Critical probing depths" in periodontal therapy. J Clin Periodontol. 1982; 9 (4) : 323-336.
3) Westfelt E, et al. The effect of supragingival plaque control on the progression of advanced periodontal disease. J Clin Periodontol. 1998; 25 (7) : 536-541.
4) Caffesse RG, et al. Scaling and root planing with and without periodontal flap surgery. J Clin Periodontol. 1986; 13 (3) : 205-210.
5) Heitz-Mayfield LJ, et al. A systematic review of the effect of surgical debridement vs non-surgical debridement for the treatment of chronic periodontitis. J Clin Periodontol. 2002; 29 Suppl 3: 92-102.
6) Lang NP, Tonetti MS. Periodontal risk assessment (PRA) for patients in supportive periodontal therapy (SPT). Oral Health Prev Dent. 2003; 1 (1) : 7-16.

Saitou Atsushi(齋藤 淳)
도쿄 치과대학 치주과학강좌

첫 출간: Vol.111 No.6 (2011)

Question 35

치주질환 환자의 교합조정에 대해 가르쳐 주십시오.

Answer

치주질환 환자에 대한 교합조정의 목적은 조기접촉이나 교합간섭을 제거하고, 치주조직을 건강하게 유지하기 위한 기계적 자극을 주어 조화를 이루는 교합기능을 회복시키는 데 있습니다. 일반적으로는 삭제를 통해 조정하지만 교합조정만으로 불충분한 경우에는 형태수정, 수복처치, 국소교정이나 발치를 하는 경우도 있습니다.

Lindhe[1]와 Carranza[2]는, 교합조정은 침습성이면서도 비가역적인 치료이므로 과학적 근거에 기초해 시행해야 한다고 서술하면서 Burgett[3] 등의 논문을 인용하였습니다. 이 논문은 2년 동안 추적한 랜덤화 비교시험에서 교합조정을 시행한 그룹이 더 양호한 attachment gain을 획득했지만, 치아의 동요나 치주낭 깊이의 감소에 차이가 없다는 결론을 얻었습니다. 하지만 attachment level의 차이는 0.5mm로 작아서, 이 차이에 임상적인 의미가 있는지에 대해서는 검토의 여지가 있습니다.

또한 현재 치주질환과 교합성 외상의 관련성에 대해서는 다음과 같은 가설을 들 수 있습니다.

① 일회성 교합성 외상은 치주염의 직접적인 원인이 되지 않는다.
② 염증이 존재하지 않으면 부착 상실은 생기지 않는다.
③ 교합성 외상은 치아의 동요를 증가시키고 골흡수를 일으키지만, 염증을 동반하지 않는 경우에는 가역적 변화로 볼 수 있다.
④ 지속적인 교합성 외상은 치주낭 형성이나 골흡수를 조장하는 경향이 있다.

그리고 일본 치주과학회에서는 교합성 외상에 대한 교합조정과 고정의 선택에 대해 다음과 같은 지침[4]을 제시하였습니다.

① 세균감염에 대한 치주기본치료를 시행한다. 그리고 기능장애가 있는 경우에는 교합조정을 우선할 때가 있다.
② 세균감염에 대한 치주기본치료를 시행하면 염증이 쇠퇴하여 일부의 치아에서는 동요가 감소하지만, 다른 일부의 치아에서는 여전히 동요가 존재하거나 동요가 증가하는 경우에는 교합조정이나 고정을 시행한다.
③ 동요의 개선이 없는 치아는 교합조정이나 고정을 시행한다.
④ 동요가 증가하는 치아는 교합조정이나 고정을 시행한다.

임상에서는 그림 35-1에 제시한 flow chart를 참고하면 좋을 것입니다.

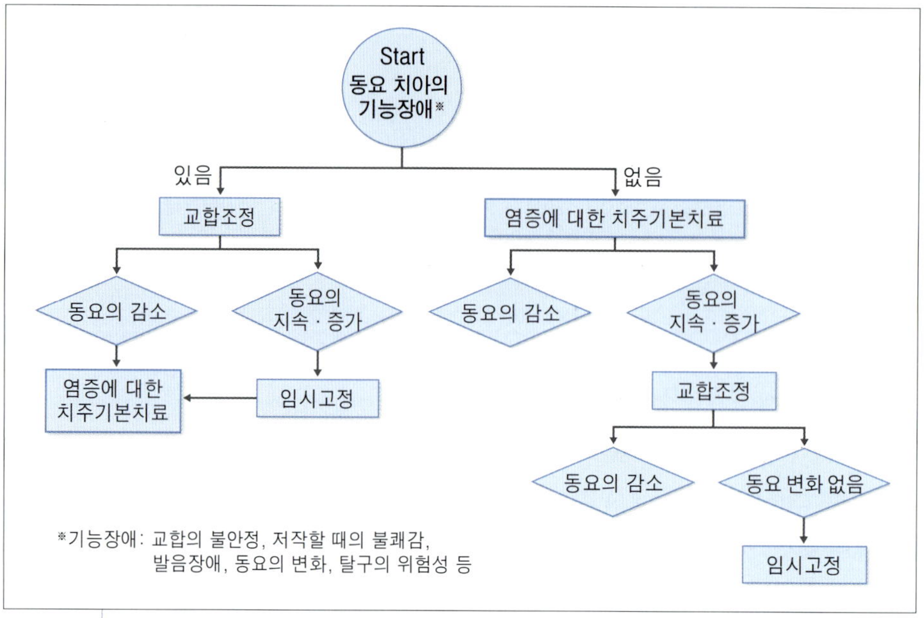

그림 35-1 교합성 외상에 대한 교합조정과 고정의 선택[5].

교합조정의 시기

원칙적으로 치주질환 환자에 대한 교합조정은 치주조직의 염증을 제거한 후(치태조절, 치석제거술, 치근활택술 후)에 시행합니다. 이유는 치주질환 환자의 치아 동요는 치주기본치료 후에 쇠퇴할 가능성이 있지만, 치아가 정상의 위치로 이동하면 다시 교합성 외상을 보이는 경우가 있기 때문입니다.

하지만 조기접촉이나 교두간섭 등의 교합성 외상이 급성 증상의 분명한 원인이라고 생각되는 경우에는 환치의 안정을 도모하기 위해 응급처치로서 교합조정을 시행합니다. 이때는 앞에서 서술한 것과 같이 염증의 쇠퇴에 의해 치아 동요가 일어나는 경우가 많으므로, 철저한 조정이 아니라 어디까지나 응급처치라는 사실을 인식하시기 바랍니다.

교합조정의 실제

1) 검사

(1) 치아의 동요도

교합조정이 필요한 교합성 외상을 보이는 치아는 동요도가 증가되어 있습니다. 핀셋을 사용해 치아의 동요도를 측정합니다. 판정에는 Miller의 판정기준인 0(생리적 동요, 0.2mm 이내), 1(경도, 0.2~1mm), 2(중등도, 1~2mm), 3(중도, 2mm 이상 또는 수직 동요)을 이용합니다.

X-ray 사진에서는 초기변화로서 치조골정 부위에서 치근막강의 확대가 보이고, 교합성 외상과 동반해 근첨부 방향으로 증가해 갑니다.

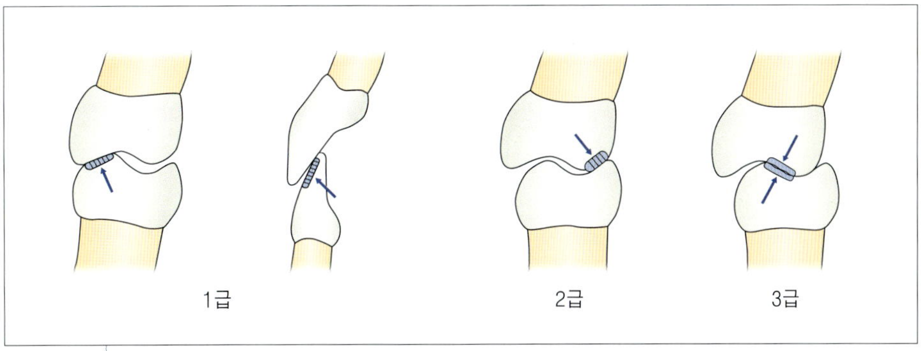

그림 35-2 교두감합위에서 조기접촉 부위의 분류(Jankelson의 분류)[6].
사선 부위가 조기접촉 부위와 삭제 부위를 나타낸다.

(2) 조기접촉의 검사

일반적으로 교합지를 사용해 검사합니다. 폐구운동·측방 및 전방으로의 활주운동을 몇 차례 시행해 재현성을 확인하고, 치면을 솜 등으로 충분히 청소해 건조시킨 후 교합지를 사용해 인기합니다. 특히 동요 치아에서는 손가락을 치아에 대고 교합접촉 할 때의 진동(fremitus)을 촉진합니다.

치아에 교합지를 인기할 때는 진동으로 인해 정확한 인기가 어려운 경우도 있으므로 치아의 협측에 손가락을 대고 교합할 때의 치아 동요를 방지하면서 인기하는 것이 중요합니다.

2) 술식

위에서 기록한 검사 결과를 바탕으로 적절한 진단을 내립니다. 그 결과를 환자에게 잘 설명하고 교합조정에 대해 충분한 동의를 얻고 나서 시행합니다.

(1) 교합조정의 원칙

과도한 교합조정은 교합고경의 저하나 새로운 교합간섭을 유발하기 때문에 삭제량을 필요 최소량에 그치도록 합니다. 이때의 조정은 법랑질의 범위에 머무르는 것이 중요합니다. 또한 교합조정 후에는 열구 형성, 구면 형성, 교두정 형성을 시행해 점으로 접촉하도록 만들어 음식물 덩어리의 흐름과 저작효율의 개선을 도모하고 동시에 과도한 힘이 가해지지 않도록 치관 형태를 조정합니다.

심한 동요를 보일 때는 임시고정을 시행한 후에 조정하는 경우도 있습니다.

(2) 교두감합위의 조정

맨 처음으로 교두감합위의 조정을 시행합니다. 조기접촉 부위를 Jankelson의 분류(그림 35-2)에 기초해 삭제합니다.

① 1급: 상악 구치부 협측교두 설측사면과 하악 구치부 협측교두 협측사면, 상악 전치 설측사면과 하악 전치 순측사면의 조기접촉
② 2급: 상악 구치 설측교두 설측사면과 하악 구치 설측교두 협측사면의 조기접촉
③ 3급: 상악 구치 설측교두 협측사면과 하악 구치 협측교두 설측사면의 조기접촉

외사면과 내사면의 조기접촉(1, 2급)에서는 외사면을 삭제합니다. 그리고 내사면끼리 접촉하는 증례(3급)에서는 상악 설측교두 협측사면을 삭제하고, 불충분한 경우에는 하악 협측교두 설측사면을 삭제합니다.

(3) 측방운동 및 측방위의 교합조정

교두감합위에서 하악을 좌우 방향으로 움직였을 때, 작업측 및 평형측에서 교두간섭을 검사해 조정합니다. 이때 작업 측의 가이드는 견치유도교합이 아니라 소구치의 일부 또는 대구치만으로 이루어지는 편측성 평형교합이라는 사실도 생각할 수 있습니다. 하지만 이것이 교합성 외상으로 직결되지 않고 동요가 없는 경우에는 조정할 필요가 없습니다. 그 교합이 조기접촉인지 아닌지를 판단하는 기준으로는 '원활한 활주운동이 이루어지고 있을 것'과 '가이드를 담당하는 각각의 치아에 교합성 외상의 증상이 없을 것'을 들 수 있습니다.

빨간색 교합지로 교두감합위의 접촉을 인기한 후 측방운동을 시킵니다. 조기접촉 부위의 협면을 지지하도록 손가락을 대고 측방운동 할 때 치아가 협측으로 이동하는 것을 방지합니다. 또는 조기접촉 치아를 미리 임시로 고정해 두고 정확하게 조기접촉 부위가 인기될 수 있도록 합니다. 그 후 파란색 교합지를 사용해 교두감합위를 다시 인기합니다. 이때 교두감합위의 접촉 부위는 빨강과 파랑의 2가지 색이 겹치므로 이 부위를 삭제하지 않도록 주의하면서 조정합니다(겹친 부위는 교두감합위의 지지점이 되기 때문에).

그리고 비록 소구치 하나의 접촉이라 하더라도 그 치아에 동요나 X-ray 사진에서 골흡수상이 보인다면 삭제해 조정할 필요가 있습니다. 또한 교합조정만으로 대응이 어려운 증례에서는 가이드를 부여하고자 하는 치아에 레진을 첨가하거나 치관수복을 포함한 다른 방법을 검토합니다.

① 작업측 조기접촉 부위의 교합조정

삭제는 BULL의 원칙에 따릅니다. 다시 말해서 상악 치아에서는 협측교두 내사면(Buccal Upper)을 조정하고, 하악에서는 설측교두 내사면(Lingual Lower)을 조정합니다.

그리고 이상적으로 후방 치아에서 이루어지는 가이드는 커다란 힘이 가해지기 쉬우므로 견치를 가이드에 추가하는 것이 안전하다고 알려져 있습니다.

② 평형측 조기접촉 부위의 교합조정

치주질환 환자의 교합조정에서는 작업측의 접촉양식에 관계없이 평형측의 교합간섭을 원칙적으로 제거합니다. 이때 평형측 접촉 부위의 삭제를 통해 작업측의 치아가 접촉해 하악을 유도하도록 조정합니다. 그리고 조정 부위는 상악의 설측교두 원심사면 내사면(distal internal lingual upper; DILU)과 하악의 협측교두 근심내사면(mesial internal buccal lower; MIBL)입니다. 이들은 기능교두를 포함하므로 교두감합위의 접촉 부위인 교두정을 삭제하지 않도록 주의하고 가능하면 상·하악 중 한 곳의 조정에 그치도록 합니다.

(4) 전방운동 및 전방위의 교합조정

전방운동을 할 때는 상악 좌우 견치 사이에서 균등하게 교합되어 유도하고, 구치부가 이개되는 것이 이상적이라고 알려져 있습니다. 측방운동 할 때의 조정과 마찬가지로 빨간색 교합지로 교두감합위의 접촉을 인기한 후, 하악을 전방으로 활주운동 시킵니다. 그 후 파란색 교합지로 교두감합위의 접촉을 인기해 이때 교두감합위와 겹쳐서 보이는 파란색의 인기를 삭제하지 않도록 조정합니다. 이때 전치부는 상악 설면을 조정합니다. 구치부에서는 상악 협측교두 원심사면과 하악 설측교두 근심사면을 삭제합니다.

치관 형태의 수정

조기접촉이나 교두간섭 이외에도 치관 형태 중에는 치태의 정체나 food packing의 원인이 되어 치주질환의 발생과 악화에 영향을 주는 형태가 존재합니다. 정출 치아는 교합평면을 흐트러지게 만들고 부드러운 편심운동을 방해하는 원인이 되기 때문에 교합평면의 높이까지 삭제할 필요가 있습니다. 이때는 삭제량에 따라 수복물의 장착이나 발수가 필요한 경우도 있으므로 충분한 검토가 필요합니다.

또한 쐐기 모양 교두(plunger cusp)는 대합치의 치간부에 쐐기 모양으로 물리는 교두정을 의미하는데, food packing의 원인이 되기 때문에 조정을 통해 수정할 필요가 있습니다.

그리고 가지런하지 못한 변연융선도 마찬가지로 food packing의 원인이 되는데, 이를 조정할 때는 높은 곳을 삭제할 것인지, 낮은 곳에 수복물을 장착해 거상할 것인지를 검토할 필요가 있습니다.

결론

중도의 치주염에서는 염증에 대한 치료가 끝나고 교합조정을 한 후에도 골 level의 저하로 인해, 치아의 동요가 줄어들지 않아 저작기능을 충분히 발휘할 수 없는 경우나 교합성 외상이 개선되지 않는 증례를 많이 볼 수 있습니다. 이러한 증례들에 대해서는 임시고정 또는 보다 강력한 영구고정을 통해 교합을 조절할 필요가 있습니다. 영구고정을 예정할 때는 임시고정이나 provisional restoration을 이용한 고정을 거쳐 최종적인 영구고정의 범위를 결정합니다.

한 번 삭제한 치아는 절대 원래 상태로 되돌아올 수 없습니다. 이후의 치관수복 유무와 관계없이 치료계획을 환자와 함께 충분히 검토한 후 교합조정을 하는 것이 매우 중요합니다.

참고문헌

1) Lindhe J, et al. Trauma from occlusion： periodontal tissue. Clinical Periodontology and Implant Dentistry. 5th ed （Lindhe J, et al ed.）. Blackwell Munksgaard, 2003； 350-362.

2) Carranza FA. Periodontal response to external forces. Carranza's Clinical Periodontology. 11th Ed （Newman G, et al. ed.）. Elsevier Health Sciences, 2011； 151-159.

3) Burgett FG, et al. A randomized trial of occlusal adjustment in the treatment of periodontitis patients. J Clin Periodontol. 1992； 19 (6) ： 381-387.

4) 日本歯周病学会編. 咬合性外傷に対する処置. 歯周治療の指針2015. 日本歯周病学会, 医歯薬出版, 2016； 42.

5) 日本歯周病学会編. 咬合性外傷に対する治療の実際. 歯周病の検査・診断・治療計画の指針2008. 日本歯周病学会, 医歯薬出版, 2009；23.

6) 申　基喆, 小林之直. 咬合調整. 標準歯周病学　第4版. 鴨井久一ほか編. 医学書院, 2005；299-320.

Kinumatsu Takashi(衣松高志), Saitou Atsushi(齋藤 淳)
도쿄 치과대학 치주과학강좌

첫 출간: Vol.113 No.3 (2013)

Question 36

Bisphosphonate 계열 약제를 복용하는 환자의 치석제거술 · 치근활택술은 어떻게 하면 좋습니까?

Answer

치과치료를 할 때 전신상태의 파악과 복용 약제의 청취는 중요합니다.

Bisphosphonate(BP) 계열 약제를 복용한 환자가 발치 등의 치과치료를 받은 후에 악골괴사·악골골수염이 발생한 증례가 2003년에 보고[1]되었는데, 이후 BP 제제와의 관련성을 시사하는 보고가 계속되고 있습니다. 보고가 급증하는 이유는, 다른 원인이라고 생각했던 증례가 BP 제제와 관련이 있었다는 사실이나 BP 제제를 장기간 투여한 증례가 증가했기 때문이라고 생각할 수 있습니다. 현시점에서 BP 제제로 인한 악골괴사(BRONJ)·악골골수염의 발생 기전이 완전히 해명되었다고는 할 수 없고, 예방법이나 대처법에 대해서도 확립된 것은 없습니다. 각종 학회의 가이드라인에 기초해 처치 방침을 결정하는 등의 대처가 필요합니다.

치과의사는 치과치료의 처치 내용에 관계없이 먼저 전신상태를 파악하는 것이 중요합니다. 질환명, 약제의 제품명, 투여기간, 투여방법에 대해 환자에게 확인한 후, 이전에 치료를 담당했던 의사로부터 질환명, 약제의 제품명, 투여기간(투여 시작 시기와 현재의 복용 상황), 투여방법, 투여 중지 또는 대체약품으로 변경이 가능한지 등의 정보를 받아야 합니다.

앞에서 서술한 것과 같이 BP 제제로 인한 악골괴사·악골골수염 발생의 위험인자가 존재하기 때문에, BP 제제 복용의 근본 질환뿐만 아니라 그 외의 전신상태, 약제의 복용, 흡연, 음주에 대해서도 청취하는 것이 매우 중요합니다.

BP 제제란

BP는 피로린산의 구조유사체로 P-O-P 골격 중앙의 산소를 탄소로 치환한 P-C-P 골격을 가진 것으로, 생체 내에서는 하이드록시아파타이트 결정에 강하게 결합하고 파골세포 기능을 저해해 골흡수를 억제합니다.

BP 제제는 골다공증, 고칼슘혈증, 암의 골병변 등에 응용되는데, 특히 골다공증 영역에서 BP 제제는 그 치료목적인 골절 예방에 뛰어나다는 점이나 비용대비효과가 우수하다는 점에서 일반 임상의가 사용하기 쉬운 약제가 되었습니다[2].

BP 제제에는 분자 내에 질소가 있는 것과 질소가 없는 것이 있는데, 작용은 질소가 있는 것이 매우 강력하므로 압도적으로 많이 사용됩니다. Yamaguchi 등에 의하면, mouse를 사용한 실험에서 분자 내에 질소가 없는 BP에서는 악골골수염이나 악골괴사가 거의 없고 이미 골과 결합되어 있는 질소가 있는 BP로 치환되어, 오히려 질소가 있는 BP의 염증·괴사 유도 작용을 예방·억제한다고 합니다[3].

표 36-1 골흡수억제제 관련 악골괴사(ARONJ)의 위험인자

1. **국소성**
   - 골에 대한 침습적 치과치료(발치, 임플란트 식립, 외과적 근관치료, 치주외과 수술 등)
   - 부적합 의치, 과도한 교합력
   - 구강위생 상태 불량, 치주질환, 치은종창, 근첨성 치주염 등의 염증성 질환
   - 호발부위: 하악>상악, 하악융기, 구개융기, 악설골근선의 융기
   - 근관치료와 교정치료는 위험인자가 되지 않는다.
2. **골흡수억제제**
   - 질소 함유 BP>질소 비함유 BP
     질소 함유 BP: 졸레드론산(조메타), 알렌드로네이트(티록, 포사맥스, 보나론), 리세드로네이트(아크트넬, 베네트), 파미드로네이트(알레디아), 인카드로네이트(비스포날), 미노드론산(보노디오, 리카르본), 하이드로네이트(본비바)
     질소 비함유 BP: 에티드로네이트(다이드로넬)
   - 데노수맙(란마크: 악성종양), 데노수맙(프랄리아: 골다공증)
   - 악성종양용 약제>골다공증용 약제
     악성종양용 약제: (조메타, 엘리디아, 티록, 포사맥스)
     골다공증용 약제: (다이드로넬, 포사맥스, 보나론, 아크로넬, 베네트, 보노디아, 리카르본, 본비바, 프랄리아)
   - 투여량 및 투여기간

   (※ 괄호 안은 상품명, 이후 발매 품목에 대해서는 개별적으로 확인할 것)
3. **전신성**
   - 암(유방암, 전립선암, 폐암, 대장암, 다발성골수종, 기타 암)
   - 당뇨병, 관절 류머티즘, 저칼슘혈증, 부갑상선기능저하증, 골연화증, 비타민 D 결핍, 빈혈, 골파제트병
4. **선천성**
   - MMP-2 유전자, cytochrome P450-2C 유전자 등의 SNP
5. **생활방식**
   - 흡연, 음주, 비만
6. **함께 사용하는 약**
   - 항암제, 부신피질 스테로이드, 에리스로포이에틴
   - 혈관신생저해제[탈리도마이드(thalidomide), 수니티닙(sunitinib), 베바시주맙(bevacizumab), 레날리도마이드(lenalidomide) 등]
   - 티로신인산화효소(tyrosine kinase) 저해제

   (※모든 인자가 증거에 기초해 확정된 것이 아니라는 점에 주의할 것)

BP 제제로 인한 악골괴사 · 악골골수염

BP 제제로 인한 악골괴사·악골골수염의 정확한 발생 기전은 분명하지 않습니다. 그러나 악골에만 발생한다는 사실로부터 악골의 조직학적 특수성이나 구강 내 환경인자가 원인이라고 생각됩니다.

임상증상으로는 지속적인 골 노출, 턱 부위의 지각 이상(Vincent 증상), 통증, 종창, 배농, 궤양, 구강 내 누공이나 피부 누공, 치아의 동요, 깊은 치주낭, 비정상 X-ray 사진(무변화~골용해상이나 골경화상)을 보이는데, 이러한 임상증상이 없어도 턱 부위의 지각이상은 골 노출이 생기기 전에 보이는 초기증상이라고 알려져 있습니다[4].

또한 악성농양 환자의 골 전이 등에서도 마찬가지 증상을 보여 감별진단이 필요한 환자도 있으므로 주의가 필요합니다.

BP 제제로 인한 악골괴사·악골골수염의 위험인자

BP 제제를 함유한 골흡수억제제 관련 악골괴사(ARONJ)에 대한 position paper[5]가 제시하는 ARONJ의 위험인자는 표 36-1과 같습니다. 이 중에서 주사용 약제의 리스크는 경구 약제의 리스크를 상회한다고 생각되는데, 악골괴사·악골골수염은 투여 경로에 관계없이 발생하므로 이후 경구 약제 복용 환자의 증가로 인한 부작용 발현 수의 증가가 예상됩니다. 투여 경로를 불문한 대응이 필요하다는 사실과 일본 내 부작용이 보고되는 상황에서, 발생 시기의 평균이 복용 후 1.7~2년이라는 점을 고려한다면 투여 기간이 비교적 짧은 환자도 주의가 필요합니다[6].

또한 BP 제제로 인한 악골괴사 환자는 상실 치아가 많고 임상적 attachment level loss 수치가 크며, 치조골 level이 낮다는 보고가 있습니다[7]. 치주외과치료를 비롯한 악골에 대한 침습적인 치과치료는 그 자체가 위험인자가 되는데, 치주기본치료 등의 치과치료는 리스크를 줄이는 것으로도 이어집니다. 어디까지의 치료를 어떻게 진행해 갈 것인지는 환자를 종합적으로 진단해 판단할 필요가 있을 것입니다.

치과의사가 관여하는 것으로서 특히 구강위생 상태의 개선은 비침습적이면서 리스크를 줄이는 데 가장 효과적이라고 생각합니다. 치과의사는 의과와 긴밀한 연계를 가지고 환자의 전신상태를 충분히 파악하고, 항상 양호한 구강위생 상태가 되도록 노력해 리스크를 줄이도록 해야 합니다.

BP 제제 투여 환자의 치과치료

BP 계열 약제를 복용하는 환자의 악골괴사·악골골수염에 관하여 일본 구강외과학회가 감수한 가이드라인[8]이나 일본 대사학회, 일본 골다공증학회, 일본 치과방사선학회, 일본 치주과학회 및 일본 구강외과학회, 일본 임상구강병리학회의 position paper[5]가 제시되어 발치 등에 관한 견해는 많이 볼 수 있습니다. 그러면 치석제거술·치근활택술(SRP) 등 치주기본치료는 어떻게 진행하면 좋을까요?

투여 예정자의 경우에는 투여 전에 치과의사에 의한 구강 검사가 추천되며, 필요한 치과치료를 투여 시작 전에 우선해서 시행해야 할 것입니다. 일본 치과의사회는 BP 제제 투여 중인 환자의 치과치료에 대해, 외과처치 이외에는 BP 제제를 투여하지 않는 환자와 마찬가지로 치과치료가 가능하다고 이야기합니다[9]. 그러나 발치나 치주외과 등 악골에 침습을 가하는 처치를 필요로 하지 않도록 정기적인 구강 검사와 구강 케어를 실시하는 것이 중요합니다. 치은연하 SRP에 대해서는 주사약을 투여받은 증례에서 악골괴사의 보고도 있으므로 실시하는 데 주의가 필요합니다[9].

그리고 BP 제제를 투여받은 환자의 상태에 따라 치과치료의 리스크는 변합니다. 경구용 BP 제제를 3년 이상 오랜 기간 투여받은 환자와 악성종양의 치료 등에 이용되는 정맥용 BP 제제를 투여받은 환자는, 의치에 의한 점막 손상 또는 치은연하 치석제거술도 리스크가 됩니다. 코르티코스테로이드 요법, 호르몬 요법, 악성종양의 화학요법, 당뇨병 환자, 흡연자, 구강위생이 불량한 환자, 고령자는 리스크가 더욱 높아집니다[9].

BP 제제의 정맥주사나 복용에 관계없이 골연하 치주낭이 없는 경도의 치주염에서는 치주기본치료를 시행하는 데 커다란 문제가 없지만 중등도 이상의 치주염에서는 주의가 필요하며, 관혈적인 치주낭 소파술 등은 되도록 피하는 것이 좋다는 견해도 있습니다[10].

이러한 사실을 고려하면 경구용 BP 제제 복용 3년 미만이고 위험요인이 없는 환자와 경도 치주염 환자는 보통처럼 처치를 해도 지장이 없다고 생각합니다. 3년 이상 복용했고 위험요인이 있는 환자이면서 중등도·중도 치주염 환자는 리스크가 높아지므로 환자 개개인의 상태에 따라 대응합니다. 처치를 할 때는 악골괴사 등이 일어날 가능성을 고려해 충분한 설명과 동의를 얻고 치료에 임할 필요가 있습니다. 반복되는 이야기이지만 먼저 환자의 전신상태 파악과 구강위생 상태의 개선을 위해 노력하는 것이 중요합니다. 치주질환은 생활습관병과 관련이 있는 질병이므로 구강위생 상태 개선을 위해서는 의식 개혁이 필요합니다.

충분한 정보를 제공하고 환자가 주체적으로 치료에 참가할 수 있도록 체제를 정비합니다. 동기부여가 중요하므로 자기관리의 중요성을 충분히 인식시킬 필요가 있습니다. 리스크가 낮은 환자라도 충분한 치태조절을 하고 나서 치은연상·치은연하의 SRP를 시행하도록 합시다. SRP는 치주질환 예방이나 치료의 수단으로서 중요한 위치를 차지합니다. 처치를 할 때는 치은에 과도한 상처를 주지 않도록 적절하게 시행합니다. 또한 치료 후에도 정기적으로 경과를 관찰하여 악골괴사 등이 일어났을 때 조기에 발견하도록 노력할 필요가 있습니다.

BP 제제 이외의 약제

BP 제제 이외의 골다공증 치료제로서 골절 예방에 효과가 있는 약제는, 여성에게 이용되는 선택적 에스트로겐 수용체 모듈레이터(selective estrogen receptor modulator; SERM)와 남성에게도 사용이 가능한 부갑상선 호르몬(parathyroid hormone; PTH) 등이 있습니다. PTH를 기본으로 유전자 구조를 바꿔 제조된 테리파라타이드(teriparatide)는 환자가 스스로 피하주사 할 수 있는 약제로서 최근 자주 사용하게 되었습니다. 그리고 골다공증이나 암의 골 전이에 의한 골 병변의 새로운 치료제로서 데노수맙(denosumab: RANKL에 대한 사람형 IgG2 모노클로날 항체 제제)을 사용하게 되었습니다. 이처럼 약제의 종류나 투여방법을 비롯해 악골괴사 등의 리스크도 다양하므로 매일 정보를 수집해 올바른 지식을 갖는 것이 매우 중요합니다.

결론

BP 제제나 다른 골흡수억제제를 복용하는 환자는 구강위생 상태를 철저히 관리하고, 의과와 긴밀하게 연계하는 것이 매우 중요합니다. 그러고 나서 환자 개개인에 따라 대응해 갑니다. 악골괴사 등에 대해서는 '발생 빈도가 낮으니까 괜찮겠지!'라고 생각하는 것이 아니라 항상 일어날지 모른다고 생각해, 주의 깊게 구강을 관찰하고 환자와 서로 이야기하는 것이 매우 중요합니다.

앞으로 복용 햇수나 복용하는 환자의 증가로 인해 발생 빈도는 증가할 것으로 생각되지만, 구강 관리의 철저 등 리스크를 줄이는 데 치과의사가 관여할 수 있는 부분도 있습니다. 증례의 축적이나 새로운 지견에 기초한 가이드라인 등의 정보에 유의하도록 합시다.

참고문헌

1) Marx RE. Pamidronate （Aredia） and zoledronate （Zometa） induced avascular necrosis of the jaws： a growing epidemic. J Oral Maxillofac Surg. 2003； 61 (9) ： 1115-1117.
2) 和田誠基. ビスホスホネート開発の歴史と現状そして将来への課題. ビスホスホネートを使いこなす. 和田誠基, 鈴木敦詞 編. 文光堂, 2011；2-7.
3) Yamaguchi K, et al. Osteonecrosis of the jawbones in 2 osteoporosis patients treated with nitrogen-containing bisphosphonates： osteonecrosis reduction replacing NBP with non-NBP （ctidronate） and rationale. J Oral Maxillofac Surg. 2010； 68 (4) ： 889-897.
4) ビスフォスフォネート関連顎骨壊死検討委員会. ビスフォスフォネート関連顎骨壊死に対するポジションペーパー (改訂追補2012年版) . 2012.
5) 顎骨壊死検討委員会. 骨吸収抑制薬関連顎骨壊死の病態と管理：顎骨壊死検討委員会ポジションペーパー2016. (https：//www.jsoms.or.jp/medical/wp-content/uploads/2015/08/position_paper2016.pdf)
6) 厚生労働省. 医薬品・医療機器等安全情報. 272；2010 (http：//www1.mhlw.go.jp/kinkyu/iyaku_j/iyaku_j/anzenseijyouhou/272.pdf)
7) Thumbigere-Math V, et al. Periodontal disease as a risk factor for bisphosphonate-related osteonecrosis of the jaw. J Periodontol. 2014； 85 (2) ： 226-233.
8) 日本口腔外科学会学会監修. ビスホスホネート系薬剤と顎骨壊死〜理解を深めていただくために〜. 2008.
9) 日本医師会, 日本歯科医師会. ビスホスホネート (BP) 系薬剤投与患者への対応Q&A. 2010.
10) ビスフォスフォネート関連顎骨壊死検討委員会編. ビスフォスフォネート関連顎骨壊死. ビスフォスフォネートの有用性と顎骨壊死. 大阪大学出版会, 2010；41.

Oi Asako(大井麻子), Saitou Atsushi(齋藤 淳)

도쿄 치과대학 치주과학강좌

첫 출간: Vol.114 No.4 (2014)

Question 37

치은퇴축의 예후를 판단하는 인자나 보철 전의 배려에 대해 가르쳐 주십시오.

Answer

치은퇴축이란 치은변연의 위치가 cemento-enamel junction보다 근첨측으로 이동해 치근 표면이 노출된 상태로 정의됩니다[1]. 나이와 함께 증가하는 생리적 변화로 파악할 수도 있으며, 빈도는 소아에서 8%, 50세 이상에서 100%에 이른다는 보고가 있습니다[2].

치은퇴축의 원인으로는 치주염으로 인한 치조골의 흡수를 들 수 있습니다[3]. 비염증성으로 생기는 경우에는 나이에 따른 변화 이외에도 전치부~소구치부의 치조골이 얇아 순협측 치은에 생기는 경우가 많고, 그 원인으로는 부착치은 폭의 협소, 과도한 칫솔질 압력, 치아의 위치이상, 소대 부착위치이상에 의한 견인, 교합성 외상을 생각할 수 있습니다. 또한 치은퇴축은 교정치료 후의 순협측 부위에 일어나기 쉽고, 치아를 형성할 때 마진 위치의 부주의한 설정, 인상을 채득할 때 부주의한 치은의 취급 등으로도 일어나는 경우가 있습니다.

치은퇴축의 예지성 · 예후

1) Bio type

치은퇴축의 예지성을 평가하기 위해서는 bio type(표현형)이나 치열궁 내의 위치를 참고할 수 있습니다[4].

치은의 bio type은 임상적인 형태, 위치, 두께에 따라 normal, thick flat, thin scalloped로 분류됩니다[5]. Thin scalloped에서 치은변연은 고도의 scallop 모양이며 각화치은의 두께가 얇고, 또한 골의 열개나 개창을 볼 수 있는 경우가 있습니다. 치관의 치은연하 형태도 scallop 모양입니다.

Thick flat에서 연조직과 골조직은 윤곽이 평탄하고, 각화치은은 두께가 있으며 폭도 넓습니다. 해부학적 치관 형태는 직사각형 또는 정사각형이며 입체적인 치은연하 형태와 치관 길이의 1/3을 넘는 긴 contact area를 가집니다[6,7].

Thin scalloped의 치은은 보철처치, 교정처치 또는 외과처치 후의 순협측 및 치간유두 부위에서 퇴축 리스크가 높다고 알려져 있습니다. 반대로 thick flat은 치은퇴축의 리스크는 낮지만, 치과치료 후에 염증이나 치주낭이 증가할 리스크가 있다고 합니다[6,7].

2) 치은의 두께

치은의 두께는 보고에 따라 0.5~1.3mm 정도로 편차가 있는데, 대략 1.0mm라고 생각합니다[8-11](표 37-1). 일반적으로 thin은 치은 두께 1mm 이하, thick는 1mm보다 두꺼운 경우를 말합니다[12-14].

표 37-1 치은연하 2mm 위치에서 치은의 두께[10](평균±SD)(초음파를 이용한 측정)

	중절치	측절치	견치	제1소구치	제2소구치
상악	1.28±0.40	1.14±0.39	0.89±0.34	1.05±0.35	1.06±0.42
하악	0.87±0.33	0.91±0.35	0.83±0.29	0.75±0.21	0.94±0.27

※ 독일에서 42명(20~25세)을 대상으로 측정했다.

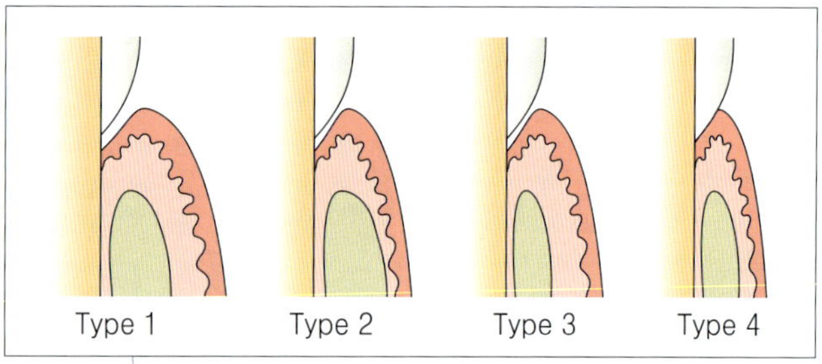

그림 37-1 Maynard의 분류[15].
치은퇴축에 관계하는 치조골과 치은의 상태를 나타낸다.

3) 치조골과 치은 두께의 관계

치은퇴축의 예방과 관련해서 치조골과 치은 두께의 관계는 중요하며, Maynard의 분류[15](그림 37-1)가 참고가 되는데 아래의 4가지로 분류됩니다.

① Type 1: 치조골이 두껍고 부착치은의 두께도 충분하다.
② Type 2: 치조골은 두꺼우나 부착치은의 두께는 얇다.
③ Type 3: 치조골은 얇으나 부착치은의 두께는 두껍다.
④ Type 4: 치조골과 부착치은이 모두 얇다.

Type 1은 치은퇴축이 생기지 않고, Type 2, 3은 치은퇴축이 생기기 어려우며, Type 4는 치은퇴축이 생기기 쉽다고 알려져 있습니다[15].

4) 부착치은의 폭

Wennström의 임상연구[16]에 의하면, 치태조절이 양호한 환자는 부착치은의 폭이 적절하지 않은 경우에도 치은퇴축의 빈도가 증가하지 않는다고 합니다.

수복처치를 할 때의 배려

치은에 대한 염증 조절의 측면에서 수복물의 마진 설정은, 허용이 된다면 치은연 또는 치은연상이 바람직합니다. 심미적 수복을 위해 어쩔 수 없이 마진을 치은연하에 설정할 경우에는 너무 깊으면 생물학적 폭경을 침해해 지속적인 염증을 일으키므로 치은구의 범위 내인 0.2~0.5mm로 설정합니다[17].

치은의 두께가 얇으면 염증에 대한 저항성이 낮기 때문에 치은퇴축의 리스크가 커집니다. 치은의 두께는 치주성형수술로 조절할 수 있습니다. 상피하결합조직이식술을 시행하면 앞에서 서술한 Maynard의 분류 Type 2의 치은 상태를 Type 1로 만들 수 있고, Type 4를 Type 3으로 만드는 것이 가능한 경우도 있으므로 치은퇴축의 리스크를 줄일 수 있습니다.

결론

이상과 같이 치은퇴축의 리스크를 생각할 경우에는 부착치은(각화치은)의 폭보다 두께의 영향이 크다는 사실을 알 수 있습니다. 적절한 치태조절로 염증이 생기지 않도록 하는 것이 치은퇴축의 예방에서 가장 중요합니다.

참고문헌

1) 日本歯周病学会編. 歯周病学用語集　第2版. 医歯薬出版, 2013；48.
2) Woofter C. The prevalence and etiology of gingival recession. Periodontal Abstr. 1969； 17 (2) ： 45-50.
3) 山崎和久, 中島貴子. 歯周組織の病理変化. 臨床歯周病学　第2版 (吉江弘正ほか編) . 医歯薬出版, 2013；151.
4) Zchrisson BU. Tooth movements in the periodontally compromised patient. Clinical periodontology and implant dentistry. 5th ed　(Lindhe J, et al. ed) . Munksgaard, 2008； 1267-1269.
5) Seibert J, Lindhe J. Esthetics and periodontal therapy. Textbook of clinical periodontology. 2nd ed　(Lindhe J ed) . Munksgaard, 1989； 477-514.
6) Olsson M, Lindhe J. Periodontal characteristics in individuals with varying form of the upper central incisors. J Clin Periodontol. 1991； 18 (1) ： 78-82.
7) Olsson M, et al. On the relationship between crown form and clinical features of the gingiva in adolescents. J Clin Periodontol. 1993； 20 (8) ： 570-577.
8) Kydd WL, et al. The thickness measurement of masticatory mucosa in vivo. Int Dent J. 1971； 21 (4) ： 430-441.
9) Goaslind GD, et al. Thickness of facial gingiva. J Periodontol. 1977； 48 (12) ： 768-771.
10) Eger T, et al. Ultrasonic determination of gingival thickness. Subject variation and influence of tooth type and clinical features. J Clin Periodontol. 1996； 23 (9) ： 839-845.
11) 村岡宜明ほか. 超音波装置による歯周組織診査歯肉, 歯槽粘膜, 歯槽骨の厚さについて. 日歯周誌. 1982；24：601-606.
12) Zweers J, et al. Characteristics of periodontal biotype, its dimensions, associations and prevalence： a systematic review. J Clin Periodontol. 2014； 41 (10) ： 958-971.
13) Aimetti M, et al. Correlation between gingival phenotype and Schneiderian membrane thickness. Int J Oral Maxillofac Implants. 2008； 23 (6) ： 1128-1132.
14) Kan JY, et al. Gingival biotype assessment in the esthetic zone： visual versus direct measurement. Int J Periodontics Restorative Dent. 2010； 30 (3) ： 237-243.
15) Maynard JG Jr, Wilson RD. Diagnosis and management of mucogingival problems in children. Dent Clin North Am. 1980； 24 (4) ： 683-703.
16) Wennström JL. Lack of association between width of attached gingiva and development of soft tissue recession. A 5-year longitudinal study. J Clin Periodontol. 1987； 14 (3) ： 181-184.
17) Gracis S, et al. Biological integration of aesthetic restorations： factors influencing appearance and long-term success. Periodontol 2000. 2001； 27： 29-44.

Seshima Fumi(勢島 典), Saitou Atsushi(齋藤 淳)
도쿄 치과대학 치주과학강좌

첫 출간: Vol.115 No.1 (2015)

Question 38

Trisection 후 크라운으로 수복할 때 어디를 배려해야 하고, 구체적으로 어떠한 형태로 제작하면 좋은지 가르쳐 주십시오.

Answer

치근분지부 병변이란 다근치의 치근간중격 치주조직이 파괴된 병변으로 상악의 소구치와 대구치, 하악의 대구치에서 볼 수 있습니다[1]. 원인으로는 변연치주조직에서 발생한 염증의 파급, 외상성 교합, endo-perio disease 등을 들 수 있고, 파급의 정도에는 법랑질 돌기, 치근 이개도, 치근 형태, root trunk의 길이가 관여합니다.

치근분지부 병변이 있는 치아의 치료는 쉽지 않아서, flap 수술 등 외과처치를 포함한 치료를 시행해도 분지부에 대한 병변의 파급에 따라 30~57% 이상에서 치아를 상실한다는 보고가 있습니다[2]. 치근분지부 병변에 대한 치료의 목적은 유지관리를 쉽게 하고 더 이상의 부착 상실을 예방하는 것입니다.

치근분지부 병변의 검사와 분류

1) 치근분지부 병변의 검사

병변의 진행도를 파악하기 위해서는 probing과 X-ray 사진을 이용한 검사가 중요합니다. Probing은 치주 probe를 이용해 수직 방향의 치주낭을 조사하고, furcation probe로 수평 방향의 파괴 정도를 조사합니다. X-ray 사진에서는 골 level과 골결손 형태를 조사합니다. 상악은 협측 치근과 구개측 치근이 겹쳐 화상이 선명하지 못한 경우가 있으므로 필요에 따라 편심투영법을 이용해 촬영합니다.

2) 치근분지부 병변 진행도의 분류

치근분지부 병변의 진행 정도는 수평 방향과 수직 방향으로 나누어 분류됩니다. 수평 방향의 분류에는 Lindhe와 Nyman의 분류[3], Glickman의 분류[4], Hamp 등의 분류[2]가 있고, 수직 방향의 분류에는 Tarnow와 Fletcher의 분류[5]가 있습니다.

상악 대구치의 치근분지부 병변

1) 상악 대구치의 해부학적 특징

협측에 2개의 치근, 구개측에 1개의 치근이 있는데, 이 형태가 치근분지부 병변의 치료를 어렵게 합니다. 하악 대구치는 분지부가 협측과 설측으로 개구하여 flap을 형성하면 분지부의 개구 정도나 골흡수의 정도를 직접 눈으로 확인할 수 있습니다. 그러나 상악 대구치는 분지부의 개구 부위가 협측과 근심 및 원심이어서(그림 38-1)[6], 인접치가 존재하면 분지부의 확인과 치료할 때의 접근이 모두 어려워집니다. 그러

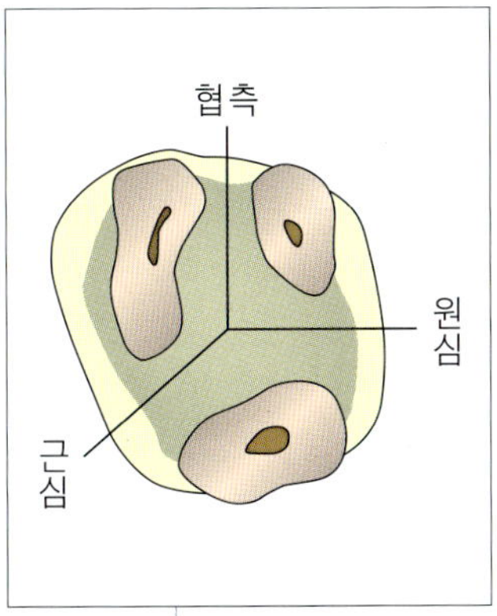

그림 38-1 상악 대구치의 치근분지부 개구 부위[Baba(馬場) 외, 2013[6]을 기반으로 작성].

표 38-1 치근분지부 병변의 분류와 처치

Glickman의 분류	Lindhe와 Nyman의 분류	처치
1급		치석제거술, 치근활택술 치주낭 소파술
2급	1도	치석제거술, 치근활택술 치주낭 소파술 Furcation plasty Flap 수술, GTR법, (EMD를 응용한 수술법※)
	2도	Furcation plasty Flap 수술 골이식술 GTR법, (EMD를 응용한 수술법※) Tunneling(주로 하악 대구치) [Flap 수술·GTR법 등으로는 대응할 수 없는 경우] 치근분리(치근분할: Root section) 치근분할제거(Hemisection, Trisection) 치근절제[치근절단: Root resection(Root amputation)]
3급 4급	3도	Tunneling(주로 하악 대구치) 치근분리(치근분할: Root section) 치근분할제거(Hemisection, Trisection) 치근절제[치근절단: Root resection(Root amputation)] 중도의 경우에는 발치

(이 술식들을 반드시 시행하는 것이 아니라 상황에 따라 선택함. 조합해서 시행하는 처치도 있음)
※ 일본에서는 치근분지부 병변에 대한 적응증이 아니다.

므로 절제요법을 시행하는 빈도가 높다고 생각합니다.

치근분지부 병변에 대한 치료는 표 38-1에 제시한 것과 같이 병변의 진행 정도에 따라 다릅니다. 이번의 주제인 trisection이란 상악 대구치의 일부 치근에 진행된 치주염, 치료 불가능한 근첨병소, 파절, 천공 등이 있는 경우나 2도 이상의 치근분지부 병변에 대해 시행하는 처치이며, 보존이 어려운 치근과 치관부를 포함해 파절, 분리, 제거함으로써 해당 치아의 보존을 도모하는 방법입니다[7].

2) Trisection을 할 때의 유의점

치근을 절제할 때는 분지부의 개구 부위를 확실하게 파악해 두지 않으면 적절한 위치에서 절단할 수 없습니다(그림 38-1).

술식으로는 flap을 형성해 피판을 박리·reflection을 시행해 치조골정과 치근분지부를 노출시킵니다. 목적하는 치근을 그 부분의 치관과 함께 bur로 절단해 주의 깊게 치근을 발치한 후 분지부 안의 연조직을 소파하고, 필요에 따라 골성형을 시행해 골과 치은의 생리적 형태를 만들어 치태조절이나 유지관리가 쉽도록 합니다. 이때 남겨진 치아에 치근분지부가 남아 있지 않은지를 확인하는 것이 매우 중요합니다.

3) Trisection 후 보철을 시행할 때의 주의사항

Trisection과 같이 치관의 일부를 포함해 치근을 발치한 경우에는 그 부분이 치열에서 함몰된 형태가 되어 칫솔질을 할 때 치태가 남기 쉽습니다. 청소성을 유지하기 위해 치간 칫솔 등 청소 기구의 도달 가능성을 고려해 보철물을 제작합니다.

보철물의 협측과 설측 형태는 마진부터 교합면에 걸쳐 직선적인 풍융을 부여합니다. 또한 인접면에는 마진 부위에서 직선으로 올라온 후 서서히 볼록한 모양이 되어 인접면의 contact에 도달하는 풍융을 부여합니다. 교합면 형태는 2차성 교합성 외상을 방지하기 위해 협설 폭을 작게 만들고 교두경사각을 줄여 측방력이 가해지지 않도록 하며, 대합치와의 접촉은 점접촉이 되도록 제작합니다.

또한 구개측 치근을 발치한 경우에는 협설 폭이 작아져 교합력에 대한 배려가 필요하므로 인접치와 연결고정을 하는 경우도 있습니다. 지대 축조가 필요한 치아에서, 두꺼운 metal post[8]나 ferrule이 1.5mm 이하인 경우에는 치근파절이 생기기 쉽다는 보고가 있습니다[9,10]. 따라서 접착성 레진을 이용한 post를 응용하면 치근파절의 리스크를 줄이는 데 효과가 있다고 생각합니다. 파절의 예방 대책으로 bruxism이 있는 환자는 nightguard의 사용을 고려하는 것이 필요합니다.

치료성과에 관한 생존율을 보면, 치근분지부 병변이 있는 대구치에 대해 외과적 치료를 시행한 치아를 10년 동안 경과 관찰한 결과, 38%가 치근파절, 치주질환, 근첨병소로 인해 발치되었다는 보고가 있습니다[11]. 한편 2~6개월 간격으로 supportive periodontal therapy(SPT)를 시행한 경우에는 생존율이 93%였다는 보고도 있습니다[12].

결론

Trisection을 시행하면 치관수복을 할 때 복잡한 형태가 되기 때문에 수복물의 풍융에 배려하고 청소성이 양호한 형태를 부여하는 것이 필요합니다. 함몰된 부분에 대해서는 치간 칫솔이 도달할 수 있는 형태로 설계하는 것이 중요합니다. 적절한 치관수복처치를 시행하면 치아를 보존할 수 있고 환자는 혜택을 받을 수 있습니다.

참고문헌

1) 日本歯周病学会編. 歯周治療の指針2015. 医歯薬出版, 2016.
2) Hamp SE, et al. Periodontal treatment of multirooted teeth. Results after 5 years. J Clin Periodontol. 1975; 2 (3) : 126-135.
3) Lindhe J, Nyman S. The effect of plaque control and surgical pocket elimination on the establishment and maintenance of periodontal health. A longitudinal study of periodontal therapy in cases of advanced disease. J Clin Periodontol. 1975; 2 (2) : 67-79.
4) Glickman I. Bifurcation involvement in periodontal disease. J Am Dent Assoc. 1950; 40 (5) : 528-538.
5) Tarnow D, Fletcher P. Classification of the vertical component of furcation involvement. J Periodontol. 1984; 55 (5) : 283-284.
6) 馬場正英, 三浦真由美. 文献から検証した根分岐部病変の解剖学的形態と切除療法. 日本歯科評論別冊／もう迷わない根分岐部病変－根分岐部病変の治療はどう変化したのか？ 総括と展望. JUC編. ヒョーロンパブリッシャーズ, 2013;60.
7) 日本歯周病学会編. 歯周病学用語集 第2版. 医歯薬出版, 2013;67.
8) Guzy GE, Nicholls JI. In vitro comparison of intact endodontically treated teeth with and without endo-post reinforcement. J Prosthet Dent. 1979; 42 (1) : 39-44.
9) Allen EP, et al. Annual review of selected dental literature. J Prosthet Dent. 1996; 76 (1) : 56-93.
10) Sorensen JA, Martinoff JT. Intracoronal reinforcement and coronal coverage: a study of endodontically treated teeth. J Prosthet Dent. 1984; 51 (6) : 780-784.
11) Langer B, et al. An evaluation of root resections. A ten-year study. J Periodontol. 1981; 52 (12) : 719-722.
12) Carnevale G, et al. Long-term effects of root-resective therapy in furcation-involved molars. A 10-year longitudinal study. J Clin Periodontol. 1998; 25 (3) : 209-214.

Ishii Yoshihito(石井善仁), Saitou Atsushi(齋藤 淳)

도쿄 치과대학 치주과학강좌

첫 출간: Vol.115 No.4 (2015)

Question 39

초음파 scaler를 도입해야 할까요? 또한 어떠한 경우에 사용해야 합니까?

Answer

치석제거술은 치면에 부착한 치태나 치석 그리고 기타 부착물을 기계적으로 제거하는 조작입니다. 또한 치근활택술은 치석이나 세균 그리고 기타 대사산물이 침입한 병적 백악질을 제거하고 활택하게 만들어 치태나 치석이 다시 부착하는 것을 방지하고, 결합조직성 부착이나 상피성 부착이 일어나기 쉽도록 만드는 것입니다. 이때 curette 형태의 hand scaler와 초음파 scaler 등이 이용됩니다[1].

초음파 scaler는 hand scaler와 비교해 짧은 시간에 치석을 제거할 수 있다는 장점이 있어 hand scaler와 함께 사용되는 경우가 많다고 생각합니다.

각종 scaler

Scaler에는 hand scaler, 초음파 scaler, air scaler 등이 있습니다. Hand scaler에는 sickle type, curette type, hoe type, file type, chisel type이 있습니다.

초음파(ultrasonic) scaler는 25,000~42,000 Hz/sec의 초음파 진동, 공동 현상(cavitation 효과)이나 micro acoustic streaming 등의 원리를 이용해 주수 상태에서 biofilm이나 치석을 파괴해 제거하는 기구입니다[2]. 진동양식에는 자기변형 방식(magnetic 방식)과 전기변형 방식(piezo 방식)이 있습니다. 또한 hand scaler와 비교해 치석 제거가 쉽고 피로가 적으며 짧은 시간에 끝납니다.

Air scaler(음파 scaler)는 핸드피스 부위가 air 터빈과 비슷한 모양이고 tip은 stainless steel로 만든 것을 중심으로 사용부위에 적합한 여러 가지 모양이 준비되어 있습니다. 압축된 공기를 핸드피스 안에서 진동으로 바꾸어 tip에 전달합니다. Tip의 끝에서는 기계의 냉각 및 국소세정을 위해 물을 분출합니다. 초음파 scaler보다 진동이 약해 치석 제거 효과는 약간 떨어지지만 환자가 받는 부담은 적습니다[2].

초음파 scaler의 특징

Hand curette scaler와 비교한 초음파 scaler의 장점과 단점[3]을 표 39-1에 제시합니다. Hand scaler와 비교해 초음파 scaler의 커다란 특징으로는 처치 시간이 짧다는 점을 들 수 있습니다[4]. 예전에는 치은연상의 치석 제거에 주로 이용되었습니다. 최근 다양한 scaler tip(그림 39-1)이 개발되어 치은연하의 치석 제거도 가능하게 되었습니다. Gracey curette과 비교해 치근분지부 병변 2도나 3도에서 더 효과적이라는 보고[5]도 있으므로 그러한 부위에 이용하는 것이 좋을 것입니다. Hand scaler도 특수한 형태가 있으므로 치석의 경도나 부위에 따라 사용하기 쉬운 것을 선택하면 좋을 것으로 생각합니다.

표 39-1 Hand curette scaler와 비교한 초음파 scaler의 장점과 단점[Numabe(沼部), 2015[3)]]

장점	단점
• 다량의 치석 제거가 쉽다. • 측방압을 가할 필요가 없다. • Tip 끝을 적극적으로 움직일 필요가 없으므로(tip 측면을 목표하는 곳에 대는 것이 포인트) tip의 움직임이 제한되는 부위에서 사용이 가능하다. • 짧은 시간에 처치가 가능하다. • Feather touch로 사용하므로 술자의 피로가 적다. • 주수 상태의 cavitation 효과를 기대할 수 있다(세균의 제거와 제거된 치석 조각의 세정효과). • 물 대신에 살균효과가 있는 용액을 사용할 수 있다. • 환자의 부담이 적다.	• 특유의 소리와 진동을 환자가 불쾌하게 느끼는 경우가 있다. • Tip을 치근면에 수직 방향으로 대면 백악질에 손상을 준다. • 지각과민이 생기기 쉽다(증례에 따라). • Aerosol(기체 중에 미분자나 세균 등이 다수 떠돌아다니는 물질)의 발생을 피할 수 없다. • 주수한 물의 흡입이 필요하다. • 치면과의 접촉 감각이 둔하다. • 인공심장박동기(pacemaker)를 장착한 환자에게는 안정성을 확인한 후 사용해야 한다.

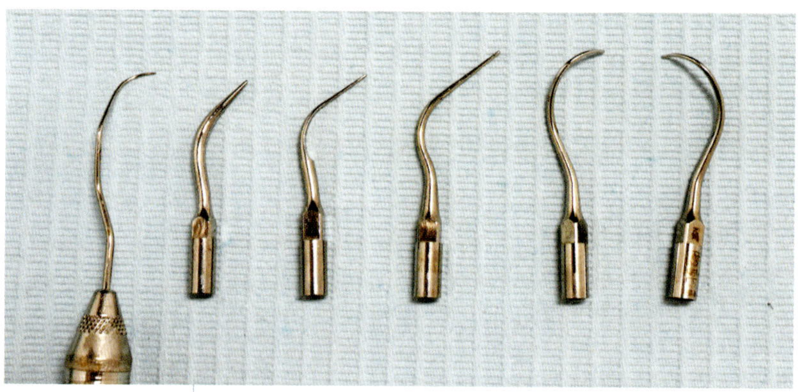

그림 39-1 치근면 검사용 탐침(왼쪽 끝)과 각종 초음파 scaler tip.

Kawashima 등[6)]은 2종류의 전기변형 형태의 초음파 scaler와 hand scaler를 비교해 1종류의 전기변형 형태의 초음파 scaler는 다른 1종류의 전기변형 형태의 초음파 scaler나 hand scaler에 비해 치근면의 손상이 적다고 보고했고, 유지관리에서 초음파 scaler의 선택을 제안했습니다. 유지관리를 할 때의 사용은 많은 치아를 비교적 짧은 시간에 처치할 수 있는 장점을 살릴 수 있다고 생각합니다.

중요한 것은 잘못된 방법으로 사용하지 않는 것입니다. 초음파 scaler의 출력이나 치근면에 대한 각도를 적절하게 조절해 사용하도록 합시다. 또한 tip 끝의 마모는 작업효율을 떨어뜨릴 뿐만 아니라 위험하므로 각 제품의 마모율 check sheet 등을 참고로 적절하게 교환합니다. Hand scaler에 비해 초음파 scaler는 접촉을 느끼는 감각이 둔해지므로, 필자 등은 치근활택술을 할 때의 마무리나 섬세한 대응은 hand scaler를 이용합니다. 또한 hand scaler를 사용할 때와 마찬가지로 치근면 검사용 탐침(그림 39-1) 등을 이용해 치근면을 충분히 검사하도록 합니다. 초음파 scaler도 진화하고 있지만 hand scaler도 여러 가지 종류가 출시되고 있으므로 각각의 특성을 살리는 적절한 사용이 바람직하다고 생각합니다.

인공심장박동기(pacemaker) 및 이식형 제세동기를 장착한 환자는 안전성을 확인할 필요가 있습니다. 2000년에 미국 치주과학회는 인공심장박동기 장착 환자에게는 자기변형 형태의 초음파 scaler를 피해야 한다는 견해[7)]를 내놓았습니다. 이 position paper는 2007년에 폐지되었지만[8)], 그 후 초음파 scaler 사용에 관한 가이드라인은 갱신되지 않았습니다.

2013년에 Maiorana 등[9]은 5종류의 이식형 제세동기를 장착한 12명의 환자에 대해 자기변형 형태의 초음파 scaler를 사용했을 때, 모든 환자에게 유해한 현상이 나타나지 않았다고 보고했습니다. 과도한 진료의 제한이 바람직한 것은 아니지만 환자의 조건을 배려하지 않고 위험에 노출시키는 것은 피할 필요가 있습니다. 최근의 인공심장박동기는 일상의 전자파 장해로부터 영향을 받기 어려워졌으므로, 인공심장박동기나 초음파 scaler의 종류에 따라 그 영향에는 차이가 있다고 추측할 수 있습니다. 사용하는 기구의 붙임문서에 따라 사용하고, 환자의 상태나 사용 기구에 맞게 판단하는 것이 중요합니다.

결론

기구나 기자재는 매일 진화하여 상품화됩니다. 갱신되는 새로운 정보에도 눈을 돌려, 사용할 때는 각각의 특징을 이해하고 사용하는 것이 매우 중요합니다. 또한 환자의 전신상태에도 충분히 유의해 증례나 대상 부위에 맞는 적절한 기구나 기자재를 선택할 필요가 있습니다. 처치 전후에는 치근면 검사용 탐침 등을 이용해 치근면의 상태를 충분히 파악하고, hand scaler나 초음파 scaler 중 어느 하나를 선택하는 것이 아니라 그 특성을 고려해 적절하게 활용하는 것이 바람직하다고 생각합니다.

참고문헌

1) 日本歯周病学会編. 歯周病学用語集　第2版. 医歯薬出版, 2013；55, 93.
2) 日本歯周病学会編. 歯周病学用語集　第2版. 医歯薬出版, 2013；8, 54, 64.
3) 沼部幸博. 超音波スケーラーの現在. 日歯周病会誌. 2015；57 (1) ：49-52.
4) Wennström JL, et al. Full-mouth ultrasonic debridement versus quadrant scaling and root planing as an initial approach in the treatment of chronic periodontitis. J Clin Periodontol. 2005；32 (8) ：851-859.
5) Leon LE, Vogel RI. A comparison of the effectiveness of hand scaling and ultrasonic debridement in furcations as evaluated by differential dark-field microscopy. J Periodontol. 1987；58 (2) ：86-94.
6) Kawashima H, et al. A comparison of root surface instrumentation using two piezoelectric ultrasonic scalers and a hand scaler in vivo. J Periodontal Res. 2007；42 (1) ：90-95.
7) Drisko CL, et al. Position paper：sonic and ultrasonic scalers in periodontics. Research, Science and Therapy Committee of the American Academy of Periodontology. J Periodontol. 2000；71 (11) ：1792-1801.
8) Position paper update. J Periodontol. 2007；78 (8) ：1476.
9) Maiorana C, et al. Do ultrasonic dental scalers interfere with implantable cardioverter defibrillators? An in vivo investigation. J Dent. 2013；41 (11) ：955-959.

Oi Asako(大井麻子), Saitou Atsushi(齋藤 淳)
도쿄 치과대학 치주과학강좌

Question 40

치주질환으로 인해 발치할 때의 기준은 어떻게 판단하면 좋습니까?

Answer

각각의 치아에 대해 발치는 최종 처치가 되므로 전신상태, 국소상태, 기타 치료법을 충분히 검토한 후에 적응증을 판단합니다[1].

조금 오래된 데이터이지만 영구치 발치의 원인은 치주질환 42%, 우식 32%, 기타 13%, 파절 11%, 교정 1%였습니다[2]. 치주질환은 치아 상실의 최대 원인이지만, 치주조직재생요법의 보급에 따라 이전에는 보존이 어려웠던 치아가 보존 가능하게 된 경우도 생겼습니다.

Cortellini 등[3]은 치주염에서 근첨을 넘은 골흡수 때문에 발치가 필요하다고 진단된 치아에 대해 치주조직재생요법을 시도해, 치료가 끝난 후 5년이 경과한 시점에서 92%의 치아가 양호하게 기능한다고 보고했습니다. '치아를 남기는 것'의 중요성이 재확인되었습니다.

예후 판정의 인자에 대해

치아를 보존할 것인지, 발치할 것인지의 예후 판정을 위해서는 아래와 같은 여러 가지 인자에 대해 고려합니다[4].

1) 환자의 상황

치아를 보존하는 것에 대한 환자의 희망, 재정 상황, 치료에 대한 기대, 환자의 협조도 등

2) 임상적 파라미터(parameter)

일반적인 치주조직 검사가 포함됩니다.

치은의 염증, 치주낭 깊이, 치조골의 상태, 치아의 동요도, 치근분지부 병변의 상태 등

3) 전신적인 상태

당뇨병, 흡연, 순환기 질환, 혈액 질환, 기타 질환

4) 기타 인자

치아의 수복·보철의 가능 여부, 근관치료, 술자의 기량 등

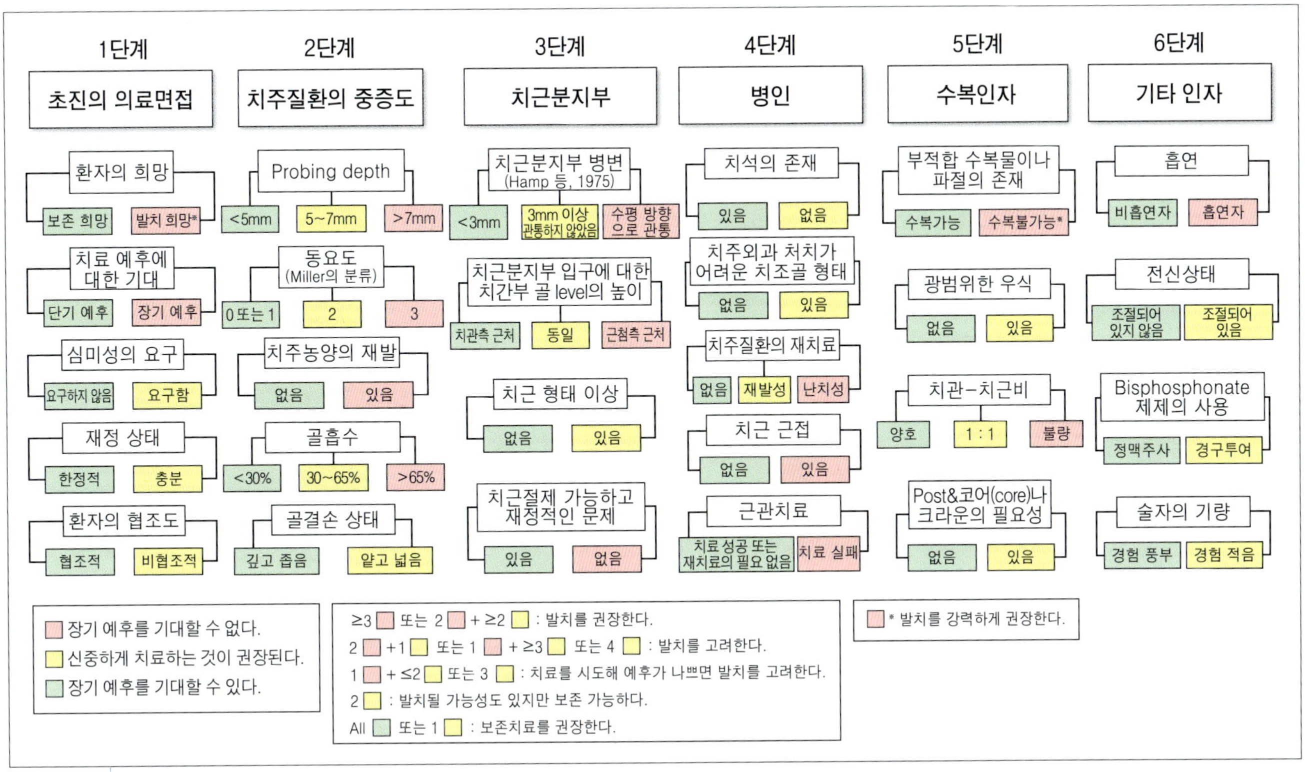

그림 40-1 발치할지 보존할지를 결정하는 flow chart(Avila 외, 2009[9])를 바탕으로 작성).

치주치료 계획에서 예후 판정 기준

치아를 발치할 것인지의 판단은 여러 가지 예후 판정의 기준이 참고가 되어 왔습니다[5-8].

Avila 등[9]은 과거 30년에 걸친 여러 가지 예후 판정의 인자를 검토한 결과를 바탕으로 환자의 의사나 치료에 대한 기대, 치주질환의 중증도, 치근분지부의 상황, 병인, 수복인자 등을 고려해 치아를 보존할 것인지, 발치할 것인지의 결정을 위한 flow chart를 제안했습니다(그림 40-1).

또한 일본 치주과학회는 임플란트 치료와 관련하여 치주치료 초기와 후기에서 발치의 판단기준을 제시했습니다[10](표 40-1, 40-2). 이것들이 임상 현장에서 참고가 될 것으로 생각합니다.

결론

재생요법의 등장으로 치아의 보존 가능성이 높아지고 예후 판정의 기준도 계속 변하고 있습니다. 새로운 술식이나 재료가 기여한 측면도 있지만 술자의 판단이나 기량도 커다란 영향을 미칩니다. 여러 가지 검토 결과를 바탕으로 발치할지, 보존할지의 선택은 최종적으로 술자와 환자가 함께 결정합니다. 환자와의 사이에 확실한 신뢰관계를 쌓아 치료를 진행해 가는 것이 매우 중요합니다. 또한 단순히 치아를 보존하는 것에만 집착하는 것이 아니라 구강 전체, 그리고 전신에 대한 영향이나 생활환경도 고려하는 것이 중요합니다. 1개라도 많은 치아를 보다 건강한 상태로 남기는 것을 지향합시다.

표 40-1 | 치주치료 초기에서 발치 여부의 판단기준(일본 치주과학회, 2009[10])

1. 대증요법을 시행해도 과도한 동요로 인해 아파서 깨물 수 없는 결과, 회피성 저작을 하고 있는 경우
2. 충분한 debridement를 할 수 없거나 임시고정을 할 수 없을 정도로 진행된 치주염
3. 치료 도중 빈번하게 치주농양이 생기고 광범위한 치주조직 파괴의 원인이 될 가능성이 있는 경우
4. 어떠한 치료계획을 세워도 이용가치를 찾을 수 없는 경우

표 40-2 | 일시적으로 보존하고 치주치료 후기에 발치하기 위한 판단기준(일본 치주과학회, 2009[10])

1. 구치부의 교합고경을 유지하는 경우 → Provisional restoration으로 치환한 후에 발치
2. 구치부의 교합고경을 유지하면서 인접 영역에 임플란트를 식립한 후에도 기능하는 경우 → 임플란트 상부구조가 장착된 후에 발치
3. 인접 영역의 치주외과치료를 예정하고 있는 경우 → 예후 불량 치아는 인접치의 치주외과치료와 동시에 발치

참고문헌

1) 日覚道健治, 蝿庭秀也. 口腔・顎顔面疾患の手術とその他の治療. 標準口腔外科学　第4版. 野間弘康, 瀬戸晥一監修. 医学書院, 2015；449.

2) 安藤雄一ほか. 永久歯の抜歯原因調査報告書. 8020推進財団, 2005；14.

3) Cortellini P, et al. Periodontal regeneration versus extraction and prosthetic replacement of teeth severely compromised by attachment loss to the apex：5-year results of an ongoing randomized clinical trial. J Clin Periodontol. 2011；38 (10) ：915-924.

4) 日本歯周病学会編. 歯周治療の指針2015. 医歯薬出版, 2016；24-25.

5) McGuire MK. Prognosis versus actual outcome：a long-term survey of 100 treated periodontal patients under maintenance care. J Periodontol. 1991；62 (1) ：51-58.

6) McGuire MK, Nunn ME. Prognosis versus actual outcome. II. The effectiveness of clinical parameters in developing an accurate prognosis. J Periodontol. 1996；67 (7) ：658-665.

7) McGuire MK, Nunn ME. Prognosis versus actual outcome. III. The effectiveness of clinical parameters in accurately predicting tooth survival. J Periodontol. 1996；67 (7) ：666-674.

8) Kwok V, Caton JG. Commentary：prognosis revisited：a system for assigning periodontal prognosis. J Periodontol. 2007；78 (11) ：2063-2071.

9) Avila G, et al. A novel decision-making process for tooth retention or extraction. J Periodontol. 2009；80 (3) ：476-491.

10) 日本歯周病学会編. 歯周病患者におけるインプラント治療の指針2008. 医歯薬出版, 2009；2-3.

Seshima Fumi(勢島 典), Saitou Atsushi(齋藤 淳)

도쿄 치과대학 치주과학강좌

Question 41

치주낭 내의 세균검사를 하면 치료방침이 변합니까?

Answer

치주치료를 적절하게 시행하기 위해서는 현재의 치주질환 상태를 정확하게 검사하고 진단해 치료계획을 세우고, 거기에 따라 치료를 진행해 갈 필요가 있습니다. 치주치료의 표준적인 진행방식을 그림 41-1에 제시합니다. 단계별 재평가에서 검사를 하고 이후의 치료방침이 결정됩니다.

치주낭 내의 세균검사

치주질환 검사로는 치주조직 검사, 세균학적 검사, 치은구 삼출액 검사 등에 더해 심리·사회·행동 측면의 평가(구강 관련 QOL 등)를 들 수 있습니다[1].

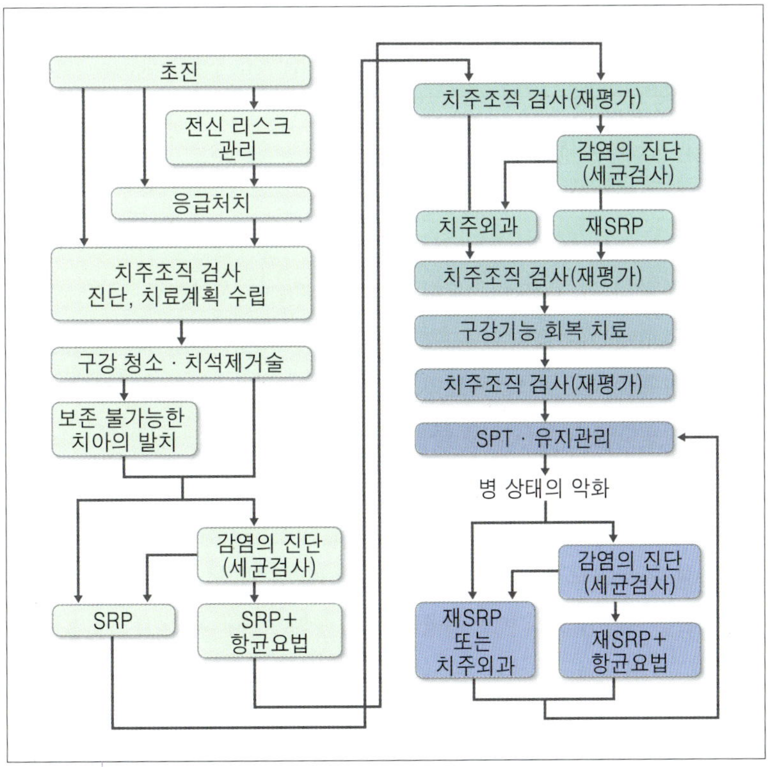

그림 41-1 치주치료의 표준적인 진행방식 및 항균요법의 적용 방법[일본 치주과학회, 2011[3] 및 Minabe(三辺) 외, 2014[4]를 바탕으로 작성].

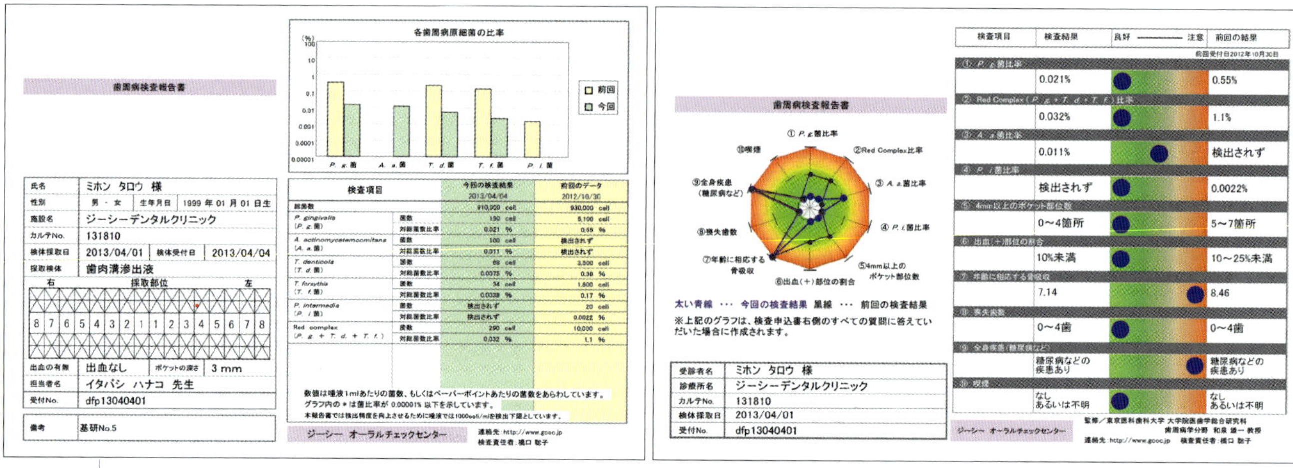

그림 41-2 Real time PCR법을 이용한 치주질환 원인 세균 조사 결과 보고의 일례(GC사).

치주질환은 다인자 질환이기는 하지만 발병에는 *Porphyromonas gingivalis* 등 치주질환 세균의 존재가 중요하다고 생각되므로 세균학적 검사는 중요한 정보를 가져다줍니다. 치주낭 내의 세균검사는 치은연하 치태를 paper point 등으로 채취해 *P. gingivalis* 등의 이른바 red complex 세균[2]을 조사하는 방법과 *Aggregatibacter actinomycetemcomitans* 등을 중심으로 치주질환 원인 세균을 조사하는 방법이 있습니다. 현재 real time PCR법 등을 이용한 검출과 정량이 이 검사에 응용되고 있습니다(그림 41-2).

세균검사 결과에 따라 치료방침이 변하는가

세균검사는 치주치료의 각 단계에서 사용됩니다[3,4]. 이 검사 중에서 치료방침의 결정에 관여하는 것으로는 아래와 같은 경우를 들 수 있습니다.

① 보통의 기계적 치태조절로는 충분한 임상적 개선이 보이지 않는 치료 저항성 및 난치성 치주염 환자
② 광범형 중도 만성 치주염 환자 및 광범형 침습성 치주염 환자 등의 증례

대부분의 치주염은 보통의 기계적 치태조절만으로 진행을 조절할 수 있습니다. 그러나 ①과 같이 치태조절이나 치석제거술·치근활택술(SRP)을 시행해도 충분한 임상적 개선을 볼 수 없는 등 치료에 대한 반응이 나쁜 증례도 존재합니다. 이유로는 세균이 치주조직 안에 침투한 경우, 전신질환 등 어떠한 이유에서 면역력이 저하되어 있는 경우, 감염력이 강한 세균이 관여하는 경우 등을 생각할 수 있습니다[4]. 이러한 증례에서는 관여하는 치주질환 원인 세균을 동정(식별)하기 위한 세균검사가 유용합니다[5-9]. 세균을 동정하고 그것을 표적으로 하는 항균요법을 응용해 임상증상의 개선을 기대합니다. 재평가 후에 경우에 따라서는 다시 SRP와 함께 항균요법을 선택합니다[1].

②의 증례에서는 특정한 치주질환 원인 세균의 관여(*P. ginigvalis*, *A. actinomycetemcomitans* 등)와 이에 대한 숙주의 방어력 균형의 영향으로 일반적인 만성 치주염과 비교해 치주조직 파괴의 범위가 넓습니다. 세균검사에 기초해 항균요법을 함께 사용하는 것을 검토할 필요가 있습니다[1,10].

치주치료에 이용하는 항균요법

치주치료에 이용하는 항균요법에는 경구투여와 국소투여가 있습니다. 경구투여는 광범형 치주염 등에서 보조적으로 사용되는데 β-락탐 계열, 마크롤라이드 계열, 뉴퀴놀론 계열 등을 선택할 수 있습니다.

먼저 β-락탐 계열은 만성 치주염의 주체가 되는 *P. ginigvalis*, *Tannerella forsythia* 등의 치주질환 원인 세균에 대해 높은 항균력을 보인다고 보고되어 있습니다[11]. 광역 스펙트럼을 가지며 부작용도 적어 사용하기 쉬우므로 제1선택의 후보로서 좋다고 생각됩니다.

마크롤라이드 계열은 최소발육저지농도(MIC)를 기준으로 하면 치주질환 원인 세균에 대한 항균력은 높다고 할 수 없습니다[12]. 그러나 이 항균제는 조직이행성이 뛰어나 조직 내에서 오랜 시간 유효농도가 유지되는 등 양호한 약물동태를 보이고, biofilm의 형성방해작용이 있는[13] 특징이 있습니다. 하루에 SRP를 끝내는 full mouth disinfection을 시행할 때 함께 사용하는 등 그 특성을 살릴 수 있는 증례에 사용됩니다.

뉴퀴놀론 계열은 침습성 치주염과의 관계가 시사되는 *A. actinomycetemcomitans*에 대해 항균력이 있는[14] 특징이 있습니다. 또한 기존의 뉴퀴놀론 계열에서는 낮다고 보고되었던 *P. gingivalis* 등 만성 치주염에서 주체가 되는 세균에도 강한 항균력을 보이는 시타플록사신(sitafloxacin)이 최근에 등장했습니다. 만성 치주염과 침습성 치주염에 모두 효과가 있는 약제로서 주목받고 있습니다[15].

국소투여는 부분적으로 깊은 치주낭에서 시행되는데 국소 약물 배송 시스템(LDDS)으로 사용됩니다. LDDS는 적은 투여량으로 고농도의 약효 성분이 오랜 시간 지속될 수 있고, 내성균의 출현이나 부작용이 매우 적다는 장점이 있습니다. 여기에는 테트라사이클린 계열 항균제(미노사이클린염산염)의 서방성 연고가 사용됩니다.

결론

일반적인 진료에서 기계적인 치태조절만으로는 개선되기 어려운 치주염 환자와 만나는 경우가 있습니다. 이때는 세균검사를 통해 적절한 항균제를 함께 사용하면 치료 성적의 개선을 기대할 수 있습니다.

참고문헌

1) 日本歯周病学会編. 歯周治療の指針　2015. 医歯薬出版, 2016；24-26.
2) Socransky SS, et al. Microbial complexes in subgingival plaque. J Clin Periodontol. 1998；25 (2) ：134-144.
3) 日本歯周病学会編. 歯周病患者における抗菌療法の指針 2010. 10-17, 2011.
4) 三辺正人ほか編著. ペリオドンタルメディスンに基づいた抗菌療法の臨床. 医学情報社, 2014；40-41.
5) Levy D, et al. Impact of microbiological consultation on clinical decision making：a case-control study of clinical management of recurrent periodontitis. J Periodontol. 1993；64 (11) ：1029-1039.
6) Mombelli A. Microbiological monitoring. J Clin Periodontol. 1996；23 (3 Pt 2) ：251-257.
7) Rams TE, et al. Utility of 5 major putative periodontal pathogens and selected clinical parameters to predict periodontal breakdown in patients on maintenance care. J Clin Periodontol. 1996；23 (4) ：346-354.
8) Zambon JJ. Principles of evaluation of the diagnostic value of subgingival bacteria. Ann Periodontol. 1997；2 (1) ：138-148.
9) Eggert FM, et al. Diagnostic utility of specific microbiological markers for periodontal diseases. J Periodontol. 1998；69 (12) ：1373-1381.
10) Pihlstrom BL. Periodontal risk assessment, diagnosis and treatment planning. Periodontol 2000. 2001；25 ：37-58.
11) 前田　亮ほか. 歯周病関連細菌に対する各種抗菌剤の抗菌力について. 日歯周誌. 2005；47 (3) ：146-152.
12) 江口　徹ほか. 口腔内細菌に対するニューキノロン系およびマクロライド系抗菌剤の効果. 感染症誌. 2002；76：939-945.
13) 牧野智彦ほか. アジスロマイシンを用いたfull-mouth　SRPのインプラント周囲炎に対する効果. 日歯周誌. 2009；51 (4) ：303-315.
14) Cacchillo DA, Walters JD. Effect of ciprofloxacin on killing of Actinobacillus actinomycetemcomitans by polymorphonuclear leukocytes. Antimicrob Agents Chemother. 2002；46 (6) ：1980-1984.
15) 穂坂康朗ほか. 歯周病関連細菌に対するsitafloxacinの抗菌力について. 日歯周誌. 2010；52 (3) ：239-244.

Kita Daichi(喜田大智), Saitou Atsushi(齋藤 淳)
도쿄 치과대학 치주과학강좌

Question 42

치아의 산부식증 예방을 위해 어떠한 지도를 해야 합니까?

Answer

산부식증(erosion)이란 치태가 없는 치면에 외인성 또는 내인성 산이나 킬레이트(chelate)※가 작용하여 일어나는 화학적인 마모입니다. 화학적인 마모의 특징적인 임상증상은 표면 구조의 상실, 용해된 외관, 교합면 또는 절단면의 컵 모양이나 고랑 모양(움푹 팬 모양)의 치면(그림 42-1), cemento-enamel junction에서 치관부에 걸치는 얕게 움푹 팬 형태입니다[1]. 참고로 우식에 의하지 않는 치아 실질결손의 총칭으로서 산부식과 마모(abrasion), 교모(attrition), abfraction※※을 합쳐 'tooth wear'라고 부릅니다.

산부식증의 유병률에 대한 연구에 의하면 2~6세에서 6~50%, 5~9세(영구치)에서 14%, 9~17세에서 11~100%, 18~88세에서 4~82%로 나이, 인종, 진단기준에 따라 다양합니다. 소아의 산부식증 데이터로는 표 42-1에 제시한 영국의 국가통계조사 데이터가 유명합니다[2]. 표에 나타난 것과 같이 나이가 들어감에 따라 유병률이 증가하고, 또한 1993년과 1996년의 조사 결과에 의하면 같은 나이 군에서는 1996년의 유병률이 증가한 것을 알 수 있습니다. 따라서 앞으로는 전체 나이를 통한 산부식증의 역학조사가 필요합니다.

그림 42-2는 치아의 산부식증 발생 요인을 생물학적 요인, 화학적 요인, 행동학적 요인의 3가지로 나누어 나타낸 개념도입니다.

산부식증의 원인[3]에 대해서는 외인성과 내인성으로 분류되는데, 외인성 원인으로는 직업성 산부식증,

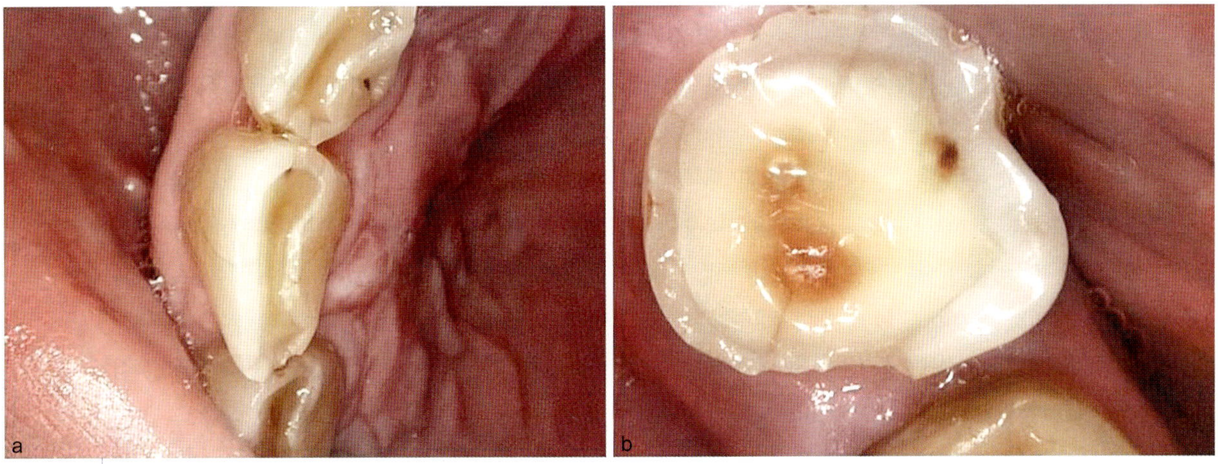

그림 42-1 음식물에 의한 치아의 산부식증.
59세 남성. 산성의 우유음료를 20년 동안 매일 3~4개 섭취(a, 전치부. b, 구치부).

표 42-1 산부식증의 유병률(O'Sullivan 외, 2008[2]) (%)

	중절치		제1 유구치	제2 대구치
	순면	설면		
1992/1993년 조사				
1.5~2.5세	7※	9※	–	–
2.5~3.5세	10※	18※	–	–
3.5~4.5세	14※	29※	–	–
1993년 조사				
5~6세	18※	51※	–	–
7~10세	5	14	–	–
11~15세	11	28	–	–
1996년 조사				
4~6세	9	10	46	–
7~10세	9	25	56	12
11~14세	23	42	–	26
15~18세	36	56	–	34

(영국 국가통계조사 자료) ※은 유치의 비율이다.

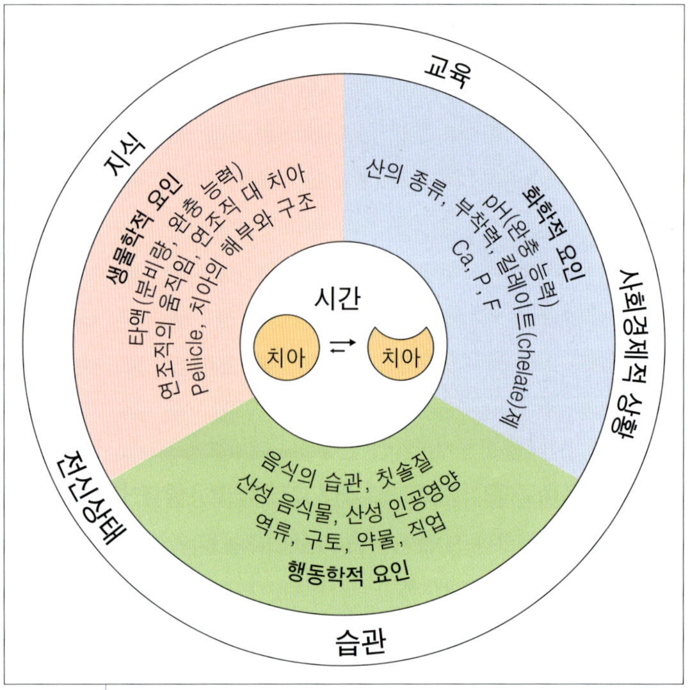

그림 42-2 치아의 산부식증 발생 요인.

음식물성 산부식증(감귤류, 청량음료, 와인 등), 산성 내복약 등을 들 수 있습니다. 특히 직업성 산부식증[4]에 대해서는 직업 중에서 황산, 질산, 염산, 아세트산, 개미산, 아황산가스 등을 사용하는 직원에 대해 '노동안전위생법'에 기반을 두어 치과의사에 의한 특수건강검진이 의무화되어 있어서 상업위생 현장에서 검진이 실시되어 왔습니다. 그 외 음식물성 산부식증은 산성 음식물을 다량으로 높은 빈도와 오랜 시간에 걸쳐 치면에 작용시키면 산부식증을 유발합니다.

내인성 원인으로는 위식도역류증, 반복성 구토(기타 질환, 약물 작용, 심인성), 섭식장애(과식증, 거식증) 등이 있고, 모두 위액(위액은 염산을 포함하고 pH는 1~2의 강산성)이 관련되어 있습니다. 특히 위식도역류증은 위액이나 위의 내용물이 식도로 역류해 오랜 시간 머무르면서 식도 점막에 상처를 주거나 속쓰림을 일으키는 질병입니다.

치아 산부식증의 예방[1]에 대해서는 개개 환자의 산부식증 리스크를 동정하기 위해 각각의 요인(병인)을 평가하여 치아의 산부식증을 올바르게 진단하는 것이 중요합니다. 하지만 산부식증을 평가하기 위한 효과적인 장치는 아직 시판되지 않았습니다.

이제까지의 연구를 바탕으로 환자에게 타당한 예방 프로그램을 표 42-2에 제시합니다. 하지만 권고하는 내용은 개개인의 상황에 따라 다르므로, 이 표에 열거된 모든 것이 관계한다고는 할 수 없습니다. 예방 프로그램의 목적은 치아에 대한 접촉시간을 최소한에 그치게 하는 것이며, 잠재적으로 해로운 음료나 음식물의 섭취 횟수를 줄여 산에 노출되는 것을 줄이는 것입니다. 더불어 역류·구토를 조절해야 하며 환자의 불소 섭취 상태를 최적으로 해야 합니다.

표 42-2 산부식증의 리스크가 높은 환자에 대한 권고(Lussi 외, 2006[1])

- **산의 섭취 빈도나 접촉 시간을 줄여 산에 대한 노출을 줄인다(하루 세끼의 식사 시간에만 섭취한다).**
- **자기 직전의 산성 음식물 섭취를 피한다.**
- **구강 내에 산성 음료를 머금은 채로 있거나 입안을 헹구는 것을 삼간다.**
  : 산성 음료를 조금씩 마시는 것을 피한다.
  : 액체가 직접 치면으로 흐르지 않도록 빨대를 사용한다.
- **침식성 물질 접촉(구토, 산성 음식물) 직후에는 칫솔질을 하도록 한다.**
  칫솔질 대신 불소 배합 양치제, 중탄산나트륨(중조) 용액, 우유, 치즈나 설탕이 들어 있지 않은 요구르트와 같은 음식물을 사용한다.
- **침식성 물질 접촉 직전에는 칫솔질을 하도록 한다.**
  : 획득피막(pellicle)은 산에 대한 보호작용을 겸한다.
- **부드러운 칫솔과 마모성이 낮은 불소 배합 치약을 사용한다.**
  : 마모성이 높은 치약은 획득피막을 제거한다.
  : 매우 낮은 pH의 치약이나 양치제의 사용을 피한다.
- **서서히 그리고 일정 기간마다 고농도의 불소를 국소에 적용한다(더욱 높은 비율로 불화칼슘을 형성하므로 약산성 제제가 바람직하다).**
- **침식 가능성을 없애거나 줄여 개량된 산성 음료 사용을 고려한다.**
- **산 섭취 후 추잉껌이나 트로키(troche)로 타액 분비를 활성화한다.**
  : 껌 저작은 연화된 치아의 구조에 연마효과가 있을 가능성이 있으므로 설탕을 함유하지 않은 비산성 트로키가 바람직하다.
- **식후의 역류(위 내용물)를 줄이기 위해 추잉껌을 사용한다.**
- **내인성 원인이 연관된 경우에는 적절한 의학적 배려(치료)를 받을 수 있도록 환자를 의사에게 소개하든지 조언을 해준다.**

주

※ 킬레이트(chelate): 게가 집게발로 물건을 잡듯이 미네랄을 감싸서 녹기 쉬운 모양으로 만든 화합물. EDTA, 구연산, phenolsulfonic acid 등은 킬레이트 작용을 가져 치아에 작용시키면 무기질이 용해되어 치질이 탈회한다.

※※ abfraction: 교합력이 원인(이악물기, 이갈이 등)이 되어 법랑질과 백악질의 경계에 쐐기 모양으로 발생하는 결손이다.

참고문헌

1) Lussi A ed. Dental erosion. from diagnosis to therapy. Karger, 2006.
2) O'Sullivan E, et al. UK National Clinical Guidelines in Paediatric Dentistry：diagnosis, prevention and management of dental erosion. Int J Paediatr Dent. 2008；18 Suppl 1：29-38.
3) 小林賢一. 歯が溶ける! エロージョンの診断から予防まで. 医歯薬出版, 2009.
4) 日本歯科医師会監修. 産業保健入門　第6版. 口腔保健協会, 2010.

Sugihara Naoki(杉原直樹)
도쿄 치과대학 위생학강좌

Question 43

칫솔질이 능숙해지지 않는 사람에게는 어떻게 하면 좋습니까?

Answer

칫솔질이 능숙해지지 않는 원인은 개인마다 다르므로 먼저 원인을 확인하는 것이 중요합니다. 그리고 원인을 해결하기 위해서는 지도법을 고안하거나 칫솔질 방법을 바꾸는 것 외에도 도구를 적절히 선택하는 등의 방법으로 대응합니다.

치열부정 등의 원인으로 칫솔모 끝이 도달하지 않는 경우

1) 총생 때문에 치간부에 칫솔모 끝이 도달하지 않는다

총생 부위는 칫솔을 세로로 사용하면 좋을 것입니다. 세로로 닦기 위해서는 칫솔 머리의 폭이 좁은 것이 총생 부위에 닿기 쉽습니다.

2) 상악 대구치가 협측으로 전위되어 칫솔이 들어가기 어렵다

입을 크게 벌리면 하악지가 전방으로 나오고 협점막이 긴장하므로 상악 대구치 부위의 협측에 칫솔이 들어가기 어렵습니다. 상악 대구치 협측에서 원심부에 걸치는 부위가 능숙하게 닦이지 않는 경우에는 입을 크게 벌리지 않고 칫솔을 가로 방향으로 하고, 구각을 옆으로 늘리듯이 넣으면 칫솔이 도달하기 쉽습니다(그림 43-1).

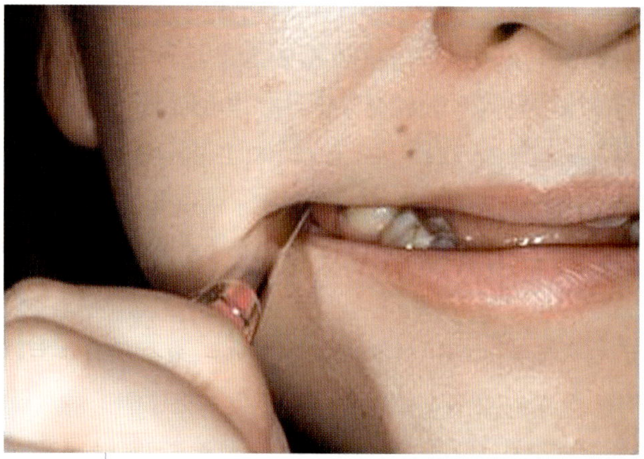

그림 43-1 상악 대구치 협측에서 원심부에 걸치는 부위가 능숙하게 닦이지 않는 경우에는 입을 크게 벌리지 않고 칫솔을 가로 방향으로 하고, 구각을 옆으로 늘리듯이 넣는다.

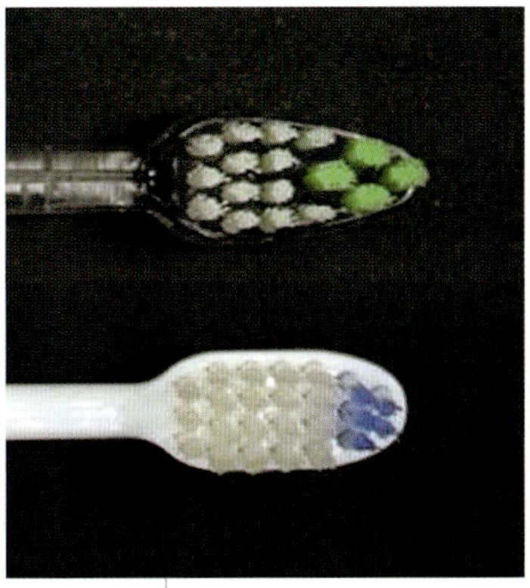

그림 43-2 칫솔 머리의 끝부분을 조금 가늘게 만든 칫솔.

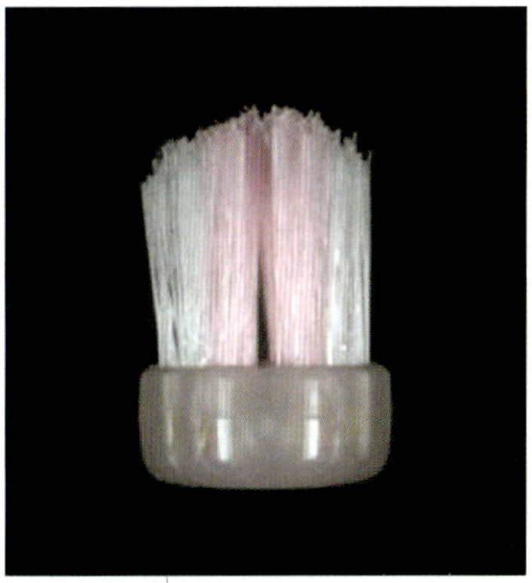

그림 43-3 칫솔의 축 방향에서 봤을 때 돔 모양으로 된 칫솔.

3) 최후방 구치 원심부 치은에 칫솔 머리가 닿아 안쪽 치아를 잘 닦을 수 없다

칫솔 머리가 너무 각이 져서 치은과 접촉하여 최후방 구치를 닦을 수 없는 경우에는 칫솔 머리의 끝부분을 조금 가늘게 만든 칫솔을 사용하면 이 부분에 닿기 쉽습니다(그림 43-2). 그런데도 닦을 수 없는 경우에는 one tuft 브러시 등을 사용해 보는 것도 하나의 방법입니다.

치경부에 칫솔모 끝을 대고 칫솔질하는 방법이 정착되지 않아 치경부에 닦이지 않는 부위가 많은 경우

칫솔모 끝을 치경부에 대고 칫솔질을 할 수 없는 경우에는 칫솔 머리의 폭이 좁은 것이 치경부에 대기 쉽지만, 칫솔모 끝을 치경부에 대기 힘든 경우에는 반대로 칫솔 머리의 폭이 큰 칫솔을 사용하는 것이 brushing stroke가 안정되어 칫솔모 끝이 치경부에 도달하기 쉬워집니다.

또한 칫솔질을 할 때 칫솔모 옆부분의 edge가 치은에 강하게 접촉하여 통증을 느끼기 때문에 치경부의 칫솔질을 능숙하게 할 수 없는 경우가 있습니다. 그럴 때는 칫솔 머리의 옆부분에 부드러운 칫솔모가 있는 것을 사용하거나 이 부분의 칫솔모를 약간 짧게 잘라 bevel을 부여하여 축 방향에서 봤을 때 dome 모양으로 된 칫솔을 사용하면, 칫솔의 edge 부분과 치은이 면으로 접촉하게 되어 칫솔모 끝을 치경부에 확실히 댈 수 있는 경우가 있습니다(그림 43-3). 이러한 칫솔은 칫솔질 힘이 강해서 치경부 치은에 손상이 보이는 경우, 치경부에 칫솔질 힘이 집중하는 것을 줄이는 데도 효과가 있습니다.

칫솔을 치면에 대고 각도를 주는 것이 어려워 치경부가 잘 닦이지 않는 경우

칫솔 머리의 폭이 좁고 칫솔모가 가늘며 칫솔모 다발이 가는 칫솔이 치간 등 세세한 부위에 칫솔모 끝이 도달하기 쉽습니다. 칫솔을 치면에 각도를 주고 댈 수 없는 경우에 이러한 칫솔을 선택하면 좋을 것입니다. 다만 칫솔모가 가는 칫솔은 보통 칫솔모의 칫솔에 비해 청소효율이 낮으므로 칫솔질에 시간을 들여 확실히 닦는 것이 필요합니다. 또한 칫솔모의 길이가 일률적이지 않고 길이가 서로 다른 직모로 만들어진 칫솔은 칫솔질을 할 때 칫솔모가 서로 간섭하는 것이 줄어 치간 부위에 도달하기 쉽습니다.

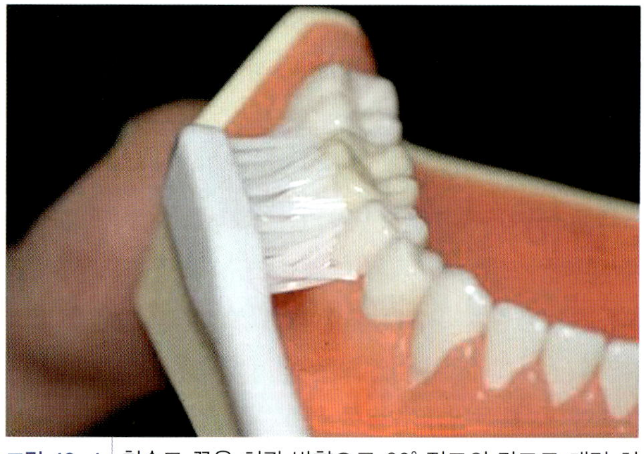

그림 43-4 칫솔모 끝을 치관 방향으로 60° 정도의 각도로 대면 치간 부위에 칫솔모 끝이 도달하기 쉽다.

치간 칫솔을 잘 사용할 수 없는 경우

원인은 여러 가지인데, 치간 칫솔을 치열의 근·원심에 수직으로 그리고 약간 치근 쪽에서 교합면 쪽을 향해 치은을 따라 넣으면 치간 부위에 넣기 쉬운 경우가 있습니다. 칫솔의 형태도 똑바른 형태뿐만 아니라 둥글게 휜 형태나 'L' 자 형태 등 사용하기 쉬운 형태를 찾아보는 것도 좋을 것입니다. 그리고 치간 칫솔 손잡이의 길이가 길면 사용하기 쉬워지는 경우도 있습니다.

한편 이러한 고안을 해도 치간 칫솔을 사용하기 힘든 경우에는 '치간부에 칫솔모 끝이 도달하지 않는다'의 항목에서 소개한 치간 도달성이 좋은 칫솔로 대응하는 것도 하나의 방법입니다. 이때 협면에서 칫솔모 끝을 치관 방향으로 60° 정도의 각도로 대고 '차터스법'에 가까운 칫솔질 방법을 사용하면 치간 부위에 칫솔모 끝이 도달하기 쉽습니다(그림 43-4).

쥐는 힘이 약해 칫솔을 능숙하게 다룰 수 없는 경우

쥐는 힘이 약해 칫솔을 제대로 다루지 못하는 사람에게는 칫솔의 손잡이가 두꺼운 것을 선택하면 좋을 것입니다. 손잡이 부분에 작은 타월 등을 감는 것으로도 칫솔질이 쉬워지는 경우가 있습니다. 또한 칫솔 머리가 큰 것이 brushing stroke가 안정됩니다.

조그맣고 세세한 움직임이 어려운 사람에게는 전동칫솔을 시험해 보는 것도 하나의 방법입니다. 다만 전동칫솔의 무게 때문에 사용하기 힘든 경우가 있으므로 확실히 닦을 수 있는지를 확인할 필요가 있습니다.

Takayanagi Atsushi(高柳篤史)
도쿄 치과대학 위생학강좌

Question 44

보호자에 의한 마무리 칫솔질은 몇 살까지 하면 좋습니까?

Answer

어린이의 경우에 우식 예방을 위해서는 나이, 치아 나이, 손가락의 운동 능력 등을 고려해 어린이 스스로나 보호자에게 적절한 칫솔질 방법을 지도하는 것이 매우 중요합니다.

우식은 숙주인자, 세균인자, 식이인자가 모두 갖추어져 발생한다는 사실이 널리 알려져 있습니다. 따라서 우식의 원인 인자가 모두 저하되거나 3가지 인자의 균형이 우식 억제의 방향으로 향하면 우식을 예방할 수 있는 것입니다. 따라서 우식 예방을 위해서는 이 3가지 인자를 염두에 두고 대응해야 하며, 어린이들의 건전한 영구치열의 완성을 목표로 하는 것이 중요합니다.

또한 우식은 감염증이므로 우식 원인 세균은 우식의 발생에 중요한 역할을 합니다. 따라서 세균인자에 대한 우식 예방은 칫솔질이나 치실 등을 이용한 치태 제거를 중심으로 시행합니다. 얼마나 효율적으로 치태 조절을 하는지가 우식 예방의 기본이고, 영유아기에 구강 내를 청결하게 유지하는 생활습관을 몸에 익히도록 하는 것이 필요합니다.

또한 '닦고 있다'와 '닦이고 있다'는 것은 서로 다르므로 효과적으로 치태를 제거하기 위해서는 보호자에 의한 마무리 칫솔질이 반드시 필요합니다. 어린이 자신이 치열의 모든 부분에 칫솔을 적절하게 댈 수 있게 되고, 또한 제1대구치의 맹출이 끝나는 시기가 8~9세 정도이므로 적어도 9세 무렵까지는 보호자에 의한 칫솔질이 필요하다고 생각합니다.

어린이에게 적합한 칫솔질 방법으로는 기억하기 쉽고 간단하게 습득할 수 있는 횡마법(scrubbing법)이 있습니다. 또한 어린이의 성장이나 이해도에 따라 조작이 간편한 폰즈법(Fones법, 묘원법)을 선택하는 것이 좋을 것입니다. 한편 보호자에 의한 칫솔질에 적합한 칫솔질 방법은 짧은 시간에 효과적으로 칫솔질할 수 있고, 치면 및 교합면의 치태 제거효과가 높은 횡마법(scrubbing법)을 선택하는 것이 좋을 것입니다. 어린이의 칫솔은 유치열기, 혼합치열 전기, 혼합치열 후기와 같이 성장이나 치열의 변화에 따라 각각 적합한 것을 선택할 수 있도록 지도합시다. 미취학 어린이는 칫솔을 깨물어 칫솔모 끝이 벌어지는 경우가 많으므로 어린이가 사용하는 칫솔과 별개로 마무리 칫솔질용 칫솔을 준비해야 합니다(그림 44-1). 또한 마무리 칫솔질을 할 때 칫솔을 잡는 방법은 Pengrip(연필을 잡는 모양)이 좋고 입술이나 협점막을 손가락으로 배제하면서, 닦이지 않는 부위가 생기지 않도록 순서를 정해 칫솔질을 하도록 지도합니다. 마무리 칫솔질의 자세는 어린이의 상악 구치부를 포함해 입안을 잘 볼 수 있는 '뉘어 하는 칫솔질'이 추천됩니다. 칫솔 교환시기의 기준으로는 칫솔모가 벌어지기 시작하면 교환하든지, 칫솔모가 벌어지지 않아도 한 달에 한 번 정도의 비율로 교환하는 것이 좋을 것입니다.

또한 인접면은 타액이나 음식물에 의한 자정작용이 거의 이루어지지 않는 우식의 호발부위이고, 보통의 칫솔질로는 닦이지 않는 부위이므로 치실를 이용해 청소하는 것이 효과적입니다. 그러나 치실를 이용한

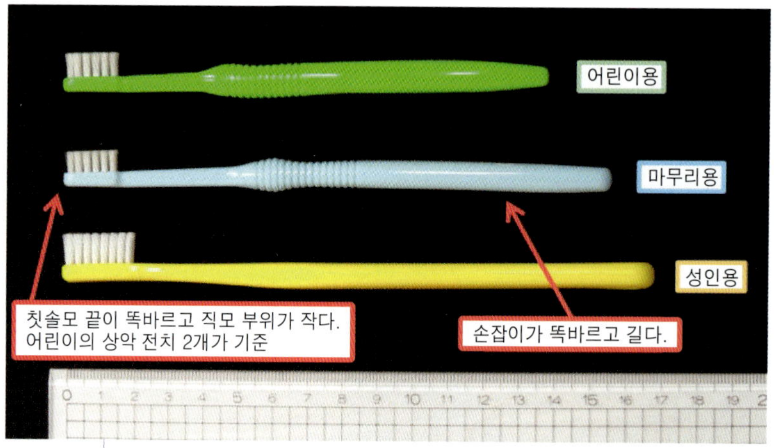

그림 44-1 어린이용과 마무리 칫솔질용 칫솔의 일례.

청소는 나이 때문에 어린이가 스스로 하기 어려우므로, 보호자가 실시할 수 있도록 지도하는 것이 좋을 것입니다. 치실를 사용할 때의 주의사항으로는 수직 방향으로 치아 사이에 넣지 말고 비스듬하게 앞뒤로 당기면서 접촉점을 통과시켜, 치간유두에 상처를 주지 않도록 사용하는 것이 필요합니다.

칫솔질 지도를 해야 하는 대상자와 지도 내용은 어린이의 나이, 구강 내 상황, 발육단계, 이해도나 나이별 우식 호발부위 등에 따라 다릅니다. 아래의 내용을 참고하시기 바랍니다.

① 유치의 맹출 시작: 칫솔과 칫솔질 도입 시기

놀이하는 느낌으로 칫솔을 사용하게 하고, 서서히 칫솔에 익숙해지게 합니다. 보호자가 손가락에 감은 가제 수건이나 면봉을 이용해 유전치를 닦아 주는 것도 좋을 것입니다.

② 상악 유절치의 맹출 이후: 마무리 칫솔질 시작 시기

칫솔을 이용해 보호자에 의한 눠어 하는 칫솔질을 시작합니다. 칫솔질 압력이 과도해지지 않도록 주의하면서 서서히 칫솔 사용에 익숙해지도록 합니다.

③ 1세 반 무렵부터: 모방 칫솔질과 마무리 칫솔질

보호자나 형제자매의 칫솔질을 따라하면서 어린이 스스로 칫솔을 잡고 칫솔질을 모방하도록 하면 좋으나, 넘어져 칫솔로 인해 입안에 상처가 생기지 않도록 충분히 주의하고, 반드시 보호자의 시선이 미치는 범위에서 시행하도록 합니다. 마지막으로는 보호자의 무릎 위에 어린이의 머리를 올리고 눠어 하는 칫솔질을 시행합니다.

④ 3세 무렵부터: 어린이 스스로 하는 칫솔질과 마무리 칫솔질

어린이에게 칫솔질을 하도록 하여 스스로 치아를 닦는 습관을 익히게 합니다. 물론 마지막에는 보호자에 의한 마무리 칫솔질을 시행합니다.

⑤ 5, 6세 무렵부터: 스스로 하는 칫솔질과 마무리 칫솔질

중절치나 제1대구치가 맹출을 시작하는 시기이므로, 맹출 중인 영구치에 대한 칫솔질 방법을 중시해서 어린이와 보호자에게 모두 칫솔질을 지도합니다. 특히 제1대구치는 완전히 맹출할 때까지 시간이 걸리고 맹출 중에는 제2유구치보다 낮은 위치에 있어(그림 44-2) 칫솔이 도달하기 어렵습니다. 따라서 맹출 도중의 제1대구치는 옆에서 칫솔을 넣어 하나씩 닦는 방법을 사용하는데, 칫솔모 다발이 작은 칫솔을 이

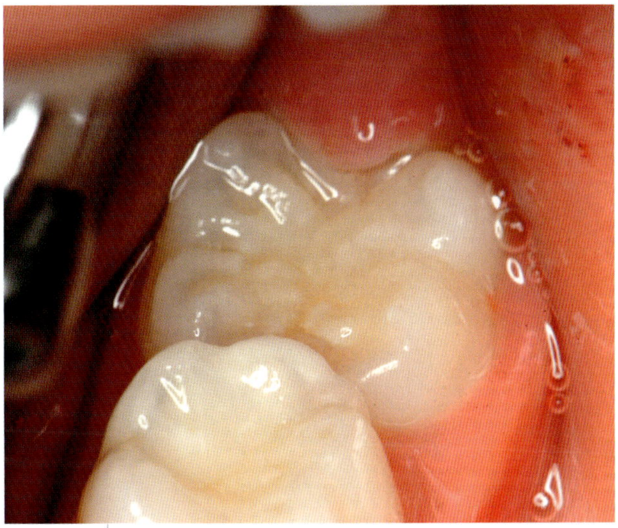

그림 44-2 맹출 도중의 제1대구치.

용해 치태를 제거하도록 합니다. 스스로 하는 칫솔질 후에 보호자에 의한 마무리 칫솔질을 실시합니다.

⑥ 8, 9세 무렵까지: 스스로 하는 칫솔질과 마무리 칫솔질

제1대구치 맹출이 끝나는 시기입니다. 이제까지 어린이 스스로 하는 칫솔질 습관을 몸에 익히게 하는 것이 매우 중요합니다. 하지만 보호자의 손을 떠나는 순간 입안의 환경이 악화되는 경우가 많으므로, 아직은 보호자에 의한 관리(1주에 2회 정도의 마무리 칫솔질)가 필요합니다.

Honma Hiromi(本間宏実), Shintani Seikou(新谷誠康)
도쿄 치과대학 소아치과학강좌

Question 45

감염근관 유치를 발치해야 하는지 보존 가능한지를 결정할 때의 판단기준에 대해 가르쳐 주십시오.

Answer

의료행위는 생체에 대해 이익과 불이익을 동시에 가져다줍니다. 이것은 유치의 감염근관 치료에서도 마찬가지여서 이익이 불이익을 상회하는 경우에는 근관치료를 실시할 가치가 있고, 반대로 불이익이 상회하는 경우에는 발치를 합니다.

아래에 감염근관 유치의 발치 기준을 제시합니다.

근첨성 치주염이 치유되지 않는 경우

일반적으로 감염근관은 적절한 근관치료를 시행하면 증상이 회복을 향해 갑니다. 다만 4, 5회 근관치료를 시행해서 개선이 보이지 않는 경우나 증상이 재발하는 경우 등은 치아의 발치를 고려합니다.

또한 근첨성 치주염이 진행된 결과, 유치 근첨부 이외의 다른 치근분지부에 분명한 X-ray 투과상이 보이는 치아는 치유 가능성이 낮으므로 가장 먼저 발치를 고려합니다.

치아 보존이 다른 부위에 해를 끼친다고 생각되는 경우

유치 근첨부의 X-ray 투과상이 크게 확대된 경우에는 발치가 제1선택이 됩니다. 특히 후속 영구치의 발육 초기에 치배(dental follicle)의 소실(그림 45-1)이 보인다면, 염증이 영구치 치배로 파급되어 영구치 형성 장애를 일으킬 가능성이 있습니다.

또한 근관치료가 성공해도 만족스럽게 치관수복을 시행할 수 없는 치아는 발치의 대상이 됩니다. 특히 유구치의 경우에는 인접치나 제1대구치가 기울어지면 치아 교환에 방해가 될 뿐만 아니라 치열부정의 원인이 되기도 합니다.

그리고 치아를 보존함으로써 구강청소가 힘든 부위가 생기는 경우에는 발치가 권장됩니다. 간혹 근관치료에 성공해 유치를 잔존치근 상태로 보존함으로써 간격유지장치를 대신하는 치과의사가 있는데, 이는 구강 위생의 관점에서 보면 권장할 수 없습니다. 특히 유구치 부위에서는 피하는 것이 현명합니다.

유치 근첨부의 농양이 후속 영구치의 매복 또는 맹출위치이상의 원인이 되는 경우가 있습니다. 이와 같은 경우에도 유치를 발치합니다.

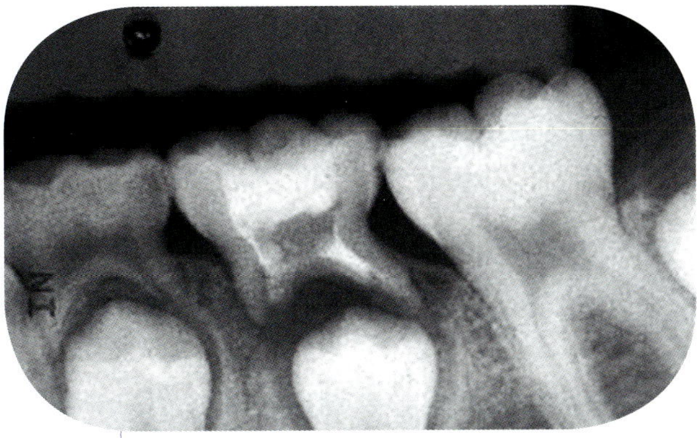

그림 45-1 8세 여자아이의 하악 좌측 구치부. #75의 치근 주위에 투과상이 보이고 후속 영구치인 #35의 치배와 연속되어 있다. #74와 #34의 관계와 비교하면 일목요연하다.

치아를 보존할 가치가 없는 경우

저작, 간격유지, 심미성 등 유치의 기능을 담당하지 못하게 된 치아는 발치를 검토합니다. 치조골 성장을 위해 잔존치근 상태에서도 유치를 보존해야 한다는 의견이 있지만, 발치 후 간격유지장치를 장착하는 것이 좋을 것입니다.

생리적 치근흡수가 진행되는 경우

X-ray 사진에서 교환기에 가깝다고 판단되는 유치는 발치합니다. 근첨부의 흡수가 치아의 교환과 동반하는 생리적 치근흡수이거나 병적인 외부흡수라고 해도 근관치료의 예후는 불량합니다. 일반적으로 치근흡수가 근첨측 1/3에 도달한 치아는 발치의 대상이 됩니다.

환자가 비협조적인 경우(나이가 어린 아이, 장애가 있는 아이 포함)

비협조적인 아이에 대한 근관치료는 만족할 만한 기술을 발휘할 수 없으므로 성공 가능성이 낮고, 사고를 일으킬 우려조차 있습니다. 또한 치유 가능성이 낮은 치료를 위해 아이에게 매번 괴로움을 주는 것은 의미가 없습니다. 성인의 치료에서는 있을 수 없는 일이지만, 이와 같은 경우에는 유치를 빨리 발치해, 다른 치아를 치료할 때 아이의 협조도를 올리도록 관리합니다.

보호자가 아이의 치아에 별로 관심이 없는 경우

보호자가 치료의 의의를 충분히 이해하지 못하고 아이의 치아에 관심이 희박한 경우에는 치아를 발치하는 것이 바람직한 경우도 있습니다. 이러한 보호자는 아이의 불쾌감이나 눈에 띄는 증상이 소실되면 근관치료 도중인데도 치료를 위해 환아를 데리고 오지 않을 가능성이 높기 때문입니다.

전신적인 기초질환이 있는 경우

감염성 심내막염을 일으킬 가능성이 있는 경우(심장질환), 면역억제제를 복용하는 경우(생체 간이식 후나 소아 교원병 등), 감염이 쉬운 질환(소아 당뇨병 등)을 가진 환자는 감염원을 재빨리 차단하거나 감염원이 다시 문제를 일으키는 것을 방지하기 위해 발치합니다.

유럽과 미국의 소아치과 교과서에서는 '유치의 근관치료' 중에 '유치의 감염근관치료'의 항목은 없고 '발치 후에 간격유지'가 유일한 치료방침입니다. 근관치료를 시행하는 것이 간격유지를 하는 것보다 비용이 더 들기 때문이지만 이것이 유일한 이유는 아닙니다. 다시 말해서 유치의 근관치료에는 '단념하는 부분'을 확인하는 것이 중요하고, 필요없거나 위험한 근관치료를 계속해서 나중에 피해를 더 크게 만드는 것보다 '발치 후 간격유지'를 하는 것이 좋은 경우도 많다는 사실을 가슴에 새겨야 할 것입니다.

Shintani Seikou(新谷誠康)
도쿄 치과대학 소아치과학강좌
첫 출간: Vol.110 No.5 (2010)

Question 46

Sealant는 어떠한 타이밍에 권유해야 합니까?

Answer

Pit & fissure sealant(이하 sealant)는 소와열구를 예방 전색재로 봉쇄해 구강 내 환경으로부터 차단하여 치태의 침착을 억제하는 것입니다. 특히 맹출 직후의 유약영구치에서는 열구 형태가 복잡하고 깊기 때문에 높은 우식 예방 효과를 기대할 수 있습니다. 한편으로는 sealant를 하지 않아도 우식이 생기지 않는 증례가 있으므로 적응증을 고려할 필요가 있습니다.

Sealant를 적용하는 타이밍을 결정할 때 가장 중요한 것은 환아의 우식 리스크를 고려하는 것입니다.

Sealant 적응증의 개념

Sealant는 유치에도 적용되지만 주로 유약영구치가 대상입니다. 환아의 우식 리스크가 높다고 생각되는 증례에서는 가능하면 이른 시기에 시행할 필요가 있습니다.

유치에 우식이 많은 환아는 영구치의 우식도 많다는 보고는 예전부터 있었습니다. 유치의 우식이 5개 이상이면 5개 이하였던 환아에 비해 제1대구치의 우식경험치수가 2, 3배 높은 것으로 알려져 있습니다. 다시 말해서 유치에 우식이 많았던 환아에게는 제1대구치에 적극적인 sealant를 시행할 필요가 있다고 할 수 있습니다.

그림 46-1은 유구치에서 다수 치면에 걸쳐 우식이 보이는 소아의 제1대구치가 맹출한 증례입니다. 이러한 증례에서는 되도록 이른 시기에 sealant를 시행하는 것이 아주 중요합니다. 또한 지1대구치의 우식경험치수가 많은 환아에게서 다른 영구치에 우식이 많은 경향을 볼 수 있으므로, 제1대구치가 우식에 이환된 환아에게는 다른 영구치에 대해서도 적극적으로 sealant를 시행하는 것이 바람직하다고 생각합니다.

그 외에도 대합치와 교합되기까지 오랜 시간이 걸릴 것으로 생각되는 증례나 소와열구의 형태가 복잡하고 깊은 증례, 맹출 방향의 이상으로 칫솔질이 어려운 증례 등은 sealant에 의한 예방효과가 크다고 생각합니다.

Sealant 를 시행하는 시기에 따른 전색재의 사용

대구치에서 문제가 되는 것은 맹출 도중의 우식 발생률이 높다는 점입니다. 맹출 도중의 치아에서는 러버댐 방습을 하는 것도 어렵지만, 러버댐 방습이 가능한 상태까지 맹출을 기다리고 있으면 그 사이에 우식에 이환되어 버릴 가능성이 있으므로 주의가 필요합니다. 그림 46-2는 맹출 도중이어서 아직 교합되지 않는 제1대구치입니다. 교합되지 않으므로 자정작용이 이루어지지 않아 유구치에 비해 교합면에 많은

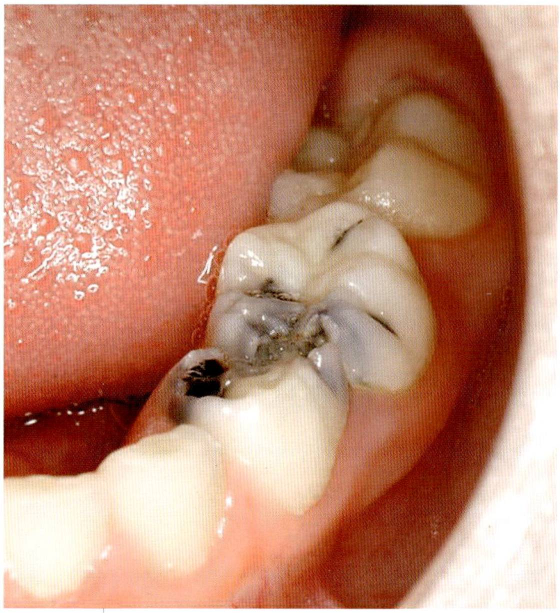

그림 46-1 유구치에서 다수 치면에 광범위한 우식이 있는 환아의 맹출 도중인 제1대구치.

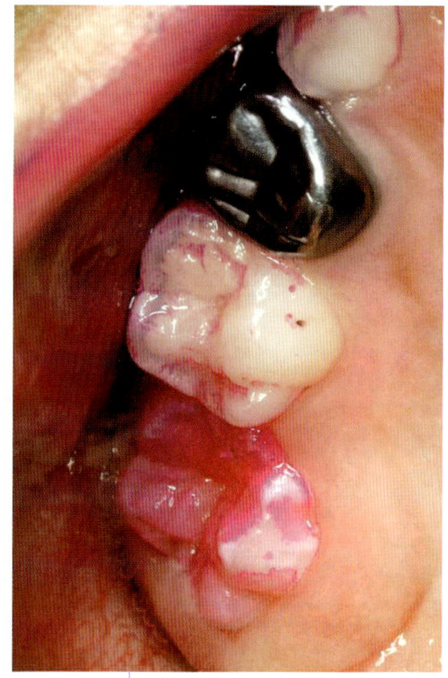

그림 46-2 맹출 도중이어서 아직 교합되지 않는 제1대구치.

표 46-1 각종 sealant 재료의 특징[Tsujino(辻野), 2015[6]]

	레진 계열	글라스 아이오노머 계열
특징	오랜 기간의 유지가 가능하다. 내마모성이 우수하다. 전색할 때의 방습상태에 의해 유지가 좌우된다.	유지나 물성은 레진 계열보다 떨어진다. 불소 이온을 유리한다. 짧은 시간의 방습에서 적용할 수 있다. 경화 전에 물이 닿으면 물성이 질적으로 저하된다.
전색할 때의 유의점	러버댐 방습은 필수이다. 전 처리(산 부식)가 필요하다.	간이 방습으로 전색할 수 있다. 전 처리(산 부식)가 필요 없다.
기타	대부분 광중합형이다. 불소 이온을 유리하는 것도 있다.	화학중합형과 광중합형이 있다.

양의 치태가 존재합니다.

현재는 글라스 아이오노머 계열 sealant 재료와 레진 계열 sealant 재료가 유통되고 있습니다. 각각의 특징은 표 46-1과 같습니다. 맹출 도중이어서 러버댐 방습이 어려운 증례에서는 우선 글라스 아이오노머 계열 sealant 재료를 이용하게 됩니다. 그러나 물성이나 유지력이 떨어지기 때문에 러버댐 방습이 가능하게 되면 레진 계열 sealant 재료로 변경하거나 sealant 재료를 추가할 필요성에 대해 정기검진을 시행하면서 계속 확인해야 합니다.

제1대구치의 우식 이환 상태를 조사한 보고에 의하면, sealant를 시행하지 않았던 그룹에서는 맹출 후 1년에서 1년 6개월에 새로운 우식 발생이 절정을 보인다고 하며, 맹출 후 이른 시기에 우식에 이환되는 증례가 많다는 점을 시사하고 있습니다. 그리고 제1대구치의 우식 발생요인을 검토한 보고에 의하면, 상악보다 하악에서 우식이환율이 높은데, 그 원인은 하악이 맹출은 빠르면서도 교합치와 대합되기까지의 기간이 길어서 자정작용의 부족을 초래하기 때문입니다. 이러한 증례에서도 이른 시기에 sealant 재료를 가능한 범위에서 전색할 필요가 있습니다.

Sealant는 주로 교합면의 우식 발생을 예방하는 방법이지만, 특히 하악 협면은 우식 호발부위로 알려져 있어서 sealant를 시행해야 할 것입니다. 그러나 맹출 도중인 경우에는 협측구의 일부가 치은 안에 있는 상태이므로 적절하게 전색하기 어렵습니다. 맹출한 열구 부분을 가능한 만큼 전색하고 맹출 후에 추가 수정해 갑니다. 또한 sealant는 제1대구치가 대상이 되는 경우가 많지만 제2대구치에도 주의가 필요합니다. 제1대구치에 비해 제2대구치는 맹출하고 나서 교합되기까지의 기간이 긴 경우도 많으므로 자정작용을 기대할 수 없는 기간도 길어집니다.

구치부 이외의 치아에 sealant의 활용

구치부에 국한하지 않고 우식 이환의 가능성이 높다고 생각되는 상악 전치 설면의 맹공이나 유합치의 유합부가 열구 형태로 된 경우에는 sealant의 대상이 됩니다. 특히 전치부 설면의 맹공은 내부로 깊숙이 함몰되어 있어 내부 구조를 파악하기 어려운 경우도 있으므로, 우식 리스크가 낮은 증례에서도 이른 시기에 sealant를 시행하는 것이 좋습니다.

참고문헌

1) 鶴本明久ほか. 第1大臼歯における齲蝕発病要因に関する研究. 口腔衛生会誌. 1986；36：66-75.
2) 畑　弘子ほか. 乳歯列期より口腔管理を開始した小児における第一大臼歯の齲蝕罹患についての実態調査. 小児歯誌. 1990；28：928-936.
3) 日本小児歯科学会. 幼若第一大臼歯の実態調査. 小児歯誌. 1993；31：817-827.
4) 長坂信夫ほか. 幼若永久歯の総合的研究－齲蝕状態, 処置内容－. 小児歯誌. 2000；38：14-29.
5) 新谷誠康. 予防填塞. 髙木裕三ほか編. 小児歯科学　第4版. 医歯薬出版, 2011；176-178.
6) 辻野啓一郎. 効率的で確実なフィッシャーシーラント. 北村和夫ほか編. 日常臨床のレベルアップ&ヒント72. デンタルダイヤモンド社, 2015；140-141.

Tsujino Keiichiro(辻野啓一郎), Shintani Seikou(新谷誠康)
도쿄 치과대학 소아치과학강좌

Question 47

치료를 싫어하는 어린이에게는 어떻게 대응하면 좋습니까?

Answer

어린이가 싫어하지 않는 선생님이 되는 것은 간단합니다. 아무것도 하지 않거나 통증이 없을 정도로 적당히 우식을 제거하고 적당히 메우면 되는 것입니다. 그러면 어린이를 울리지 않는 선생님으로 소문이 나서 일시적으로는 어린이 환자의 내원이 증가할지도 모릅니다. 그러나 이것만으로 좋을 리가 없습니다(그림 47-1). 치료를 싫어하는 어린이에 대한 대응을 생각할 때 전제해 두어야 할 것은, 단지 치료를 싫어하지 않는 어린이로 만드는 것을 목표로 하는 것이 아니라 최종적으로 적절한 치료를 위해 필요하다고 생각되는 단계를 밟아 가는 것입니다.

어린이가 싫어하지 않는 선생님이 되기 위해서는 눈앞의 어린이가 왜 싫어하는지를 재빨리 파악하는 것이 필요합니다. 생각할 수 있는 주요 이유와 대처를 아래에 제시합니다.

치료 중 특정 처치에서 고통을 주었다

이것을 방지하기 위해서는 항상 어린이의 움직임을 주시할 필요가 있습니다. 어떠한 처치를 할 때만 싫어한다면 그 고통을 없애기 위해 필요한 이야기나 대응을 합니다. 간과하기 쉬운 것은, 사실은 아픈데도 계속 참고 있는 어린이입니다. 다리를 쭉 펴거나 드는 움직임에도 주의를 기울이지 않으면 다음에는 치료를 싫어하는 어린이가 될 수도 있습니다.

치료 중 몸은 움직이지 않지만 울고 있다

특정 처치가 아파서 우는 것이 아니라 어떻게든 열심히 하려는 어린이입니다. 그러나 어린이에게 불쾌한 것은 있으므로 이에 대한 반응으로 목소리가 커지고 우는 것입니다. 그렇다고 해서 치료를 중단할 필요는 없지만 항상 격려하고 되도록 빨리 끝내는 것이 좋습니다.

치과의원에 익숙하지 않아서 치료 전부터 막연한 불안이 있다

진료실에 들어오는 것이나 진료의자에 눕는 것에 저항하여 치과의사의 생각대로 움직여 주지 않는 어린이가 많습니다. 화가 나겠지만 여기서는 초조해 하지 않는 것이 좋습니다. 만약 그런 어린이가 억지로 진료의자에 누운 채, 갑자기 눈앞에 모르는 아저씨(아주머니)의 얼굴이 거꾸로 나타나면 무서울 것이 당연합니다(그림 47-2). 따라서 먼저 진료의자에 앉기 전에 이야기를 하는 것이 좋습니다. 응급을 요하는 증례

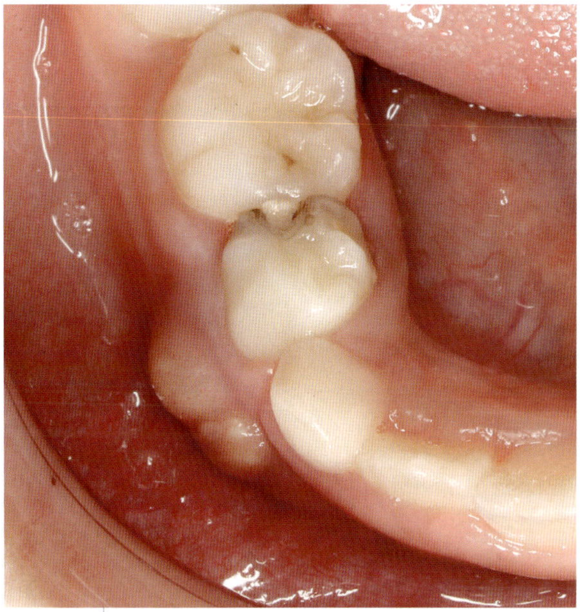

그림 47-1 유치의 부적절한 우식치료가 원인이 되어 생긴 치은농양의 일례.
소아치과 진료실에는 이러한 증상으로 내원하는 어린이가 적지 않다.

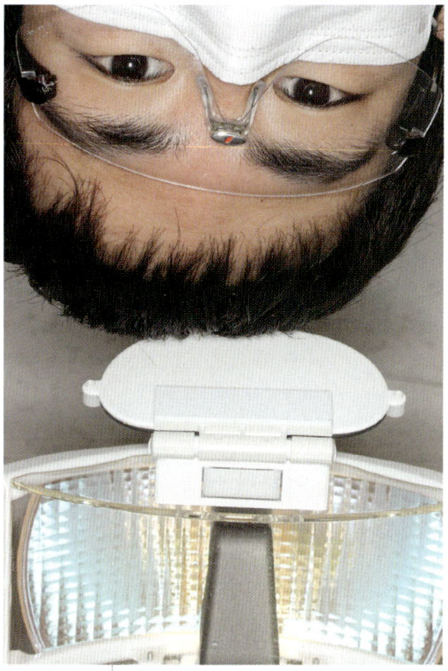

그림 47-2 진료의자에 누운 어린이가 본 치과의사.
어린이에 국한하지 않고 이런 모습으로 첫 대면을 하고 싶지는 않다.

가 아니라면 "오늘은 거울로 살펴보고 치아 사진(X-ray)만 찍을 거야!" 등으로 약속해도 좋을 것입니다.

그리고 이러한 어린이가 치료받을 준비로서 치료 기구에 익숙해지기 위한 연습은 필수입니다. 보호자에게는 맨 처음에 어린이가 느끼는 치과치료에 대한 문턱을 낮추어 두면, 그 후 긴 세월의 치과치료에 대한 공포나 저항을 줄일 수 있다는 사실을 충분히 설명해 둡니다. 실제로 첫날은 아주 간단한 진료와 X-ray 촬영 정도에 그치고 마음에 여유가 생긴 생태에서 집에 돌아가도록 하면, 다음 진료할 때 어린이의 반응은 놀라울 정도로 달라집니다. 그렇게 하면 기구를 보여 주고 연습을 할 때도 어린이는 선생님의 이야기에 귀를 기울이게 됩니다. 칫솔로 닦고 → contra angle에 polishing 브러시를 끼워 닦고 → contra angle에 round bur를 끼워 통증을 느끼지 않는 곳에 대보는……. 이처럼 일상에 가까운 것부터 차례차례 시도해 반응을 보는 것이 좋을 것입니다.

어떻게든 이곳을 빠져나가고 싶다고 생각하는 경우

3세 이하의 저연령 아동이 아닌데도 대기실에 있을 때부터 소리를 지르거나 진료의자에 눕히려고 하면 심하게 몸을 움직이거나 하는 경우가 많습니다. 이러할 때 "오늘은 그만하고 다음에 하도록 하죠."라고 보호자에게 이야기하지 않습니까? 유감스럽지만 다음에 한다고 해서 치료를 받을 수 있는 가망은 적습니다. 싫다고 날뛰면 말을 들어줄 것이라고 느끼면 다음에도 실컷 날뛸 것입니다. 선생님이 단념하는 순간 활짝 웃는 어린이도 있습니다.

이런 어린이에게는 치과의원에서 무언가를 하지 않으면 집에 갈 수 없다는 사실을 확실히 알려줄 필요가 있습니다. 맨 처음이니까 이것저것 할 필요는 없고, 막연한 불안이 있는 어린이에 대한 연습과 마찬가지로 간단한 것부터 시작하면 좋을 것입니다. 치과의원에 오면 반드시 무언가를 한다는 선생님의 마음이 통한다면 어린이는 '다음에는 어떻게 하면 빨리 끝날 수 있을까?'를 생각하기 시작할 것입니다.

모든 어린이에게 공통되게 중요한 것은, 선생님은 어린이에게 항상 상냥하게 말을 걸고 뭐든지 좋으니까 그날 한 것을 칭찬하는 것입니다. 어린이도 자기가 치료를 받은 것에 자신이 생기면 조금씩 치료를 싫어하지 않게 될 것입니다. 또한 곧바로 치료를 시작해도 좋다고 확신을 가진 어린이가 아니라면 맨 처음의 1~3회는 연습 또는 아주 간단한 처치를 하는 것이 좋을 것입니다.

연습을 했으니까 진료비를 받을 수 없는 것은 분명하지만, 여기서 어린이가 싫어하지 않는 선생님이 되면 그 어린이는 아주 긴 세월 동안 치과의원에 다니는 환자가 됩니다. 그 모습을 본 보호자나 친구가 진료를 받으러 오는 경우도 있습니다. 몇 차례의 연습은 미래를 위한 투자라고 생각해야 합니다.

그러나 몇 번을 연습해도 어린이가 싫어하는 모습이 변하지 않는다고 해서 치료가 필요한 부위를 언제까지나 방치해 둘 수는 없습니다. 이때는 소아치과 전문의나 대학병원 등에서 진료를 받도록 권유하는 것이 좋을 것입니다. 모든 어린이에게 잘 대응할 수는 없으므로 어린이가 싫어하지 않는 선생님이 되는 것은 매우 어려운 일입니다.

참고문헌

1) 熊澤海道. 小児歯科の"愉しさ"－子どもと保護者に対する行動変容法の考え方と工夫－. 小児歯科臨床. 2017;22 (2):6-13.

Sakurai Atsuo(桜井敦朗), Shintani Seikou(新谷誠康)
도쿄 치과대학 소아치과학강좌

Question 48

MFT는 어떤 환자에게 효과가 있습니까?

Answer

MFT란?

MFT(oral myofunctional therapy: 구강근기능요법)는 '치열을 둘러싼 구강 주위근육의 기능을 개선하는 훈련법'입니다.

치열은 안팎에서 항상 혀와 위아래 입술, 협근 등의 압력을 받습니다. 정상치열은 이 근육들의 정상 기능에 의해 유지되고, 반대로 이 근육들의 비정상 기능에 의해 부정교합이 생기는 경우가 있습니다. 비정상 기능이란 혀 내미는 버릇, 입술 깨무는 버릇, 구호흡이나 비정상 연하습관 등의 구강 악습관, 혀 저위 등 혀의 나쁜 위치를 들 수 있습니다. 또한 치과교정치료 후 이 근기능들에 이상이 잔존해 있으면 부정교합의 재발도 일으킵니다.

MFT는 비정상 근기능들에 대해 각 근육의 훈련이나 저작·연하·발음 훈련, 입술과 혀의 위치 훈련이 있으며, 정상 치열을 유지하기 위한 환경을 만드는 것을 목적으로 합니다[1,2].

적용하는 증례

MFT는 비정상 근기능에 대한 훈련법입니다. 구강습관이나 혀 및 입술의 나쁜 위치 등이 보이고, 그것이 원인이라고 생각되는 부정교합을 볼 수 있는 경우에 MFT를 시행합니다. 아래의 구강습관이 보이고 그것에 의해 치열·교합의 부정이 보인다면 MFT를 함께 이용한 치과교정치료가 추천됩니다.

1) 기능이 원인이라고 생각되는 부정교합

① 혀 내미는 버릇 → 상·하악 전치의 순측경사, 전치부 개방교합, 공간 치열 등(그림 48-1)

② 낮은 혀 위치 → 전치부 개방교합, 공간 치열

③ 구호흡(안정을 취할 때 입을 벌리고 있는 경우가 많음) → 상악 치열의 협착, 상악 전치의 순측경사

④ 입술 깨무는 버릇, 입술 빠는 버릇(하악의 경우) → 상악 전치의 순측경사, 공간 치열, 하악 전치의 설측경사, 총생(그림 48-2)

⑤ 손가락 빠는 버릇 → 개방교합, 상악 전치의 순측경사, 하악 전치의 설측경사, 상악 치열궁의 협착, 구치부 교차교합 등

⑥ 비정상 연하습관 → 상·하악전돌, 개방교합

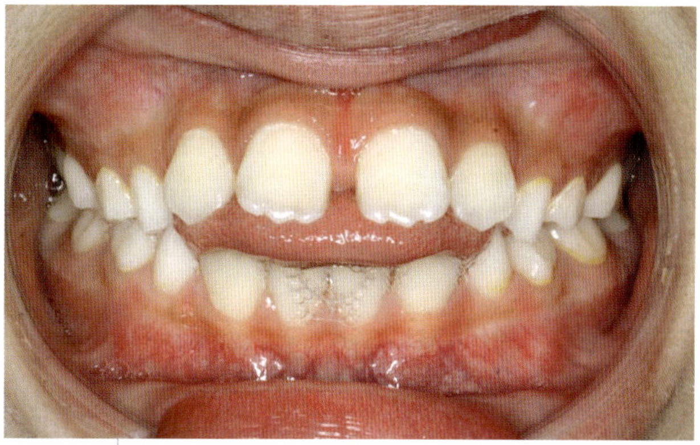

그림 48-1 혀 내미는 버릇.

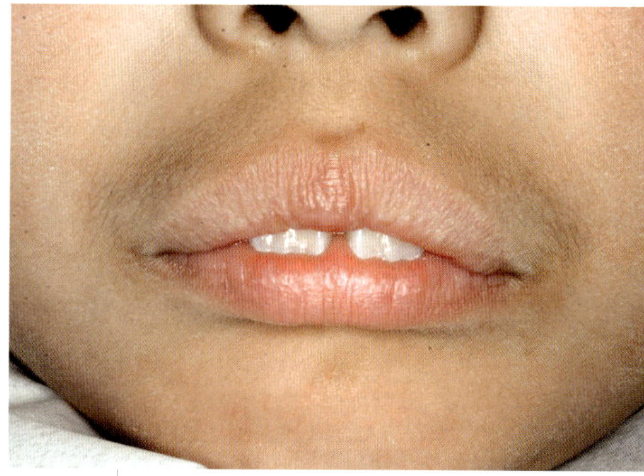

그림 48-2 입술 깨무는 버릇, 입술 빠는 버릇.

연하하는 순간 상하 전치 사이에 혀를 끼워 연하하는 것이 유아형 연하입니다. 보통 유치열이 완성되면 유아형 연하 패턴은 소실되지만 잔존하면 부정교합을 유발합니다.

2) 치과교정치료의 진행을 방해하는 경우

교정장치를 이용한 치료 중에 위와 같은 습관 등이 원인이 되어 치아의 움직임이 방해를 받는 경우가 있습니다. 특히 혀 내미는 버릇이나 입술 깨무는 버릇이 빈번하면 wire를 아무리 조절하거나, 환자가 악간 고무를 오랜 시간 장착하려고 노력해도 효과가 나타나지 않는 경우가 있습니다. 이러할 때는 MFT를 함께 이용하면서 치료를 계속하는 것이 추천됩니다.

3) 예후의 안정성이 기능의 영향을 받는다고 판단되는 경우

치과교정치료에 의해 정돈된 치열·교합이라 해도 비정상 기능이 보이는 경우에는 대부분 재발이 됩니다. 재발을 방지하기 위해 보정장치를 이용합니다. 그러나 보정장치는 치열 내의 유지는 가능하지만 개방교합과 같은 수직적인 교합의 유지에는 적당하지 않습니다. 혀 내미는 버릇으로 인한 개방교합의 보정은 버릇의 출현에 의한 재발에 대해 주의가 필요합니다. 보정 중에도 MFT를 계속하는 것이 바람직합니다.

기능 개선이 우선인가, 형태 개선이 우선인가

MFT만으로 치열이나 교합의 개선을 기대할 수 있을까요? 비정상 연하습관을 예로 들어 설명합니다. 비정상 연하습관은 개방교합의 결과로 생기는 것이지 원인이 아니라는 이론이 있습니다. '연하'는 구강 전방 부위를 폐쇄할 필요가 있으므로, 전치부 개방교합 환자가 연하를 할 때 혀를 앞으로 내미는 것은 연하를 하기 위한 생리적 적응 행동입니다[3]. 다시 말해서 개방교합 환자가 비정상 연하습관이 보이는 것은 당연한 일이므로, 비정상 연하습관에 대한 접근만으로는 개방교합을 치료할 수 없는 경우가 많습니다. 먼저 치과교정치료 전치부 개방교합의 치료를 선행하고, 그 후 안정을 위해 MFT를 시행합니다.

또한 상·하악전돌이라면 기질적으로 입술을 폐쇄하는 것이 힘들기 때문에 항상 위아래 입술은 벌어진

상태가 됩니다. 이러한 경우에는 치과교정치료를 통해 전치 돌출의 개선을 선행하고 구륜근에 대한 MFT를 함께 이용합니다. 전치 돌출의 치료가 끝난 단계에서 입술을 닫는 습관을 익히는 연습으로 이행하는 것이 좋다고 생각합니다. 이와 같이 형태 개선과 기능 개선이라는 양자의 균형을 고려한 치료가 중요합니다.

어린이에게 적용하는가, 어른에게 적용하는가 – 동기부여

MFT의 효과가 있는 시기에 대해서는 여러 이론이 있습니다.

어린이에 대한 MFT의 시행은 악골이 성장 시기에 있기 때문에 치열이나 악골의 성장을 방해하는 비정상 기능의 배제라는 측면에서 커다란 의미가 있는 것입니다. 그러나 실제 임상 현장에서 MFT는 환자의 동기부여가 성공의 열쇠를 쥐고 있다고 해도 과언이 아닙니다. 왜냐하면 MFT는 자택에서 매일 시행하는 훈련이 주가 되기 때문입니다. 동기부여라는 관점에서 보면 MFT는 저연령 아동에게 적용하기는 어렵고, 초등학교 고학년에서 목적을 가진 훈련이 가능하다고 생각합니다. 저연령의 어린이에게 MFT가 필요한 경우에는 보호자의 이해와 많은 노력이 필수이므로 어린이와 보호자에게 모두 매번 친절하게 설명할 필요가 있습니다.

어른은 동기부여가 확실하면 얻을 수 있는 협력은 많다고 생각합니다. 동기부여에서 중요한 것은 비정상 기능의 평가와 치료 성과를 사진이나 동영상 등을 사용해 알기 쉽게 설명하는 것입니다.

MFT는 치과치료 중에서도 환자에게 의존하는 부분이 많습니다. 어느 나이에서나 환자의 상황, 성격, 사회생활 등을 고려해 환자에게 가까이 다가가도록 합시다.

참고문헌

1) 高橋　治, 高橋未哉子. 新版　口腔筋機能療法　MFTの実際　上巻. クインテッセンス出版, 2012.
2) 高橋未哉子, 高橋　治. 新版　口腔筋機能療法　MFTの実際　下巻. クインテッセンス出版, 2012.
3) William R Proffit, 高田健治訳. 新版　プロフィトの現代歯科矯正学. クインテッセンス出版, 2004.

Tachiki Chie(立木千恵)
도쿄 치과대학 치과교정학강좌

Question 49

Bracket을 장착할 때의 우식 예방은 어떻게 하면 좋습니까?

Answer

교정치료 도중 특히 multi bracket 장치를 장착할 때는 교정장치가 음식물 잔사를 정체시키기 쉽습니다. 우식의 원인에는 숙주(치아·타액), 세균, 음식물(설탕)이 있습니다. 교정장치에 의한 음식물 잔사의 정체나 타액 흐름의 변화는 압도적으로 음식물의 요인을 높이고, 타액에 의한 자정작용을 약화시키므로 치태 형성을 쉽게 만들어 우식 리스크를 높이게 됩니다. 따라서 교정치료 도중에는 환자 개개인의 우식 리스크에 따른 치태조절을 실시하는 것이 바람직합니다.

아래에 bracket을 장착할 때의 우식 예방에 대한 요점을 정리합니다.

교정장치 장착 전

1) 우식 리스크 검사

우식 리스크 검사를 통한 리스크 판정을 바탕으로 개개인에게 맞는 구강관리 프로그램을 작성해 환자의 치태조절에 대한 동기를 부여하고, 동시에 안전한 교정치료 시작 시기를 판단합니다. 치료의 진행에 따라 재평가를 시행하고 프로그램에 반영합니다.

2) 보존수복 처치

필요한 보존수복 처치를 시행해 우식이 전파되는 것을 예방합니다. DMF 치수가 많은 경우에는 우식 리스크가 높다는 사실에 대해 이해를 구하고, 보존수복 처치는 교정 전에 마무리해 둡니다.

3) 칫솔질의 청량감이나 매끈매끈한 느낌에 익숙해지게 한다

교정장치 장착 전의 시점에서 OHI가 높은 환자는 치태가 부착된 감각에 익숙해 있습니다. 칫솔질을 한 후에도 치아가 매끈매끈한 느낌이 어색해 곧바로 음식을 섭취하고 마는 환자도 있을 정도입니다. 왜 충치가 되는지를 설명하고 섭식 횟수가 많지 않은지, 식사 내용에 설탕이나 탄수화물과 점착성 음식물이 많지 않은지, 그리고 음식물을 섭취할 때마다 칫솔질을 하는지 등을 확인하면서 효과적인 칫솔질 지도 및 구강 청소를 시행해 치아가 매끈매끈하면 입안이 산뜻해져 기분이 좋아지는 것을 실감하도록 하는 것이 매우 중요합니다.

Multi bracket 장치를 장착할 때

Bracket을 bonding 한 후에는 산부식에 의한 치면의 손상을 방지하기 위해 bracket 주위 치면에 불소를 도포해 치면의 재석회화를 촉구하는 것이 바람직합니다.

교정장치 장착 중의 칫솔질

1) 칫솔질 전의 입헹구기

칫솔질하기 전에 확실히 입을 헹궈 커다란 음식물 잔사를 제거합니다. 입헹구기는 입을 닫고 좌측 뺨, 우측 뺨, 윗입술과 아랫입술을 부풀려 10회씩 실시합니다. 입헹구기로 제거되지 않은 음식물 잔사는 거울을 보고 one tuft 브러시, 이쑤시개, 핀셋 등으로 제거합니다.

2) 불소 함유 치약

불소 함유 치약은 치태 제거뿐만 아니라 재석회화를 통해 치아를 수복합니다. 성인이라면 칫솔 머리의 길이를 기준으로 2cm 정도 사용합니다. 치약은 맨 처음 치면 전체에 골고루 퍼지게 해서 한쪽으로 치우치는 곳이 없도록 합니다. 가능하면 치약이 구강 내에 오래 머무르게 하면서 닦아 칫솔질과 동시에 불소 도포 효과를 기대합니다.

3) 칫솔질 방법

Multi bracket 장치를 장착한 채 칫솔질을 하는 경우에는 들쑥날쑥한 모양의 교정용 칫솔이 사용하기 쉽습니다. Bracket에 대해 비스듬하게 위쪽, 바로 위쪽, 비스듬하게 아래쪽 등 3가지 방향에서 칫솔을 대고(그림 49-1), 1초에 3번의 리듬으로 미세한 횡마법을 한 군데에서 20회 이상 시행합니다. 3가지 방향에서 대고 하는 칫솔질 외에도 치간부는 치면에 따라 칫솔 끝이나 손잡이에 가까운 칫솔모를 이용해 닦

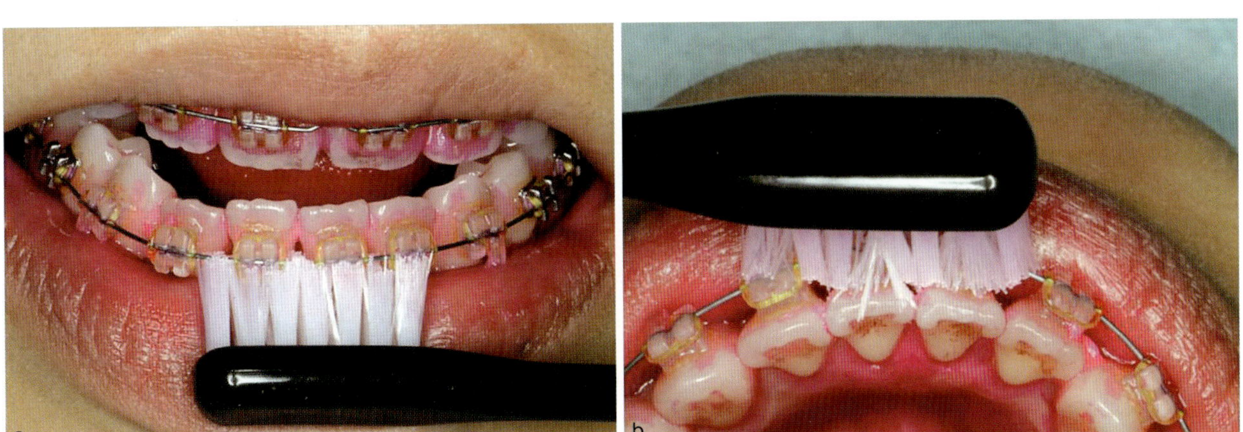

그림 49-1 칫솔을 대는 방법.
비스듬하게 아래쪽(a)과 비스듬하게 위쪽(b)에서 댄다.

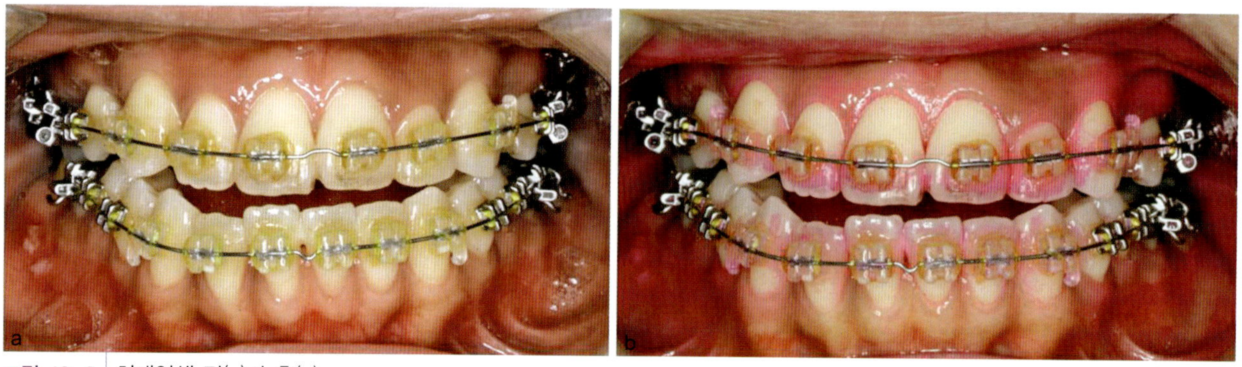

그림 49-2 치태염색 전(a)과 후(b).
염색을 하지 않으면 치태가 있는 곳을 알기 어렵다.

습니다. 설측은 비스듬하게 45°로 대고, 교합면은 직각으로 칫솔을 댑니다. 보조 칫솔로는 칫솔모 다발이 작은 one tuft 브러시를 치간부나 치경부에 이용하는 것이 효과적입니다.

4) 칫솔질 시간

칫솔질에는 적어도 10~15분의 시간이 필요한데, 시간을 들여 이를 닦는다는 인식이 부족한 경우가 있습니다. 지도에 따라 신중하게 칫솔질을 할 때 걸리는 시간을 계산하여 칫솔질 시간의 감각을 의식하도록 합니다.

5) 치태염색제

치아의 오염은 스스로 느끼기 어려우므로 적어도 1주에 1회 정도 가정에서 치태염색제를 사용해 치태 부착 부위를 거울로 확인하고(그림 49-2), 빨갛게 염색된 곳이 완전히 없어질 때까지 닦도록 지도합니다.

6) 불소 양치제

매일 밤 잠자기 전에 불소 양치제로 입을 헹구어 냅니다. 불소 양치제는 Miranol®(의약품)이 자주 사용되었는데, 지금은 OTC 의약품인 F Coat®(0.05% 농도, 불소이온 농도 225ppm의 불화나트륨 수용액)가 편리합니다.

7) 전동 칫솔

Multi bracket 장치 장착 도중의 전동 칫솔 사용은 치아에 대는 것이 약간 어려워, multi bracket 장치에 걸린 음식물 잔사 등을 제거하기 힘듭니다. 따라서 전동 칫솔은 손을 이용한 칫솔질이 끝난 후 보조 칫솔질로 사용하면 좋을 것입니다. Sonicare® 등의 음파 칫솔은 치면의 착색 제거 등에 특히 효과가 있습니다.

8) Sonic 브러시

Professional care에서 연마 브러시가 도달하지 않는 bracket 주위의 세정이나 염색액에 의한 착색을 제거하기 위해서는 공기압에 의한 음파진동을 이용한 sonic 브러시가 효과적입니다.

OHI가 개선되지 않는 환자에 대한 대응

1) 2차 칫솔질

첫 번째 칫솔질을 하고 입을 잘 헹군 후, 다시 한 번 치약을 바르고 2차 칫솔질을 합니다. 2차 칫솔질 후에는 가볍게 입을 헹구고 불소 함유 치약이 입안에 머물러 있도록 합니다.

2) 술자 칫솔질

교정치료 기간 중에 OHI의 개선이 보이지 않는 경우에는, 매월 1회 교정치료를 위해 내원하는 중간에 치과위생사에 의한 술자 칫솔질을 위해 내원하도록 요청해 2주마다 professional care를 시행합니다.

치과교정치료에 동반한 우식 발생에 관한 재판사례도 있으므로, bracket을 장착할 때의 우식 발생은 환자의 책임이라고 할 수 없는 상황이 되었습니다. 교정치료를 통해 환자에게는 우식 리스크를 이해하고 불소를 적극적으로 도입하는 칫솔질에 힘쓰게 하며, 술자는 충분한 보건지도를 하고 이것을 기록으로 남기는 것이 중요합니다.

Miyazaki Haruyo(宮崎晴代)
도쿄 치과대학 치과교정학강좌

Question 50

어떤 환자에게 외과교정을 권유해야 합니까?

Answer

"당신은 악교정 수술을 하지 않으면 치료되지 않습니다."라는 진단을 받으면 어떻게 하시겠습니까? "그렇군요! 턱이 나오거나 틀어져서 신경이 쓰였습니다."라고 이야기하는 사람도 있겠지만 "네? 수술이라고요? 턱은 그렇게 신경 쓰이지 않으니 어떻게든 교정으로 치료가 안 될까요?"라고 이야기하는 사람이 많을 것이라고 생각합니다.

외과적 교정치료와 같이 침습이 큰 치료에서는 치료법 선택에 대한 높은 합리성이 요구됩니다. 바꾸어 말하면 진단의 정합성이 필요합니다. 진단의 순서는 문제 지향 시스템(problem-oriented system)이 주류인데, 기초 데이터로부터 문제 목록(problem list)을 작성하고, 각각의 문제점에 대한 해결책부터 치료의 목적, 필요성, 유효성, 치료법의 장점과 단점, 치료를 하지 않았을 때의 리스크 등을 환자에게 제시해 동의를 얻은 후, 그 환자에게 가장 적합한 치료법을 선택합니다.

교정치료에서 치료 목표는 각 개인에게 맞는 교합, 다시 말해서 개성정상교합입니다. Tweed는 교정치료의 목표를 아래와 같이 제창했는데, 이 4가지 항목들을 균형적으로 달성하는 것이 교정치료의 목표가 됩니다.

① 안면 line의 가장 좋은 균형과 조화
② 치료 후 교합의 안정
③ 건강한 구강 조직
④ 효율적인 저작 기능

골격적인 부정의 정도가 클수록 위의 4가지 항목에 부조화가 생깁니다. 그러면 외과적 교정치료가 적응증이 되는 환자는 어떠한 특징이 있을까요?

골격성 하악전돌에서, 측모를 보면 하악이 돌출되고 또한 초승달 모양이 되어 돌출의 정도에 따라 심미적인 문제가 생깁니다. 치아의 변화를 보면, 대구치 관계는 Ⅲ급이 강해지고 중심교합위에서 상하 치아의 접촉 면적이 줄어 저작효율이 감소합니다. 하악이 돌출되어 당연히 반대교합이 강해집니다. 따라서 상악 전치의 순측경사, 하악 전치의 설측경사도 커져 반대교합의 정도를 줄이려고 합니다. 이는 생체가 전후적인 불균형을 치아를 이용해 보상하려는 형상으로서, '치아치조 보상(dento-alveolar compensation)'이라 부릅니다(그림 50-1). 초진에서 안면의 인상에 비해 구강 내 검사에서 수평피개가 작은 이유는 이러한 보상이 작용했기 때문이고, 간단한 증례가 아니므로 쉽게 손을 대지 않도록 주의가 필요합니다.

교정치료를 받는 환자는 악골이 정상이라 할 수 없고, 많건 적건 상·하악골에 부조화가 있습니다. 교정치료를 통해 골격의 부조화에 대한 전치의 경사를 조정하여 정상의 피개관계를 획득합니다. 다시 말해서

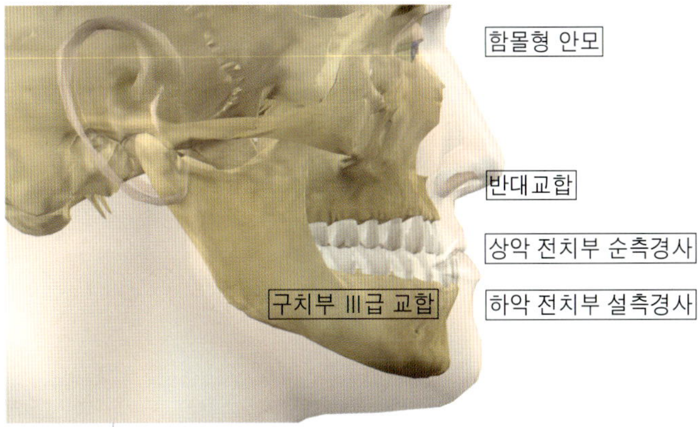

그림 50-1 골격성 하악전돌 증례의 특징.

많든 적든 치아치조 보상을 이용해 치료하게 됩니다. 하악전돌 경향의 증례는 상악 전치의 순측경사와 하악 전치의 설측경사를 보이고, 상악전돌 경향의 증례는 반대로 상악 전치의 설측경사와 하악 전치의 순측경사를 보여 전치의 정상 피개관계를 획득합니다. 그러므로 교정치료만 단독으로 시행할 때는 치아에 의한 악골의 부조화를 감추는 의미에서 '카무플라주(camouflage) 치료'라고도 불립니다.

교정치료만 단독으로 시행할 때는 상·하악골의 부조화 정도에 따라 앞에서 서술한 치아치조 보상을 더 커지게 만들어 치료해야만 합니다. 골격성 하악전돌을 교정으로만 치료하면 상악 전치가 과도한 순측경사를 보이므로, 하악 전치와 교합할 때 이른바 밑에서 밀어 올리는 현상에 의해 상악 전치의 동요가 생깁니다. 또한 anterior guidance의 각도가 시상과로각보다 작아져 하악 과두의 회전·활주 운동에 부조화가 일어난다고 이야기하기도 합니다. 치조골 내에서는 치아의 과도한 경사로 인해 치근흡수나 fenestration이 생길지도 모릅니다. 또한 심미적인 개선도 크게 바랄 수는 없습니다.

그림 50-2는 골격성 하악전돌 증례라고 진단되었지만 환자의 희망으로 교정치료를 받은 기왕력이 있고, 그 후 심미적·기능적인 문제 때문에 도쿄 치과대학 치과교정과에서 외과적 교정치료를 시행한 증례입니다. 앞에서 서술한 골격성 하악전돌증의 여러 증상이 보여서 교정치료만으로 전치의 과도한 치축경사를 개선하는 치료를 하지 않을 수 없었던 상황을 예측할 수 있습니다. 악골의 부조화가 심하기 때문에 거기에 부수하는 치아, 연조직, 기능에 부조화의 연쇄작용이 일어났으므로 외과적 교정치료를 통해 악골의 부조화로 인한 연쇄작용을 차단했습니다.

교정치료만 단독으로 시행할 때와 외과적 교정치료의 경계는 어디에 있을까요? 악골변형증은 염증, 종양, 낭종 등의 기질적인 변화가 아니라 형태의 부정이기 때문에 아쉽지만 국경과 같이 명확하게 규정할 수 없습니다. 그리고 외과적 교정치료는 보험제도, 치료비, 사회의 인식, 환자 의식의 변화·요구, 술식의 진보, 유지안정성, 술자의 사고방식 등 여러 가지 요인이 선택에 영향을 미칩니다. 하지만 악골의 부조화가 진단의 가장 큰 요소라는 사실은 변하지 않습니다. 도쿄 치과대학 치과교정과의 계측에 따르면, 세팔로 분석에서 대표적인 계측항목 중 ANB가 −2~−3°이면 외과적 교정치료 선택의 경계라고 생각할 수 있습니다.

악골에 부조화가 있으면 연쇄적으로 치아, 연조직, 기능에도 부조화가 생기고, 특히 구강 내에서는 치아치조 보상이 생깁니다. 외과적 교정치료의 진단에는 그림 50-1에서 제시한 것과 같이 측모 관찰 소견에

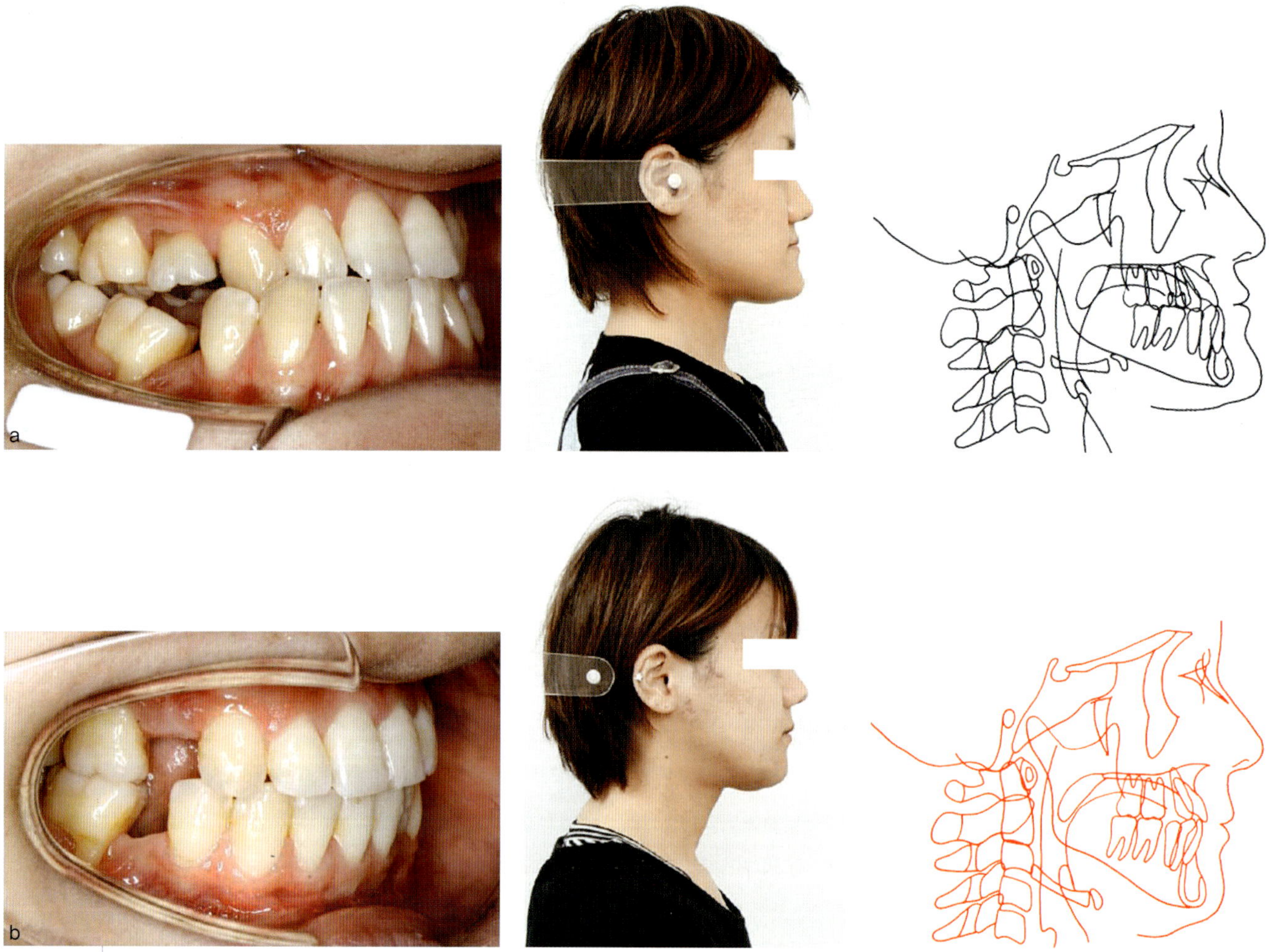

그림 50-2 교정치료만으로 치료가 끝났을 때(a)와 외과적 교정치료가 끝났을 때(b)의 비교.

서 미리 안면 형태의 경향을 파악하고, 구강 내 검사에서 대구치 관계, 치축의 특징을 염두에 두고 검사하는 것이 중요합니다. 그러기 위해서는 어느 하나의 현상에 사로잡히지 않는 전방위적인 관찰력과 종합적인 진단력이 요구됩니다. 외과적 교정치료는 악골의 부조화가 허용범위를 이탈했을 때 악골과 그에 부수하는 치아, 연조직 및 기능을 정상 범위로 되돌리는 대책이라고 할 수 있습니다.

Nishii Yasushi(西井 康)
도쿄 치과대학 치과교정학강좌

Question 51

아드레날린 첨가 리도카인염산염 제제와 페리프레신 첨가 프로피토카인염산염 제제의 사용구분에 대해 알려 주십시오.

Answer

아드레날린 첨가 리도카인염산염 제제[치과용 Xylocaine® cartridge, Xylestesin™ A 주사액(cartridge), Epilido® 배합주사 cartridge, Ora® 주사 치과용 cartridge]와 페리프레신 첨가 프로피토카인염산염 제제(치과용 Citanest-Octapressin® cartridge)의 사용구분에 대해 국소마취제와 혈관수축제로 나누어 생각해 보겠습니다(표 51-1).

리도카인염산염과 프로피토카인염산염은 같은 아미드형 국소마취제로서 약리학적 성질이 유사합니다. 프로피토카인염산염을 대량으로 투여하면 메트헤모글로빈혈증(methemoglobinemia: 청색증)을 일으킬 가능성이 있지만 보통의 사용량에서는 이러한 염려가 없습니다.

혈관수축제로서 아드레날린과 페리프레신을 비교하면 여러 가지 점에서 차이가 있습니다. 아드레날린은 카테콜아민이므로 세동맥을 수축시킵니다. 주사 국소의 혈류가 현저하게 감소하므로 관혈 처치를 할 때는 출혈량이 줄어 시야를 뚜렷하게 볼 수 있습니다. 혈류의 감소에 따라 리도카인염산염의 혈관 내 흡수가 억제되므로 강한 마취효과와 긴 작용시간을 얻을 수 있습니다. 한편 페리프레신은 주로 세정맥을 수축시키기 때문에 주사 국소의 혈류는 그다지 줄지 않아 관혈 처치를 할 때 출혈량이 많아지기 마련입니다. 마취효과의 발현이 늦고 작용시간도 짧으므로 충분한 마취효과를 얻을 수 있는 시간이 짧아집니다. 이러한 사실로부터 하악 대구치 등 마취 효 과를 얻기 어려운 부위, 발치 등의 관혈 처치, 오랜 시간의 확실한 마취효과를 얻고자 하는 경우 등에서는 아드레날린 첨가 리도카인염산염 제제를 사용하는 것

표 51-1 치과용 주사 국소마취제 제제의 종류

상품	혈관수축제	방부제 (Methylparaben)	산화방지제 (아황산염)
2% 리도카인염산염 제제			
치과용 Xylocaine® cartridge	아드레날린(0.0125mg/mL)	(−)	(+)
Xylestesin™ A 주사액(cartridge)	아드레날린(0.0125mg/mL)	(−)	(+)
Epilido® 배합주사 cartridge	아드레날린(0.0125mg/mL)	(−)	(+)
Ora® 주사 치과용 cartridge	아드레날린 주석산 수소염(0.025mg/mL)	(−)	(+)
3% 프로피토카인염산염 제제			
치과용 Citanest-Octapressin® cartridge	페리프레신(0.03IU/mL)	(+)	(−)
3% 메피바케인염산염 제제			
Scandonest® cartridge 3%	(−)	(−)	(−)

표 51-2 순환기 질환 합병증 환자에 대한 아드레날린 첨가 국소마취제의 사용기준 [Kaneko Yuzuru(金子 譲). 일본의사회지. 1996; 48:1282-1296을 기반으로 작성]

	Cartridge 2개까지	Cartridge 1개까지
심장질환	NYHA 분류 1도·2도	NYHA 분류 3도
고혈압	WHO 분류 1기·2기	WHO 분류 3기 β 차단제 상용자

※폐색성 비대형 심근증에서 아드레날린 첨가 리도카인염산염 사용은 금기이다.

이 좋다고 생각합니다.

아드레날린과 페리프레신의 심장과 전신 순환에 대한 작용을 비교합니다. 앞에서 서술한 것과 같이 아드레날린은 카테콜아민이므로 심박수를 늘려 심근 수축력을 증가시킵니다. 전신의 피부나 점막의 혈관을 수축시키는 한편 골격근의 혈관을 확장시키므로, 종합적으로 보면 전신 혈관의 저항은 감소하는 경향이 있습니다. 이와 같은 결과, 혈압은 크게 변화하지 않지만 심박출량이 증가합니다. 그러므로 심근 산소 소비량이 증가하지만 관상동맥이 확장하여 심근의 산소공급 균형을 유지시킵니다.

고혈압이나 허혈성 심장질환 등에서는 동맥경화가 진행하여 아드레날린을 투여할 때 심근 산소공급의 균형을 유지하기 어려우므로 양을 제한해 사용하는 것이 안전합니다. 이 질환들이 경증에서 중등도인 경우에는 cartridge 2개까지, 중증에서는 cartridge 1개까지로 제한하는 것이 안전할 것입니다(표 51-2). 참고로 아드레날린 첨가 리도카인염산염 제제의 붙임문서에는 고혈압, 동맥경화, 심부전, 갑상선기능항진증, 당뇨병이 있는 환자 및 혈관연축의 기왕력이 있는 경우에 대한 사용은 '원칙금기'(투여하지 않는 것을 원칙으로 하지만 특별히 필요한 경우에는 신중하게 투여할 것)로 되어 있습니다.

페리프레신은 항이뇨 호르몬인 바소프레신의 혈관수축 작용을 보강한 합성 폴리펩티드입니다. 전신의 혈관계에서는 주로 정맥계에 작용하지만 심장에 대해서는 관상동맥 수축작용이 있습니다. 일정량 이상의 페리프레신을 투여하면 서맥과 심박출량 감소를 볼 수 있는데, 이는 페리프레신의 심기능억제작용의 결과라고 생각됩니다. 토끼를 이용한 실험에서 체중을 환산하여 cartridge 4개 내지는 8개 분량 정도의 페리프레신 첨가 프로피토카인염산염 제제를 투여했더니, 심근조직 혈류량과 심근조직 산소분압이 저하했습니다. 다시 말해서 심근 산소수요에 비해 심근 산소공급(심근조직 혈류량)의 감소가 많으므로 심근 산소수급의 균형이 악화되어 심근조직 산소분압이 저하한다고 생각됩니다. 따라서 허혈성 심장질환 환자에 대한 페리프레신 첨가 프로피토카인염산염 제제의 안이한 다량 사용은 피해야 합니다.

이상과 같은 사실로부터 아드레날린과 페리프레신 모두 다량으로 사용하는 것은 순환에 악영향을 미친다는 사실을 이해하는 것이 중요합니다.

다른 선택지로서 혈관수축제가 첨가되지 않은 메피바케인염산염 제제(Scandonest® cartridge 3%)도 사용이 가능합니다. 혈관수축제가 첨가되지 않았으므로 작용지속시간은 30분 정도로 짧아서 관혈 처치를 할 때는 출혈량이 많아지기 마련이지만, 짧은 시간의 처치에서는 유용한 약제라고 생각합니다.

Ichinohe Tatsuya(一戸達也)
도쿄 치과대학 치과마취학강좌
첫 출간: Vol.109 No.4 (2009)

Question 52

혈관미주신경반사를 일으킨 환자가 휴식 후 회복되었습니다. 예정된 처치를 시행해도 좋습니까?

Answer

치과치료 도중에 환자가 불쾌한 기분을 호소하는 등 예기치 못한 전신적인 이상증상과 만나는 것은 결코 드문 일이 아닙니다. 일본 치과마취학회의 시군구 치과의사회 앙케트 조사(1985년 1월부터 1995년 12월까지)에 따르면 치과진료를 할 때 나타난 전신적인 이상증상 1,943증례 중 혈관미주신경반사(VVR, 추정 진단)가 1,010증례(52.0%)를 차지했습니다(그림 52-1). 또한 영국의 개업 치과의사 1명이 1년 동안 만나는 전신적 이상 중에 VVR이 VVR 이외의 이상증상에 비해 2.7배 많았다는 보고도 있어 VVR이 압도적으로 높은 빈도로 발생합니다.

먼저 VVR의 병태와 증상을 정리합니다. 병태는 부교감신경계의 긴장과 교감신경계의 긴장저하에 의한 심억제와 혈관확장이며, 주요 증상은 서맥과 혈압저하입니다. 이에 동반해 안면창백, 냉한, 피폐감, 오심·구토나 뇌혈류량 감소에 의한 실신 등을 볼 수 있습니다. 중증의 증례에서는 심정지에 이르는 경우도 있습니다. 통증이나 불안·공포, 오랜 시간의 앉은 자세, 고온, 피로, 수면부족 등의 정신적·육체적 스트레스를 원인으로 들 수 있습니다. 대부분의 경우에 VVR은 산소투여와 수평위에서 안정을 취하고 15분 정도 상태를 관찰하면 회복됩니다. 하지만 승압제[에틸레프린(etilefrine)염산염, 에페드린(ephedrine)염산염]나 부교감신경차단제(아트로핀황산염)의 투여가 필요한 경우도 있습니다.

그러면 VVR에서 회복되었다면 예정된 처치를 시행해도 좋을까요? 문제없이 예정된 처치를 끝마칠 수 있는 경우가 있을지도 모릅니다. 그러나 다시 VVR이 일어날 가능성이나 중증화할 가능성이 있다는 점을 잊어서는 안 됩니다.

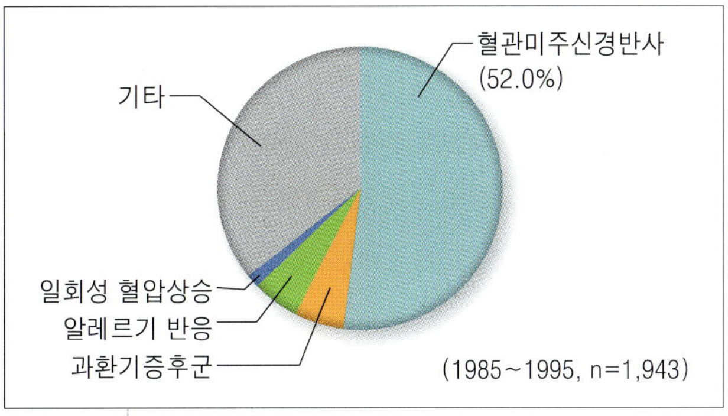

그림 52-1 치과치료를 할 때의 전신 이상(추정 진단).
[Shinya Noboru(新家 昇). 일본의사회지. 1992; 45: 663-672 및 Someya Geiji(染矢源治), Shinya Noboru. 일본마취학회지. 1992; 27: 365-373을 기반으로 작성]

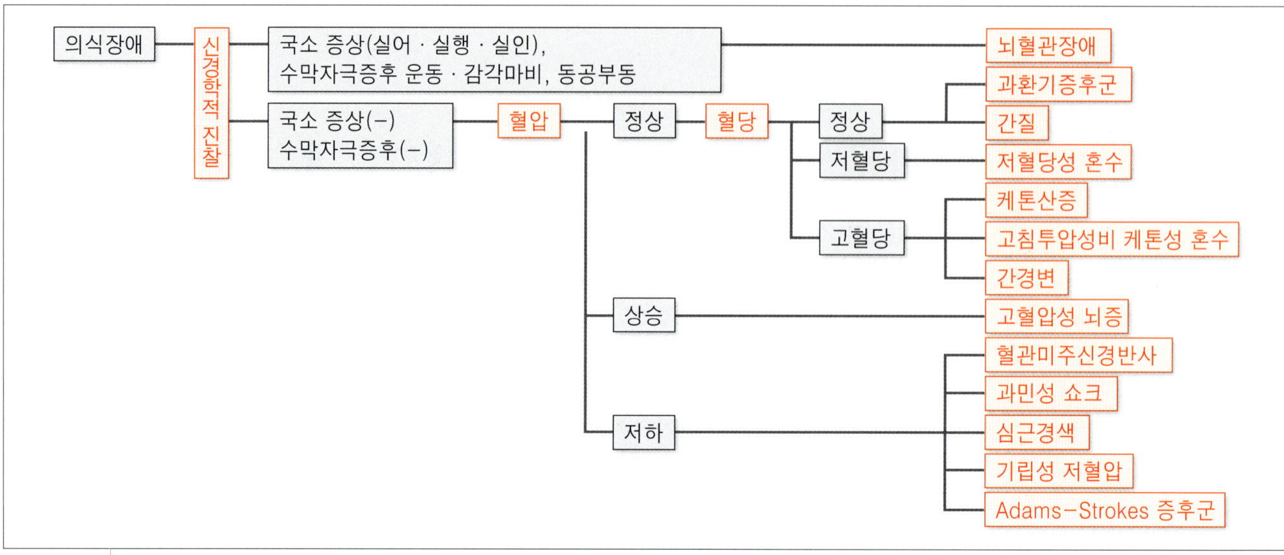

그림 52-2 의식장애의 감별진단.

또한 환자가 실신했을 때 그 원인이 VVR이라고 단정할 수는 없습니다. 실신 중에는 생명을 위험에 노출하는 심한 질환에 의한 것도 포함되어 있습니다. 특히 심장질환이 원인이 되는 심원성 실신은 사망률이 높고 예후가 불량하다고 알려져 있습니다. 또한 VVR과 감별이 필요한 병태에는 간질, 일회성 뇌허혈발작, 패닉발작(과환기발작 포함), 저혈당 등을 들 수 있습니다(그림 52-2).

따라서 분명하게 VVR이라고 진단할 수 있고 원인의 특정과 제거를 확실히 할 수 있다면 예정된 처치를 시행해도 상관이 없을 것입니다. 당연한 일이지만 환자의 자각증상이 소실되는 것과 환자 자신이 치료를 계속하기를 희망하는 것이 중요합니다. 만약 VVR의 원인이 통증에서 기인한다면 국소마취를 이용해 충분한 진통을 도모하는 것이 필요합니다. 또한 불안이나 긴장에서 기인한다면 원인을 찾아 불안을 충분히 제거하는 등 환자의 심리를 배려한 대책이 필요합니다. 예정된 처치를 할 때는 저침습적이면서도 짧은 시간에 처치를 마치는 것이 필요합니다. 가능하다면 모니터링을 한 상태에서 각종 약물을 투여할 수 있는 환경을 정비해 두면 안심할 수 있습니다.

한편 원인이 명확하지 않은 경우에는 환자의 몸 상태가 좋은 다른 날로 예정된 처치를 연기하는 것이 안전합니다. 무리하게 예정된 처치를 시행하는 것은 좋은 대책이 아닙니다. 상황에 따라서는 주치의에게 진료를 의뢰하는 것도 필요합니다. VVR은 환자의 정신적·신체적 스트레스를 줄이고 조금이라도 쾌적한 환경을 만들면 방지할 수 있습니다. 그러나 기초질환과는 관계없이 어떠한 환자라도 일어날 수 있는 병태이므로 항상 VVR을 염두에 둔 진료를 시행하는 것이 중요합니다. 대책을 강구해도 VVR을 일으킨다면 2·3차 의료기관에서 의식하진정법을 시행한 상태에서 치과처치를 하는 것도 하나의 선택지일 것입니다.

Ichinohe Tatsuya(一戸達也)
도쿄 치과대학 치과마취학강좌
첫 출간: Vol.110 No.4 (2010)

Question 53

이전 치료에서 혈압 변동이 심했던 환자의 경우, 발치할 때 혈압 변동을 억제하고 싶은데 어떻게 하면 좋습니까?

Answer

이 질문은 진단용 모형이나 화상소견 없이, "치아가 아프다고 호소하는 환자가 있습니다. 치료계획은 어떻게 될까요?"라고 이야기하는 것과 비슷하다고 생각하지 않으십니까? 치과마취과의사는 이 질문을 받으면 먼저 "혈압은 어느 정도였습니까? 나이는? 기초질환은 있나요? 치료내용은? 치료 도중에 아프지 않았나요? 긴장하고 있었나요?"라고 확인할 것입니다.

이번과 같은 증례에 대해 치과마취과의사의 입장에서 전신관리계획을 생각해 보도록 하겠습니다.

혈압 변동의 정도와 환자의 나이

'혈압 변동이 심했다.'라고 했는데 수치나 변동 폭은 어느 정도였을까요? 고령자는 혈관벽의 탄성이 저하되므로 특히 최고혈압이 상승합니다. 또한 혈압 변동이 크다는 것이 특징입니다.

기초질환의 유무

1) 치료 시작 전 주의할 것: 환자의 배경 파악

(1) 의과질환과 상시 복용 약의 확인

치과질환과 의과질환의 관련을 인식하지 못하는 환자가 있기 때문에 주의 깊은 병력청취가 필요합니다.

(2) 전신상태의 파악

주치의에게 진료를 의뢰합니다. 의과질환이 치료되지 않은 경우, 원칙적으로는 가료를 통해 전신상태를 개선하고 나서 치과치료를 시행해야 합니다.

2) 치료 도중 주의할 것: 예방적 관리

치과치료 시작 전에 전신을 양호한 상태로 만들어 두고, 치과치료 도중에는 그 상태를 유지하도록 노력합니다. 치과치료 도중에 혈압이나 맥박의 변동이 예상외로 크다는 것을 실감하는 경우가 있습니다. 순환기 질환이 있는 환자에게는 순환 모니터를 장착하는 습관을 가지는 것이 좋을 것입니다. 호흡기 질환으로 환기장애가 있는 증례에서는 pulse oximeter의 적용이 바람직합니다. 호흡 상태는 순환에 영향을 미치기 쉬우므로 순환 모니터를 동시에 사용할 것을 권장합니다.

혈압 등 vital sign은 매일 변동하므로 가능하다면 매번 측정하도록 합니다. 치료 도중에는 반복해서 측정하고, 이상이 생기면 재빨리 알아차려 신속하게 대응할 수 있도록 합니다(표 53-1).

표 53-1 순환 모니터의 의의

1. 환자의 현재 상태를 안다.
2. 환자의 이후 변화를 추측한다.
1) 우발증이 발생할 가능성 2) 일어날 수 있는 우발증의 종류 3) 일어날 수 있는 우발증의 중증도
→ 시간의 흐름에 따른 변화를 아는 것이 중요

전신 우발증이 생긴 경우에는 비록 내과질환이라고 해도 치과의사가 초기대응을 할 필요가 생깁니다. 그러므로 vital sign의 평가, 응급 심폐소생술이나 의과질환이 악화될 때의 기본적 대처법도 몸에 익혀 두는 것이 매우 중요합니다.

만약 치료 전에 최고혈압이 180mmHg 이상 또는 최저혈압이 110mmHg 이상일 때, 또는 두통이나 머리가 무거운 느낌 등의 증상을 느낄 때는 당일에 처치하는 것을 연기하도록 합니다. 또한 치과치료 도중에 그와 같은 상태가 된 경우에는 치료를 중단하고 원인을 제거하기 위해 노력합니다.

국소마취를 포함해 보통의 치과치료에서 모니터링의 적용

가장 적절하게 적용할 수 있는 경우에는 순환기 질환이나 호흡기 질환이고, 그 질환이 중증일수록 위험성이 증가하므로 앞에서 서술한 모니터링의 필요성이 높아집니다.

치과치료는 긴장이나 통증에 의해 자율신경 활동에 여러 가지 영향을 미칩니다. 혈관미주신경반사에서는 많은 경우에 수평위에서 안정을 취하고 산소를 투여하면 회복되지만, 그중에는 심정지를 일으키는 경우도 있습니다. 혈관미주신경반사의 기왕력이 있는 환자는 종종 반복되므로 이러한 환자에게도 모니터링을 적용하는 것이 좋습니다.

건강한 상태라 해도 여러 장기는 나이와 함께 기능저하를 가져오는 것이 보통이며, 일반적으로 고령자의 예비력은 낮으므로 치과치료 중 비교적 강한 스트레스 요인이 될 것이라고 생각되는 처치를 할 때, 특히 고령자에서는 혈압이 비정상적으로 상승하거나 저하되는 경우가 있으므로 모니터가 도움이 되는 경우가 많습니다. 또한 단지 정신적 긴장으로 비정상 혈압상승을 가져오는 일도 드물지 않습니다.

집에서 병상생활을 하는 고령자는 질병의 종류, 중증도에 관계없이 생체 모니터를 장착하는 것이 좋을 것입니다.

통증에 대한 대책은 세워져 있는가 – 신체적 스트레스 제거

치과치료 도중 통증을 제거하기 위해 국소마취를 시행하는데, 이때는 아프지 않게 국소마취를 하도록 유의합니다. 표면마취를 이용하고 점막을 긴장시켜 재빨리 바늘을 찔러 넣습니다. 바늘 끝이 골에 닿지 않도록 하고 서서히 약액을 주입합니다.

표 53-2 | 순환기 질환 합병증 환자에 대한 아드레날린 첨가 국소마취제의 사용기준
[Kaneko Yuzuru(金子 譲). 일본의사회지. 1996; 48:1282–1296을 기반으로 작성]

	Cartridge 2개까지	Cartridge 1개까지
심장질환	NYHA 분류 1도·2도	NYHA 분류 3도
고혈압	WHO 분류 1기·2기	WHO 분류 3기 β 차단제 상용자

※폐색성 비대형 심근증에서는 아드레날린 첨가 리도카인염산염은 금기이다.

그리고 중요한 것은 국소마취의 효과를 잘 살리는 것입니다. 국소마취제에는 혈관수축제가 첨가되어 있습니다. 혈관수축제가 혈압이나 심박수에 영향을 미치는 것은 사실이지만, 그것을 두려워한 나머지 국소마취제의 양을 적게 주입한 결과 통증을 주는 것은 의미가 없습니다. 의과질환이 있는 경우에는 국소마취제의 사용량과 종류의 선택을 이해하고 확실한 제통을 실시하는 것이 안전한 치과치료로 이어집니다.

의과질환 중 특히 순환기 질환이 있는 환자에 대해서는 혈관수축제인 아드레날린과 페리프레신의 영향을 고려할 필요가 있으며, 고혈압이나 심장질환이 있는 환자 등에게는 아드레날린의 사용량이 제한됩니다(표 53-2). 아드레날린 첨가 리도카인염산염 제제의 붙임문서에는 '고혈압, 동맥경화, 심부전, 갑상선기능항진증, 당뇨병이 있는 환자 및 혈관연축의 기왕력이 있는 환자'는 원칙금기로 되어 있습니다. 원칙금기란 '대상이 되는 환자에게는 투여하지 않는 것을 원칙으로 하지만 특별히 필요한 경우에는 신중하게 투여할 것'을 의미합니다. 페리프레신은 아드레날린에 비해 순환계에 대한 영향은 적지만 관상혈관을 수축시키는 작용이 있으므로 허혈성 심장질환에는 주의가 필요합니다. 혈압강하제인 프로프라놀롤염산염 등의 β 차단제를 오래 복용한 환자에게 아드레날린을 투여하면 심한 혈압상승을 일으키는 경우가 있습니다. 또한 항정신병약 등의 α 차단제를 복용하는 환자에게 아드레날린을 투여하면 혈압저하를 일으키는 경우가 있으므로 주의가 필요합니다.

혈관수축제가 첨가되지 않은 국소마취제(메피바케인염산염 제제)는 전치부 등 처치 시간이 짧은 증례의 처치에 유용합니다.

긴장하고 있었는가 – 정신적 스트레스 제거

치과치료와 동반하는 불안과 긴장은 담당의와의 커뮤니케이션으로 어느 정도 완화되지만, 불안과 긴장이 강한 환자에서는 그것만으로 충분하지 않는 경우가 있습니다. 이러한 경우에는 의식하진정법을 고려합니다. 또한 순환기계 질환 등을 가진 환자나 예비력이 저하된 고령자 등에서는 심한 합병증 예방을 위해서도 스트레스를 최소한으로 억제할 필요가 있습니다. 이러한 경우에는 의식하진정법이 매우 유용합니다.

혈압 변동의 위험성

일반적인 치과치료 도중 사망에 이르는 원인을 살펴보면 뇌혈관장애나 심근경색 등이 있습니다. 이러

한 증례에서는 치과치료의 침습으로 교감신경이 긴장하고 혈압이 상승한다는 사실로부터, 뇌혈관이 견디지 못하여 파탄에 이른다고 추측할 수 있습니다. 또한 심근경색 등도 마찬가지 메커니즘으로 혈압상승이나 심박수의 증가로 인해 심근이 괴사된다고 추측할 수 있습니다. 이 증례들은 혈압상승이나 심박수 증가가 뇌나 심장에 악영향을 미친 경우이고 통증이나 불안, 긴장으로 순환이 너무 항진되었기 때문에 일어난 것입니다.

위험한 것은 혈압상승뿐만 아니라 혈압저하도 마찬가지입니다. 최고혈압이 80mmHg가 되면, 정상일 때와 달리 피부나 근육 등 생명에 직접 영향이 없는 부위에 대한 혈액공급이 줄고 뇌나 심장과 같은 중요장기로 피가 흐르게 됩니다. 그리고 최고혈압이 60mmHg 이하가 되면, 뇌에 대한 혈액공급이 줄고, 40mmHg 이하가 되면 심장에 대한 혈액공급이 저하되어 갑니다. 만성심부전, 허혈성 심장질환 환자에게서 혈압이 저하되면 심원성 쇼크가 일어나기 쉬우므로 특히 주의가 필요합니다.

'치과치료 도중 혈압 변동이 심했던 환자'에 대해 이후의 전신관리 계획으로서 강조하고자 하는 것은 다음과 같습니다.

① 환자의 배경을 평가하는 것이 중요하고, 그러기 위해서는 '주의 깊은 병력 청취, 치과의사의 내과적 지식, 내과 주치의와의 연계'가 필요하다. 또한 질문의 증례에서 이번에 혈압 변동의 원인이 환자의 배경이 아니라 또 다른 인자가 없었는지를 검토한다. 통증 등 육체적 스트레스나 불안·긴장 등 정신적 스트레스가 있는 경우에는 다음번에 그것을 제거하기 위해 노력한다.

② 생체 모니터 장착을 이용한 vital sign 관찰은 안전한 전신관리의 첫걸음입니다. 그러나 생체 모니터 장착으로 얻을 수 있는 혈압이나 심박수가 뇌혈관의 파탄이나 심장허혈이 될 위험한 상황을 직접 알려주는 것은 아니다. 단지 측정치로부터 위험성을 유추하는 데 지나지 않고, 환자의 예비력에 따라서는 동일한 vital sign 변화가 위험이나 장애가 되지 않을 수도 있다. 환자의 관찰, 다시 말해서 모니터 기계 이외에서 얻을 수 있는 정보, 환자 맥박의 촉진, 말을 걸었을 때 응답하는 방법, 피부색과 온도, 가슴의 움직임 등을 모두 합쳐 전신상태를 평가하는 것이 매우 중요하다.

③ 불안, 긴장에 의한 순환동태의 변동이나 전신상태의 악화가 염려되는 증례에서는 의식하진정법을 함께 사용하는 것이 추천된다.

Ichinohe Tatsuya(一戸達也)
도쿄 치과대학 치과마취학강좌
첫 출간: Vol.112 No.1 (2012)

Question 54

기관지천식 환자에게 치과치료를 할 때의 주의사항을 가르쳐 주십시오.

Answer

기관지천식 환자는 매년 증가하고 있으며 소아의 5~7%, 성인의 3~5%가 기관지천식을 앓고 있습니다. 따라서 일반적인 치과 임상에서도 천식 환자와 만나는 것이 드물지 않습니다.

천식 환자는 표 54-1에 제시한 것과 같은 특징이 있습니다. 이러한 환자가 내원했을 경우에는 충분한 병력 청취를 하고 주의사항을 파악하여 치과치료를 안전하게 시행하는 것이 필요합니다.

치료 전에 환자로부터 얻어야 하는 정보

1) 천식의 종류(아토피형 천식, 감염형 천식, 약물유발 천식)

아토피형 천식이란 이른바 소아형 천식을 말하는 것으로서 집안 먼지, 진드기, 동물의 털 등이 알레르기원이 되어 천식발작을 일으키는 것입니다. 감염형 천식은 고령자의 천식으로 예전에 만성 폐기종이나 만성 기관지염 등으로 불리던 만성 폐색성 폐질환(COPD)에 가까운 병태입니다. 각종 약물에 의해 유발되는 천식을 약물유발 천식이라 하는데 아스피린 천식이 가장 일반적입니다.

2) 천식의 중증도 평가(주치의에게 진료 의뢰 여부, 발작의 정도와 빈도, 최종 발작 등)

표 54-2, 54-3을 바탕으로 천식의 중증도를 파악하고, 개개 환자의 중증도에 따라 적절하게 대응할 필요가 있습니다. 중증도가 높고 치료 도중에 중증 발작을 일으킬 가능성이 높은 경우에는 종합병원의 치과 등으로 소개할 것을 권장합니다.

표 54-1 | 천식 환자의 특징

- 계속되는 심한 기침
- 호흡할 때 '휴~휴~, 쌕쌕'과 같이 피리 부는 것 같은 소리(천명)가 있다.
- 점성이 있는 가래가 나온다.
- 호흡곤란이 있다.
- 운동할 때 숨이 가빠진다.
- 감기에 걸리면 8주 이상 기침이 계속된다.

표 54-2 치료 전 임상소견에 의한 천식 중증도의 분류(일본 알레르기 학회, 천식 예방·관리 가이드라인 2015를 바탕으로 작성)

중증도		경증 간헐형	경증 지속형	중등도 지속형	중증 지속형
천식 증상의 특징	빈도	주 1회 미만	주 1회 이상이지만 매일은 아님	매일	매일
	강도	경도이고 짧음	월 1회 이상 일상생활이나 수면이 방해를 받음	주 1회 이상 일상생활이나 수면이 방해를 받음	일상생활 제한
				단시간 작용성 흡입, β_2 자극제 사용이 거의 매일 필요	치료 상태에서도 가끔 악화
	야간 증상	월 2회 미만	월 2회 이상	주 1회 이상	자주 있음

표 54-3 현재의 치료단계를 고려한 천식 중증도의 분류(일본 알레르기 학회, 천식 예방·관리 가이드라인 2015를 바탕으로 작성)

조절된 상태	증상을 볼 수 없다. 야간 증상을 볼 수 없다.
경증 간헐형에 해당	증상이 주 1회 미만이다. 증상은 경도이고 짧다. 야간 증상은 월 2회 미만이다.
경증 지속형에 해당	증상이 주 1회 이상이지만, 매일은 아니다. 월 1회 이상 일상생활이나 수면이 방해를 받는다. 야간 증상은 월 2회 이상이다.
중등도 지속형에 해당	증상이 매일 있다. 단시간 작용성 흡입 β_2 자극제가 거의 매일 필요하다. 주 1회 이상 일상생활이나 수면이 방해를 받는다. 야간 증상은 주 1회 이상이다.
중증 지속형에 해당	치료 상태에서도 가끔 악화된다. 증상이 매일 있다. 일상생활이 제한을 받는다. 야간 증상이 자주 있다.

3) 투약 내용(상시 복용 약, 기관지확장제, 부신피질 스테로이드의 유무)

매일 복용하는 약물은 치료 당일에도 확실히 복용하도록 하고, 발작을 일으킬 때 복용을 지시받은 흡입약을 지참하도록 합니다.

4) 발작을 일으킬 때의 대응

발작이 일어났을 때 어떠한 대응을 하는지에 대해 사전에 이야기를 들어 두면, 치과치료 도중 발작이 일어났다고 해도 여유를 가지고 대응할 수 있습니다.

5) 알레르기의 유무

천식 환자의 1/3에서 약물 알레르기가 있다고 알려져 있으므로 충분한 병력 청취가 필요합니다.

6) 아스피린 천식의 가능성(NSAIDs 등의 복용 경험)

아스피린 천식에 대해서는 나중에 서술하겠지만, 특히 투약에 관계되는 중요한 항목이므로 놓치지 않도록 충분한 병력 청취가 필요합니다.

일반 치과치료에서 유의할 것

1) 치료 도중의 환경

빈번하게 발작을 일으키는 시기나 발작이 일어나기 쉬운 시간대에는 치과치료를 피하고, 몸 상태가 좋은 시기에 치과치료를 하도록 합니다. 일반적으로 발작은 가을에 가장 많고, 봄·겨울·여름 순으로 많은데 계절이 변하는 환절기에도 많은 것 같습니다. 하루 중에서는 오전 2시 무렵부터 이른 아침에 걸쳐 많이 보입니다.

또한 먼지나 절삭가루가 천식 발작을 유발하는 경우도 있으므로 기공조작에 주의를 기울이고, 먼지가 없는 청결한 진료실을 만드는 것도 중요합니다.

2) 치과 재료나 약물

치과치료 도중 레진 모노머나 근관소독제, bonding agent 등의 자극적인 냄새로 인해 발작이 유발되는 경우도 있으므로 기도에 흡인되지 않도록 주의할 필요가 있습니다.

방부제인 파라벤을 함유하지 않은 국소마취제는 천식 환자에게 문제없이 사용할 수 있습니다. 그러나 β_2 자극제를 복용하는 환자에게 아드레날린 첨가의 국소마취제를 투여하면 동계(평소보다 심한 심장 고동)나 부정맥을 일으킬 가능성이 있어 주의가 필요합니다. 방부제나 아드레날린이 함유되지 않은 메피바케인염산염 제제를 사용하는 경우도 있습니다.

3) 치료 도중의 스트레스

천식 발작의 유발 요인이 되는 스트레스(통증, 자극적인 냄새, 냉방, 인두부에 대한 압박 등)를 되도록 피하도록 유의합니다. 오랜 시간의 연속된 치료는 하지 말고 쉬어 가면서 치료하도록 합니다.

4) 진료 체위

천식 환자는 수평위 진료에서 호흡이 힘든 경우가 있습니다. 환자의 상태에 따라서는 반좌위에서 진료할 것을 권장합니다.

아스피린 천식과 투약에서 유의할 점

성인 기관지천식 환자의 4~28%는 아스피린 천식을 같이 가지고 있습니다. 아스피린 천식이란 아세틸살리실산(acetylsalicylic acid: 아스피린®)을 대표로 하는 진통제로 인해 유발되는 천식을 말하는 것으로, '약물유발 천식'이라고도 불립니다. 아스피린 천식은 중년 이후의 여성에게 많고, 부비강염을 같이 가지고 있는 경우가 많으며, 일반적인 천식에 비해 강한 기도폐색이 일어나기 때문에 중증의 증례가 많은 것이 특징입니다. 사이클로옥시게나제(cyclooxygenase)를 저해하는 산성 NSAIDs[볼타렌(Voltaren)®, 록

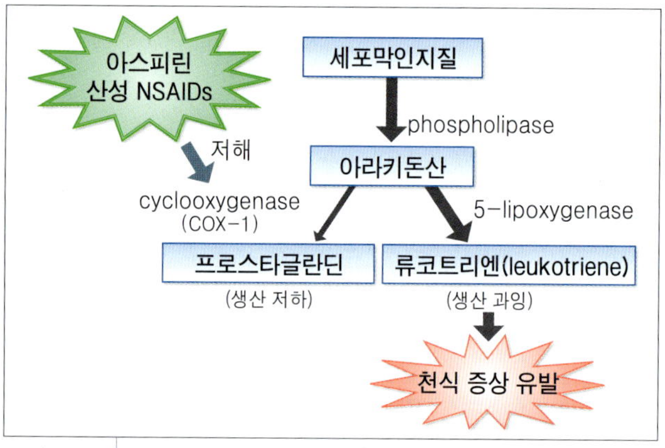

그림 54-1 아스피린·산성 NSAIDs와 아라키돈산 연쇄반응.

표 54-4 치과치료와 관련한 아시피린 천식의 사례

1994 년 12 월 26 일 일본 후쿠오카 지방법원

아스피린 천식 환자에게 록소닌을 투여, 환자가 천식 발작으로 사망하였다.

(1) 문진표에 '20년 동안 천식, 피린 계열 약제 금지'라고 기재되어 있었다.

(2) 아스피린 천식 환자에 대한 록소닌 투여는 금기라고 알지 못했다.

판결

'아스피린 천식에 관한 지식의 습득이라는 학문 연구의 의무에 소홀했고, 그러므로 환자의 천식이 아스피린 천식이 아니라고 확정적으로 진단할 수 없는 이상 록소닌을 투여해서는 안 된다고 하는 투여에 관한 주의의무에 소홀해 막연하게 록소닌을 투여했다'고 치과의사의 불법행위책임을 인정해, 약 2,000만 엔의 손해배상을 명했다.

소닌(Loxonin)®, 로르캄(Lorcam)® 등]는 모두 아스피린 천식을 일으킵니다(그림 54-1).

또한 아세트아미노펜이나 염기성 NSAIDs의 티아라미드(tiaramide)염산염 등은 아스피린 천식을 일으키기 어렵다고 알려져 있지만, 현재는 약품 붙임문서에 금기로 되어 있습니다. 약품 붙임문서에서 아스피린 천식 환자에게 사용이 가능한 것은 시메트리드(simetride) 무수 카페인 배합 제제인 Kyorin AP-2® 과립과 한방약인 입효산뿐인데, 진통효과가 약한 것이 단점입니다. 따라서 그 이외의 진통제를 사용하는 경우에는 항상 아스피린 천식을 유발할 가능성을 고려해 환자의 주치의와 진통제 사용에 대해 잘 상담하면서 투약하는 것이 중요합니다.

과거에는 치과의사가 처방한 록소프로펜(loxoprofen) 나트륨[록소닌(Loxonin)®]에 의해 유발된 아스피린 천식으로 환자가 사망해, 그 치과의사는 주의의무 위반으로 과실이 인정되어 약 2,000만 엔의 손해배상 판결이 내려진 사례도 있습니다. 아스피린 천식을 알지 못하는 것은 학문 연구의 의무를 소홀히 했다고 판단된 것을 보면, 이제는 알지 못했다는 것으로 끝날 수 없다는 사실을 알 수 있습니다(표 54-4).

부신피질 스테로이드를 장기 복용한 경우

부신피질 스테로이드 약을 오랜 기간 복용한 환자는 부신 기능이 저하되어 있는 경우가 있습니다. 이러한 경우에는 스트레스에 대해 매우 약해져 있으므로 침습도가 큰 외과처치를 시행하는 경우에는 내과 주치의에게 진료를 의뢰할 필요가 있습니다.

보통 발치 정도는 문제없다고 생각할 수 있지만 감염예방이 필요합니다.

천식 발작이 일어난 경우(표 54-5)

① 곧바로 치과치료를 중지하고 호흡곤란이 적은 체위(좌위)로 만든다.

② 옷을 느슨하게 해 심호흡을 시키고 물 한잔을 마시도록 한다.

표 54-5 천식 발작(급성악화)의 강도에 대응한 관리법(일본 알레르기 학회, 천식 예방·관리 가이드라인 2015를 바탕으로 작성)

발작 강도	호흡곤란	동작	SpO_2	치료
천명/ 가슴이 답답함	– 서두르면 힘듦 – 움직이면 힘듦	– 거의 보통	96% 이상	– β_2 자극제 흡입, 필요할 때 사용 – 테오필린(theophylline) 제제 필요할 때 사용
경도(소발작)	– 힘들지만 누울 수 있음	– 약간 어려움		
중등도(중발작)	– 힘들고 누울 수 없음	– 상당히 어려움 – 겨우 걸을 수 있음	91~95%	– β_2 자극제 nebulizer 흡입 반복 – 아드레날린 피하주사(보스민®) – 아미노필린 점적액 정맥주사 – 스테로이드제 점적액 정맥주사 – 산소 – 항콜린제 흡입 고려
고도(대발작)	– 힘들어 움직일 수 없음	– 걸을 수 없음 – 대화곤란	90% 이하	– 아드레날린 피하주사(보스민®) – 아미노필린 점적액 정맥주사 – 스테로이드제 점적액 정맥주사 – 산소 – β_2 자극제 nebulizer 흡입 반복
심함	– 호흡이 줄고 약함 – 청색증(cyanosis) – 호흡 정지	– 대화 불가능 – 몸을 움직일 수 없음 – 착란 – 의식장애 – 실금		– 위에 기록한 치료 계속 – 증상, 호흡기능 악화에서 삽관 – 산소 흡입에도 불구하고 PaO_2 50mmHg 이하 및/또는 의식장애를 동반한 급격한 $PaCO_2$ 상승 • 인공호흡 • 기관지 세정 • 전신마취[이소플루란(isoflurane), 세보플루란(sevoflurane) 등을 이용]를 고려

③ 기관지확장제인 단시간 작용성 흡입 β_2 자극제를 사용한다.

④ 그와 동시에 산소를 투여한다(1~2L/분부터 시작한다).

⑤ 발작이 낫지 않으면 정맥로를 확보하고 필요하면 약물을 투여한다.

⑥ 소발작의 경우에는 대처 가능하지만, 증상이 개선되지 않았거나 호흡곤란이 심해 대화가 어려울 정도의 중발작·대발작의 경우라면 주저하지 말고 응급병원 등에 연락해 전문의의 도움을 구한다.

※ 발작이 나았다 해도 그 직후는 응급처치에 그치고, 컨디션이 좋을 때 치료한다.

기관지천식 환자에게 안전한 치과치료를 시행하기 위해서는 천식 발작에 대한 대응도 중요하지만, 어떻게 천식 발작을 예방할 것인지가 더 중요합니다.

Ichinohe Tatsuya(一戸達也)
도쿄치과대학 치과마취학강좌
첫 출간: Vol.112 No.4 (2012)

Question 55

국소마취 알레르기가 있는 환자가 내원했습니다. 어떤 검사를 하면 좋습니까?

Answer

국소마취 알레르기가 있다고 이야기하는 환자는 적지 않습니다. 그러나 국소마취 알레르기는 경증인 것까지 포함하므로 국소마취제의 부작용 중 약 1% 전후, 그리고 리도카인에 의한 과민증(anaphylaxis)의 발생에 이르는 빈도는 0.00007%라고 이야기하므로 중증의 알레르기 발생 빈도는 매우 낮다고 생각합니다.

환자는 국소마취를 할 때 혈관미주신경반사 등으로 기분이 이상해진 증상도 알레르기라고 굳게 믿는 경우가 있으므로, 환자가 이야기하는 증상에 대해 알레르기와 기타 전신 우발증을 감별할 필요가 있으며 상세한 정보수집이 중요합니다.

정말로 알레르기였나

환자와 가족에게 발생에 대해 상세한 병력을 청취합니다. 발생할 때나 발생 후의 대응에 대해서도 의사

표 55-1 병력 청취의 내용

증상발현의 상황	경과시간	1시간 이내: 즉시형(Ⅰ형) 알레르기	감별진단 혈관미주신경반사 국소마취제중독(드뭄)
		24시간 이후: 지연형(Ⅳ형) 알레르기	감별진단 국소혈행장애에 의한 조직괴사
	투여 약물과 알레르기의 빈도	에스테르형 국소마취제 > 아미드형 국소마취제 방부제(파라벤)·산화방지제(아황산염) > 국소마취제	
	마취방법	전달마취	감별진단 국소마취제 중독(드묾)
	환자 배경	치과공포증	감별진단 혈관미주신경반사
		기타 알레르기(약물, 음식물, 화장품, 의류 등)	
증상발현 후의 경과	피부증상 있었음	홍조, 두드러기, 호흡곤란, 의식장애, 혈압저하, 빈맥, 경련 등을 동반하고, 약물 투여를 동반한 치료를 받았거나 응급병원에 이송되었음	과민성(anaphylactic) 쇼크의 가능성이 큼
	피부증상 없었음	손가락 저림, 호흡곤란 있었음	감별진단 과호흡증후군
		마취주사 후에 불쾌감, 오심, 구토, 혈압저하, 서맥 등이 있었지만, 수평위에서 휴식을 취하자 곧바로 회복되었음	감별진단 혈관미주신경반사
		경련이 있었음	감별진단 심인성 경련 국소마취제 중독(드묾)

표 55-2 알레르기를 일으키기 쉬운 물질

첨가물	방부제	para-hydroxybenzonate(파라벤)
	산화방지제	아황산나트륨(아드레날린 함유 제제)
라텍스		
요오드 제제		
기타 물질	항균제	페니실린 계열 약물, 세펨 계열 약물, 클로람페니콜, 테트라사이클린 계열 약물, 암포테리신 B, 폴리믹신 B 황산염, 카나마이신황산염, 스트렙토마이신황산염
	화학요법제	피로졸론 계열 약물(SG®), 살리실산 계열 약물(아스피린®), 수은이뇨제, 프로베네시드, 프로카인아미드염산염(아미사린®), 데히드로콜산, 설파제(sulfonamides), 클로로프로마진염산염(콘드민®), 디펜히드라민(diphenhydramine)염산염(레스타민 코와®), 퀴니딘(quinidine)황산염, 요오드 제제, 바비탈 계열 약물
	장기·효소 제제	인슐린, 트립신, 테트라코삭타이드(tetracosactide, 합성 ACTH 제제), 사이토크롬 C, 콘드로이친 황산초산염
	항혈청·백신류	말 혈청, 각종 백신류, 혈청 글로불린

등에게 정보제공을 요구합니다. 표 55-1에 구체적인 예를 제시합니다. 알레르기와 기타 전신 우발증을 감별하고, 알레르기 검사의 필요성 유무를 검토합니다.

정말로 국소마취제가 알레르기원인가

실제로 알레르기 증상이 발생했을 가능성이 높은 경우에는 알레르기 검사를 통해 차후에 사용할 수 있는 국소마취제나 약제를 판단합니다. 국소마취제를 이용한 치료 도중에는 국소마취제 외에도 알레르기를 유발할 가능성이 있는 물질을 함유한 약품이나 기구를 다수 사용합니다. 예를 들면 국소마취제에 함유된 방부제(파라벤)나 아드레날린 산화 방지제(아황산염) 등의 첨가물이 알레르기를 유발할 수 있고, 그 밖에 라텍스나 치료에 함께 사용하는 항균제, 진통제 등의 약물이 알레르기원이 되기 쉬운 물질입니다(표 55-2).

'상시 복용 약이 변경되자마자 일어났다.', '새로운 양복을 입은 후 일어났다.' 등 진료 외의 상황에 의해 알레르기가 유발되는 경우도 있으므로, 증상발현 직전에 새로 사용한 물질이나 약물이 없는지 등 환자의 배경을 충분히 인식할 필요가 있습니다.

알레르기원의 검사

알레르기원을 동정하기 위한 검사에는 여러 가지 방법이 있는데, 신뢰성이 100%인 검사는 없습니다.

In vitro 검사법에 대해서는 약물 림프구 자극시험(DLST)이 유명한데, 원래는 I형 알레르기에 적용하지 못하는 점이나 위양성·위음성의 가능성이 높다는 사실에서 현재는 검사하는 의의가 적다는 보고도 있습니다.

체내에 실제로 검사물질을 투여해 검사하는 in vivo 검사법은 체외에서 검사하는 in vitro 검사법에 비해 신뢰성이 높지만 100%는 아닙니다. In vivo 검사법에는 부하시험, 피부단자시험(skin prick test)

표 55-3 | 국소마취제 부하시험 방법[Niwa Hitoshi(丹羽 均). “치과마취학” 제7판. 의치약출판. 2011을 바탕으로 작성]

- 혈관수축제·첨가물 등을 함유하지 않은 국소마취제를 사용한다.

① 희석하지 않은 용액으로 prick test(15분 경과 관찰)
② 1/10 희석 용액으로 피내 test(15분 경과 관찰)
③ 희석하지 않은 용액으로 피내 test
이상의 단계 어딘가에서 양성반응을 보인 경우에는 그 이상의 검사를 시행하지 않는다.

- 양성의 판단은 직경 3mm 이상의 팽진 또는 발적이 있는 경우로 한다.
- 0.1% 히스타민 염산염 용액(양성 대조)과 생리식염수(음성 대조)로도 비교한다.
- 이 screening 검사에서 부하시험을 시행해 약물을 결정한다.

④ 아래팔의 피하에 희석하지 않은 용액을 주사해 부하시험을 실시한다.
15분 간격으로 단계적으로 증량한다(0.1 → 0.5 → 1.0 → 2.0mL).
부하시험을 실시할 때는 혈압을 모니터링하고 정맥로를 확보한다.

등이 있는데, 부하시험이 신뢰성은 높지만 과민성(anaphylactic) 쇼크 유발의 리스크를 동반합니다(표 55-3). 환자에게 충분하게 설명하고 동의를 얻는 것이 필요합니다. 또한 쇼크가 일어났을 때는 쇼크에 대한 대응이 필요합니다. In vivo 검사법은 충분한 대응이 가능한 종합병원 등의 전문의에 의한 검사를 권장합니다.

이후의 국소마취를 어떻게 할 것인가

수집된 정보 내용을 바탕으로 알레르기의 가능성이 없고, 다른 질환이라고 감별할 수 있는 경우에는 그 취지를 환자에게 설명합니다. 다만 이전에 진료를 받았던 치과의원에서 알레르기라는 설명을 들은 경우도 있어서 사실만 이야기하는 것은 이전 의사를 부정하는 일이 될 수도 있으므로 설명에는 주의가 필요합니다. 또한 환자가 자신은 알레르기라고 굳게 믿어 설명 내용을 좀처럼 받아들이지 않는 경우가 있습니다. 알레르기가 의심되지 않는 경우에도 환자가 강하게 믿고 있다면 알레르기 검사를 위해 알레르기과 전문의에게 의뢰하는 것도 하나의 선택지일 것입니다.

국소마취제 알레르기의 가능성이 높은 경우에는 알레르기원 동정을 위한 검사를 실시한 후에 그 검사 결과에서 음성이었던 약물을 사용합니다. 다만 검사 결과의 신뢰성은 100%가 아니므로 약물을 사용할 때 다시 알레르기를 일으킬 가능성도 부정할 수 없고, 이러한 경우에는 전신마취를 포함한 전신관리 상태에서 치과치료가 필요한 경우도 있습니다. 대학병원 등 상급 의료기관으로 소개하는 것이 안전할 것입니다.

그리고 불행히도 치료 도중에 과민성 쇼크 증상이 발현된 경우의 대응에 대해서는 일본 알레르기학회 과민증 가이드라인(2014년 11월 1일 발행)을 참조하시기 바랍니다.

Ichinohe Tatsuya(一戸達也)
도쿄 치과대학 치과마취학강좌
첫 출간: Vol.113 No.4 (2013)

Question 56

타액검사는 어떤 경우에 시행해야 합니까?

Answer

최근의 연구에 의하면, 타액은 혈액검사에 필적할 정도의 신체정보를 제공할 가능성을 시사하고 있으며, 타액은 혈액검사에 비해 비침습적인 채취가 가능하다는 점에서 새로운 검체검사로 주목을 받고 있습니다[1].

원래 타액검사는 치료의 전후, 예후의 판정 등 치과치료 대부분의 시기에 효과적인 검사법이지만, 검체의 특징으로 구강청소 상태와 식사 등 외적 요인의 영향도 커서 하루 중에도 변동을 보이는 점에 주의가 필요합니다[2,3]. 도쿄 치과대학 치바병원 임상검사부에서는 현재 우식(caries risk)에 관한 검사, 치주질환에 관한 검사, 구강건조증에 관한 검사로서 타액검사를 실시하고 있습니다.

우식에 관한 검사

우식의 원인은 이른바 caries risk factor로 불리는 '음식물', '미생물', '숙주(치질·타액)' 등이 크게 관여하고, 타액의 양이나 완충 능력은 자정작용이나 재석회화 기능 등에 영향을 미친다고 생각합니다. 타액검사를 통해 caries risk factor 중 하나인 타액에서 숙주 인자 및 미생물 인자의 몇 가지를 객관적으로 파악하는 것이 가능합니다.

숙주 인자로는 타액분출량, 타액의 pH, 타액 완충 능력을 측정하고, 미생물 인자로는 타액 내 총세균수 측정, *Streptococcus mutans* 간이배양검사, *Lactobacillus* 간이배양검사, *Candida* 간이배양검사 등을 시행합니다(그림 56–1).

치주질환에 관한 검사

치주질환의 원인이 되는 세균에 대한 연구가 왕성하게 이루어지고 있고, 최근에는 치주질환 원인 세균과 전신질환과의 관계 등에 대해서도 알려져 있습니다. 치주질환을 일으키는 인자로서 치주질환 원인 세균의 관여에 대해서는, 타액 내의 치주질환 원인 세균 검사로 혈액평판배지를 이용해 혐기적으로 배양한 콜로니 수나 콜로니의 형태를 보고 판정하는 배양법이 있고, PCR법에서는 red complex라 불리는 3종류 세균(*Porphyromonas gingivalis*, *Treponema denticola*, *Tannerella forsythia*)을 포함한 치주질환 원인 세균의 존재 또는 양을 측정하고, ELISA법에서는 세균감염으로 인해 생체에서 생성된 항체의 수치를 측정합니다.

또한 치주질환이 진행하면 치주조직이 파괴되어 잠혈반응으로서 타액 내에 헤모글로빈 양이 증가합니

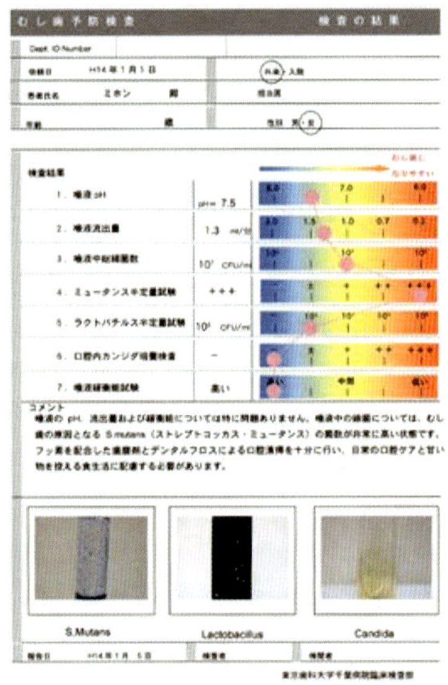

그림 56-1 도쿄 치과대학 치바병원 임상검사부의 타액검사(충치예방검사) 결과 보고서.
검사 결과는 추가 설명으로 기재될 뿐만 아니라 caries risk의 이미지가 전달되기 쉽도록 색으로 나누어 환자도 알기 쉽게 만들어졌다.

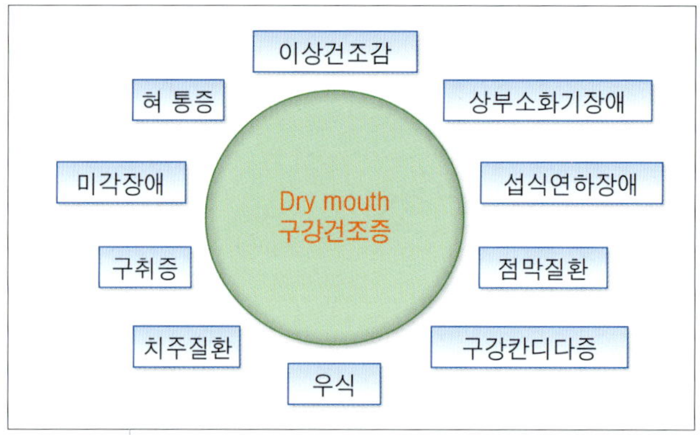

그림 56-2 구강건조증에 기인하는 병태.
타액 분비량이 저하하면 자정작용의 저하로 인한 감염증의 증가 및 목마름에 의한 점막질환 등으로 인해 섭식장애, 미각장애, 구취증의 증가도 염려된다.

다. 타액 내의 유리 헤모글로빈을 검출하면 잠혈(육안으로는 보이지 않는 미세한 출혈)반응을 판정하는 것도 가능합니다. 타액 내의 잠혈반응이 양성인 경우에는 출혈성 소인을 나타내 전신질환이나 설암, 치은암 등의 종양성 질환 또는 치주염이나 구내염 등의 염증성 질환의 조기 대응으로 이어진다고 생각합니다.

구강건조증에 관한 검사

타액 분비량의 저하는 우식이나 치주질환의 악화를 초래할 뿐만 아니라, 보다 직접적인 영향으로 목마름을 주 증상으로 하는 구강건조증을 일으킵니다. 구강건조증은 약물 부작용, 정신적 스트레스, 나이, 방사선 치료, 쇼그렌(Sjögren) 증후군을 포함한 자기면역질환 등 여러 가지 요인에 의해 일어납니다. 또한 타액 분비량의 저하는 구강 자정작용의 감퇴를 초래해 우식·치주질환의 증가나 구취증, 구강칸디다증 등의 감염증을 증가시킬 뿐만 아니라 목마름 또는 이상건조감에 의한 혀의 통증이나 미각장애의 발현, 점막질환 등에 의한 섭식연하장애 등에도 관여해 환자의 QOL(quality of life) 저하에 크게 영향을 미친다고 생각합니다(그림 56-2).

또한 최근에는 치과심신증이나 스트레스 등 심인성 배경에 의한 구강건조감을 호소하며 내원하는 환자도 적지 않은데, 이러한 환자에 대해서도 추잉껌 test 또는 색슨(Saxon) test를 이용한 타액분출량 측정으로 객관적인 데이터(많은 경우에는 타액 분비량에 저하를 보이지 않는다는 점)를 제시하는 것은 간편하면서도 중요한 검사입니다. 타액의 성분은 스트레스 상태에서도 변화한다고 알려져 있어서 타액을 이용한 스트레스 검사도 주목을 받고 있습니다. 스트레스 마커로서 이전부터 이용되어 온 코르티솔에 추가해 최근에는 타액 내의 아밀라아제를 이용한 검사 등도 이루어지고 있습니다[4].

기타 타액검사

혈액을 채취하기 위해서는 채혈침을 이용한 천자가 필요한 데 비해, 타액검사는 뱉어 내면 된다는 간편함이 커다란 장점이라고 생각합니다. 최근에는 타액에 포함되어 있는 미량의 성분을 측정하는 기술이 개발되어 구강의 건강상태에 관한 많은 항목을 대상으로 간편하게 시행할 수 있게 되었습니다.

타액을 이용한 다항목 구강검사의 대표적인 것으로 SMT(salivary multi test: Lion)가 있는데, 10초 동안 입을 헹구고 채취한 타액을 1개의 strip에 떨어뜨려 우식 원인 세균, 산성도, 완충 능력 등의 우식 관련항목과 백혈구, 단백질 등의 치주질환 관련항목 그리고 구강청결도 관련항목으로 암모니아의 총 6개 항목에 대해 색조의 변화로써 평가합니다. 이처럼 진료실에서 짧은 시간에 여러 가지를 검사할 수 있는 간이검사가 보급되기를 바랍니다.

최근의 연구로서, 어느 시점의 체액(혈액·타액), 조직, 세포에 포함된 저분자대사물의 집단을 정성적·정량적으로 해석하는 메타볼로믹 분석(metabolomic analysis)을 이용해 암세포에 특유하게 발현하는 mRNA나 비정상 단백질을 bio maker로 검출하는 연구가 활발하게 이루어지고 있습니다. Sugimoto(杉本) 등의 그룹은 타액을 이용한 메타볼로믹 분석으로 췌장암, 유방암, 구강암을 높은 검출감도로 진단할 수 있다고 보고했습니다[5]. Onda(恩田) 등은 구강암의 타액 내 바이오 마커로서 annexin A2, enolase 1 등에 주목해 타액검사를 이용한 조기 구강암에 대한 새로운 진단법 확립에 도전하고 있습니다[6].

DeNA life science, Wakunaga(湧永) 제약 등 여러 기업이 수탁검사로 타액을 이용한 유전자 검사를 취급하고 있습니다. DeNA life science(MYCODE)에서는 위암, 대장암, 폐암 등의 악성종양이나 심근경색, 고혈압, 당뇨병 등의 생활습관병, 그 외에도 알츠하이머병, 원형탈모증, 골다공증, 비만, 장수 등 280가지의 질병이나 체질에 대한 평가가 가능하고, 개인의 유전자 type에 기초해 질환 발현 리스크와 체질의 특징을 명확히 할 수 있으며, 질환 발현 리스크를 줄이기 위해 일상생활에서 개선할 수 있는 식생활이나 운동 등의 조언에 대해서는 웹사이트에서도 확인할 수 있습니다(https://mycode.jp). 또한 타액을 이용한 DNA 감정을 시행하면 개인을 특정할 수 있으므로, 타액 내의 혈액형 물질을 해석해 ABO형 혈액형의 판정도 가능합니다.

앞으로의 타액검사

의료에서 검사란 원래 진단뿐만 아니라 치료 지침의 근거가 되고 치료효과 판정이나 예후 평가에 이르는 의료의 모든 단계에서 필요한 것입니다. 또한 검사는 개개인의 환자에 대해 치료기간 중에 한 번만 실시하면 좋은 것이 아니라 치료의 각 단계에서 여러 차례 실시하는 것이 중요합니다.

특히 고령사회에서는 생활습관병 등의 기초질환을 가진 환자가 증가함에 따라 치과에서도 임상검사가 없는 치과의료는 성립되지 않는 시대가 다가오고 있습니다. 또한 치과의료의 장래 모습으로 기존의 의원완결형의 의료제공 체제에서 지역포괄의료로서의 치과에 대한 전개를 생각할 때, 타액이 검체로서 잠재적으로 가지는 정보량이나 채취의 간편성 그리고 간이검사기기의 개발 및 보급 또는 웹사이트를 이용한 전문성이 높은 유전자 검사에 이르는 다양한 요구의 증가와 함께, 타액검사는 이제부터 치과의사에게 중요한 도구가 될 것이라고 생각합니다.

참고문헌

1) Kaufman E, Lamster IB. The diagnostic applications of saliva--a review. Crit Rev Oral Biol Med. 2002；13 (2)：197-212.
2) 金平　孝. 歯科における唾液検査. 日口腔検会誌. 2011；3 (1)：13-20.
3) 小川郁子, 北川雅恵. 唾液のチカラQA. デンタルダイヤモンド社, 2017.
4) 山口昌樹. 唾液マーカーでストレスを測る. 日薬理誌. 2007；129：80-84.
5) Sugimoto M, et al. Capillary electrophoresis mass spectrometry-based saliva metabolomics identified oral, breast and pancreatic cancer-specific profiles. Metabolomics. 2010；6 (1)：78-95.
6) 恩田健志ほか. 唾液中のバイオマーカーを用いた早期診断の可能性. 口腔腫瘍. 2013；25 (3)：89-97.

Murakami Satoshi(村上 聡), Inoue Takashi(井上 孝),
Matsuzaka Kenichi(松坂賢一), Kokubun Katsutoshi(國分克寿),
Nakajima Kei(中島 啓)
도쿄 치과대학 임상검사병리학강좌

Question 57

처치에 따라 술전 전신상태의 검사 내용이 달라집니까?

Answer

치과치료는 외과적인 처치가 주체이기 때문에 처치에 대한 생체 반응을 고려해 시행하는 것이 중요합니다. 생체 반응은 전신상태에도 의존하기 때문에 임상검사 등을 통해 그 상태를 파악할 필요가 있습니다. 치과치료에는 여러 가지 내용이 포함되는데, 결론부터 이야기하면 처치에 따라 술전 전신상태의 검사 내용이 다릅니다.

초기 우식의 치료와 구강암의 치료에 커다란 차이가 있는 것처럼, 기초질환의 유무 및 그 진행도와 증상에 따라 일반 치과진료소에서 시행하는 치과치료가 서로 다르다는 것을 이해해 둘 필요가 있습니다. 치과의 2대 질환 중 하나인 우식치료에서도 침윤마취나 치아의 절삭에 대해 국소 반응과 전신적인 반응이 있습니다. 치주질환은 원인 세균이나 교합에 대한 생체 반응에 의한 증상이지만 그 치료의 성과도 생체의 상태에 따라 커다란 차이가 있습니다.

여기서는 비관혈처치와 관혈처치의 치과치료를 할 때의 임상검사와 자주 만나는 기초질환의 병태와 치과치료에 참고가 되는 임상검사에 대해 설명합니다.

비관혈처치와 임상검사

비관혈처치는 우식치료나 보철처치가 주체인데, 치과치료에 대한 환자의 긴장이나 통증에 대한 생체의 반응을 고려할 필요가 있습니다. 주로 침윤마취나 치아의 절삭 등에 의한 혈압이나 맥박의 변동으로 인해 과호흡 또는 미주신경반사가 일어나는 경우도 있습니다. 고혈압, 당뇨병, 동맥경화, 허혈성 심장질환, 뇌허혈질환의 기왕력이 있는 경우에는 치료 도중에도 혈압과 맥박수를 계측하는 것이 바람직합니다. 또한 빈혈 경향이 있는 환자는 미주신경반사를 일으킬 가능성이 높다고 생각되므로 혈액검사를 통해 적혈구 수나 헤모글로빈 양을 산정하는 것이 필요합니다. 혈구 수 산정(혈산)에 의해 백혈구 수나 혈소판 수도 계측이 가능합니다.

관혈처치와 임상검사

관혈처치의 경우에는 비관혈처치에서 시행하는 검사에 더해 치료 부위의 지혈을 고려해야 합니다. 지혈기능검사로는 1차 지혈 및 2차 지혈(혈액응고)을 생각할 필요가 있는데, 혈산에 의해 혈소판 수를 알 수 있다는 점에서 1차 지혈기능을 예측할 수 있습니다. 혈액응고는 프로트롬빈 시간(PT) 및 활성화 부분 트롬보플라스틴 시간(APTT)를 측정하면 파악할 수 있습니다.

허혈성 심장질환이나 뇌허혈질환 등의 기왕력이 있는 환자는 항혈소판제 또는 와파린칼륨(warfarin potassium) 등의 항응고제를 복용하고 있을 가능성이 있으므로 지혈기능검사가 필수입니다. 그리고 당뇨병에 이환된 환자의 경우에는 치료 부위가 치유지연 및 치유부전에 빠지는 경우가 있기 때문에 혈당 상태를 파악할 필요가 있습니다. 또한 항균제나 진통제를 투여하는 경우가 종종 있는데 신장기능이 저하된 환자나 간기능장애가 있는 경우에는 약물동태도 고려할 필요가 있습니다.

기초질환의 병태와 임상검사

1) 당뇨병

당뇨병은 혈액 안의 당분을 세포로 보내주는 인슐린 기능이 저하되거나 인슐린 분비 부족에 의한 질환입니다. 당분이 세포로 보내지지 않으면 세포 내의 에너지가 부족해 세포증식이 잘 안 되기 때문에 상처 치유부전의 원인이 됩니다. 또한 혈당치가 높은 상태가 계속되므로 혈액 안의 탐식세포 기능이 저하되어, 쉽게 감염되거나 동맥경화를 일으킬 수도 있습니다. 동맥경화로 인해 망막증(retinopathy), 신경증, 신증과 같은 합병증에 빠지는 경우도 있습니다.

치주질환 치료에 관해서는 치주질환 원인 세균에 쉽게 감염될 수 있고, 파괴된 치주조직의 재생력이 저하됩니다. 또한 발치나 임플란트 치료 등의 외과적 치료에 관해서는 상처 치유부전이나 치유 후의 감염증이 일어날 가능성이 높아집니다. 당뇨병의 screening 검사에는 요당이나 요케톤체(urine ketone body), 공복 혈당치 및 HbA1c(NGSP)가 이용됩니다. 요당은 혈당치가 대략 160mg/dL 이상에서 나타나고, 요케톤체는 당부족 또는 대사부전에 의해 지방이 대사될 때 오줌에 나타난다고 이야기합니다. HbA1c는 과거 1~2개월의 평균 혈당상태를 반영하는 것입니다(표 57-1). 또한 당뇨병이 심히 의심되는 경우에는 전문 의료기관의 포도당부하시험(OGTT) 검사도 필요합니다(표 57-2). 그리고 전문 의료기관에서 당뇨병 치료를 받고 있는 환자는 혈당조절 목표치도 고려할 필요가 있습니다. 혈당 정상화를 목표로 할 때는 HbA1c가 6.0% 미만이고, 합병증 예방을 위해서는 7.0% 미만, 당뇨병의 치료강화가 어려울 때는 8.0% 미만으로 알려져 있습니다[1].

2) 간질환

간은 치과치료 후의 투약에 대한 대사기능이나 혈액응고인자의 생성 등과 관련하여 중요한 장기입니다. 간기능 검사는 구강 내 감염성 질환에 대한 소염처치나 외과처치 후 항균제와 진통제의 투약량 조절이나

표 57-1 당뇨병과 관련한 임상검사와 기준치[Inoue(井上) 외, 2012[2]를 바탕으로 작성]

검사의 종류	검사항목	기준치
요검사	요당	–
	케톤체	–
생화학 검사	공복 혈당치	60~110mg/dL
	HbA1c(NGSP)	4.6~6.2%

표 57-2 공복 혈당치 및 75g 포도당부하시험(75g OGTT)에 의한 판정구분과 판정기준(일본 당뇨병학회[1]를 바탕으로 작성)

판정구분	공복		120분 후
당뇨병형	≧126mg/dL	and/or	≧200mg/dL
경계형	당뇨병형에도 정상형에도 포함되지 않는 것		
정상형	<110mg/dL	및	<140mg/dL

표 57-3 간기능 검사와 기준치[Inoue 외, 2012[2)]를 바탕으로 작성]

검사의 종류	검사항목	기준치
요검사	빌리루빈	−
	우로빌리노겐	±
생화학 검사	AST	8~40IU/L
	ALT	4~33IU/L
	γGTP	10~60IU/L
	ALP	30~130IU/L

표 57-4 신장기능 검사와 기준치[Inoue 외, 2012[2)]를 바탕으로 작성]

검사의 종류	검사항목	기준치
요검사	요단백	−
	배뇨량	1000~1500mL/일
생화학 검사	BUN	8~20mg/dL
	크레아티닌	♂0.7~1.3 ♀0.6~1.0mg/dL

출혈성 소인을 확인할 필요가 있다는 점과 함께 바이러스성 간염에 의한 원내감염의 예방적 관점에서도 떼어 놓을 수 없는 항목입니다. 또한 최근 C형 간염과 구강 편평태선의 관련성에 대한 보고가 있었다는 사실도 잊어서는 안 됩니다[3)].

간기능의 screening 검사에는 AST 및 ALT, γGTP, ALP 등이 사용됩니다(표 57-3). AST, ALT는 면역효소인데, 간세포의 파괴로 인해 혈액 안에서 검출됩니다. 또한 γGTP는 지방간 또는 알코올성 간염과 깊게 연관되어 있다고 이야기합니다.

3) 신장질환

신장에는 혈액의 여과와 함께 약물의 대사, 적혈구 조혈에 대한 호르몬 분비 등의 작용이 있습니다. 신장기능 검사는 투약량의 조절에 유용합니다. 또한 투석을 받고 있는 환자의 경우에는 출혈경향, 빈혈경향, 쉽게 감염되는 성질, 상처 치유부전, 합병증에 주의할 필요가 있습니다[4)]. 신장기능의 screening 검사에는 혈액요소질소(BUN)와 크레아티닌이 이용됩니다(표 57-4). 단백뇨나 부종 등의 증상이 있는 경우에는 크레아티닌에서 추산하는 사구체 여과율(eGFR)을 평가하는 경우도 있습니다(표 57-5).

중증도의 stage는 GFR 구분과 단백뇨 구분을 합쳐 평가됩니다. 만성 신장질환(CKD)의 중증도는 사망, 말기신부전, 심혈관장애 발현의 리스크가 높아지는데, 표 57-5의 ■ stage를 기준으로 ■, ■, ■의 순으로 stage가 올라갈수록 리스크도 높아집니다.

4) 빈혈

일상적으로 자주 볼 수 있는 빈혈은 여성에게 많다고 알려진 철결핍성 빈혈입니다. 특히 고도 빈혈인 경우에는 자궁근종 등이 존재하는 경우도 있습니다. 적혈구 수, Hb, Ht는 빈혈의 screening 검사인데(표 57-6), 고도 빈혈의 경우에는 조직에 공급되는 산소 부족으로 술후 상처의 치유부전이 일어날 수 있습니다. 점막이나 악골에 대한 외과적 처치를 할 때는 주의가 필요합니다.

철결핍성 빈혈 외에 용혈성 빈혈, 재생불량성 빈혈, 악성 빈혈 등이 있는데 고도 빈혈 경향이 있는 환자가 내원한 경우에는 치과치료 전에 병태 검사와 개선을 목적으로 전문 의료기관에 소개하는 것도 필요합니다.

표 57-5 CKD의 중증도 분류 2012년 개정(일본 신장학회, 2012[5])를 바탕으로 작성)

원인 질환		단백뇨 구분		A1	A2	A3
당뇨병		요알부민정량(mg/일)		정상	미량 알부민뇨	양성 알부민뇨
		요알부민/Cr비(mg/gCr)		30 미만	30~299	300 이상
고혈압 신장염 다발성 낭포신 신장이식 불명 기타		요단백정량(g/일)		정상	경도 단백뇨	고도 단백뇨
		요단백/Cr비(g/gCr)		0.15 미만	0.15~0.49	0.50 이상
GFR구분 (mL분/1.73m^2)	G1	정상 또는 높음	≧90			
	G2	정상 또는 경도 저하	60~89			
	G3a	경도~중등도 저하	45~59			
	G3b	중등도~고도 저하	30~44			
	G4	고도저하	15~29			
	G5	말기신부전(ESKD)	<15			

표 57-6 빈혈검사와 기준치[Inoue 외, 2012[2])를 바탕으로 작성]

검사의 종류	검사항목	기준치
빈혈검사	적혈구 수	♂450~550 ♀380~480×10^4/μL
	헤모글로빈 양	♂13~17 ♀12~15g/dL
	헤마토크릿	♂37~52 ♀35~45%
	평균 적혈구 용적(MCV)	♂84~99 ♀84~93%
	평균 적혈구 혈색소량(MCH)	♂30~38 ♀27~32pg
	평균 적혈구 혈색소농도(MCHC)	♂32~36 ♀32~36%
생화학 검사	혈청철	♂70~190 ♀50~170μg/dL
	총철결합능(TIBC)	♂250~385 ♀260~420μg/dL
	불포화철결합능(UIBC)	♂110~330 ♀130~380μg/dL

5) 출혈성 소인

출혈성 소인은 혈우병, von Willebrand병, 특발성혈소판감소성자반병, 급성백혈병, 파종성혈관내응고증후군, 항응고제 복용 등을 들 수 있습니다. 지혈기능 검사는 1차 지혈기능 검사와 2차 지혈기능 검사로 나뉘는데, 1차 지혈기능 검사의 주 내용은 혈소판 수와 혈소판기능 검사입니다. 2차 지혈기능 검사의 주 내용은 PT와 APTT이지만 와파린칼륨 투여를 받은 환자에서는 PT-INR(프로트롬빈 시간 국제표준비)를 지표로 합니다(표 57-7).

치과치료에서 참고가 되는 임상검사

1) 치과치료 전반의 검사

당뇨병 검사(공복 혈당치, NGSP 수치), 간기능 검사(ALT, AST, γGTP), 신장기능 검사(BUN, 크레아티닌), 빈혈(적혈구 수, Hb, Ht, 백혈구 수, 혈소판 수), 기타

표 57-7 출혈성 소인 검사와 기준치[Inoue 외, 2012[2]를 바탕으로 작성]

검사의 종류	검사항목	기준치
혈산	혈소판 수	12~35×10⁴/μL
지혈기능 검사	프로트롬빈 시간 (PT)	10~13초
	활성화 부분 트롬보플라스틴 시간 (APTT)	27~40초
	PT-INR	0.9~1.1

2) 치주치료 관련 질환의 처치

당뇨병 검사(공복 혈당치, NGSP 수치, OGTT), 기타

3) 치과 임플란트 식립 처치

치과치료 전반의 검사, 당뇨병 검사(공복 혈당치, NGSP 수치, OGTT), 골대사 마커(골형 ALP, NTx, TRACP, DPD), 기타

4) 발치와 기타 관혈 처치

치과치료 전반의 검사, 당뇨병 검사(공복 혈당치, NGSP 수치, OGTT), 지혈기능 검사(와파린칼륨 투여를 받은 환자는 PT-INR), 기타

참고문헌

1) 日本糖尿病学会. 糖尿病治療ガイド2016～2017 (http://www.jds.or.jp/modules/education/index.php?content_id=11)
2) 井上　孝, 松坂賢一. 口腔医療に必要な臨床検査. デンタルダイヤモンド社, 2012.
3) De Carli JP, et al. Hepatitis C and Oral Lichen Planus：Evaluation of their Correlation and Risk Factors in a Longitudinal Clinical Study. J Contemp Dent Pract. 2016；17 (1) ：27-31.
4) 荒川幸喜, 外木守雄. 透析を受けている患者さんの観血処置について, 歯科治療上注意すべき点, 知っておくべき点について教えてください. 歯科学報. 2011；111 (5) ：493-496.
5) 日本腎臓学会. CKD診療ガイド2012. 東京医学社, 2012.

Matsuzaka Kenichi(松坂賢一), Inoue Takashi(井上 孝), Murakami Satoshi(村上 聡), Kokubun Katsutoshi(國分克寿), Nakajima Kei(中島 啓)
도쿄 치과대학 임상검사병리학강좌

Question 58

사랑니 발치는 어떠한 경우에 전문병원으로 전원해야 합니까?

Answer

대상이 되는 환자에게 순환기 질환이나 출혈성 소인 등 전신적 금기증이 없고 또한 급성 증상이나 악성 종양 등의 국소적 금기증이 없는 경우에 대해 생각합니다. 그리고 환자의 나이, 복용약제에 따라서도 발치의 옳고 그름을 결정해야만 합니다. 여기서는 건강한 성인의 경우를 상정해 술전, 술중, 술후로 나누어 전문기관에 보내야 하는 판단의 포인트를 해설합니다.

술전의 판단 포인트

1) 화상 소견

하악 사랑니의 화상 소견에서 다음의 3가지 중 하나라도 합치하는 경우에는 술후 하치조신경 마비가 예측되므로 전문의료기관으로 소개하는 것이 좋습니다(그림 58-1).

① 사랑니 치근이 하악관과 절반 이상 겹쳐 있을 때

② 발치 대상 부위 하악관의 상벽이 선명하지 않을 때

③ 발치 대상 부위 사랑니의 치조경선이 하악관 부근에서 끊어져 있을 때

경험에 따르면, 이러한 경우에는 하치조신경 마비를 일으킬 때가 많습니다. 또한 상악 사랑니에서 깊은 곳에 위치하고 상악동저선이 선명하지 않을 때는 술후 치성감염증의 예방도 고려할 필요가 있습니다. 위와 같은 경우의 발치는 고도의 기술과 기구가 요구되므로 전문의에게 소개하는 것도 선택지가 됩니다.

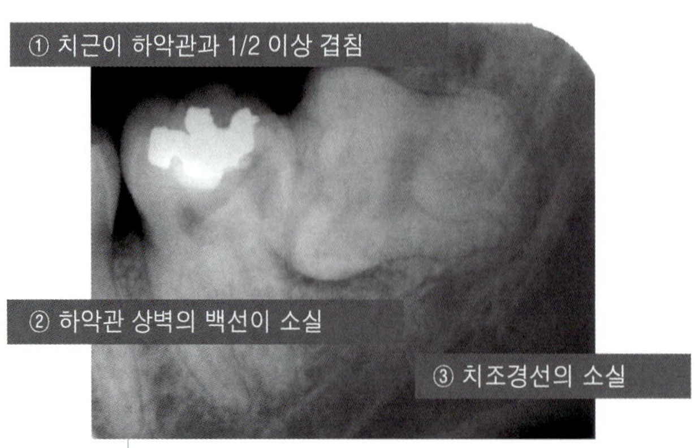

그림 58-1 사랑니를 발치할 때 주의해야 하는 화상 소견의 3가지 포인트.

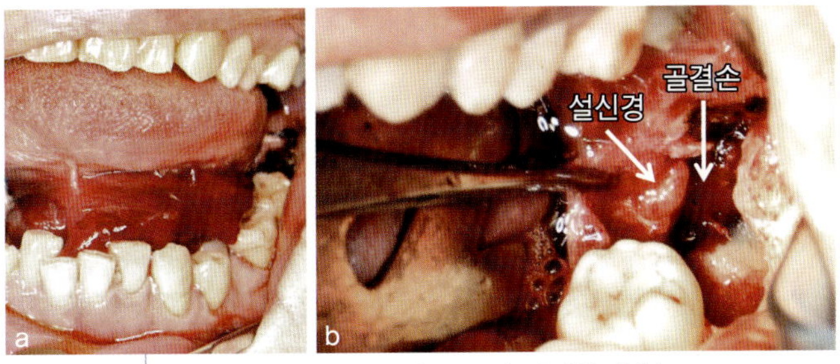

그림 58-2 하악 좌측 사랑니 발치 도중의 비정상 출혈.
49세 여성. 호흡곤란을 호소해 응급 내원. 2중설을 보이는 상태(a)와 지혈수술 소견(b). 설측 피질골은 없고 부근 연조직은 심하게 손상되었다.

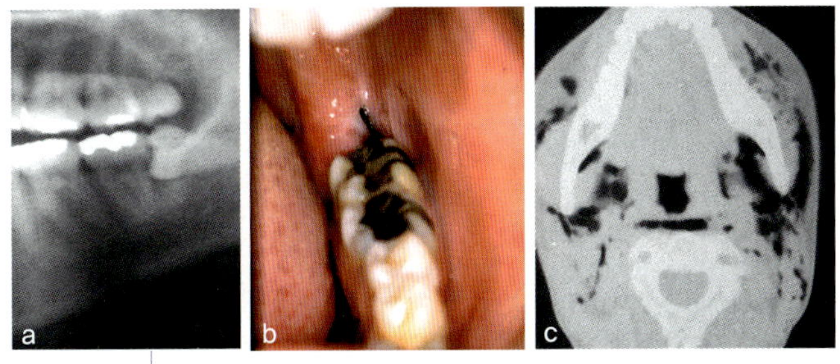

그림 58-3 하악 좌측 수평매복 사랑니 치관분할술의 기종.
32세 여성. 하악 좌측의 위화감을 주소로 내원. 수평매복치(a)의 발치를 원심절개(b)만으로 시행. 저작근 공간, 협근 공간, 악하 공간 그리고 반대측까지 기종이 파급되었다(c).

2) 비정상(구토) 반사·치과 공포

환자의 고통과 공포심을 완화하기 위해 진정 상태에서 대처하는 것이 필요합니다. 흡인, 근육주사 등을 시행하는 일반 개업치과의원에서도 가능한 방법이 소개되어 있지만, 확실성 및 안전성 측면에서 치과마취과의사에 의한 정맥 내 진정 상태에서 실시하는 것이 추천됩니다. 진정 상태가 아니면 반사운동이 심하므로 환자에게 고통을 줄 뿐만 아니라 마취 주삿바늘을 넣을 때 잘못된 조작 등으로 의료사고의 리스크도 높아집니다.

술중의 판단 포인트

1) 비정상 출혈·기종

출혈에는 정맥성, 모세혈관성 그리고 동맥성 출혈이 있습니다. 모세혈관성 출혈이라면 압박 또는 국소 응고제 탐폰(tampon)을 이용해 지혈이 가능하지만, 정맥성 출혈의 경우에는 주 혈관의 명시와 지혈 또는 보호용 스플린트 등을 이용한 지속적 압박이 효과적입니다. 동맥성 출혈의 경우에는 특히 대처가 어렵고 주 혈관의 명시와 결찰이 필요합니다. 출혈의 색조 및 박동성 등의 소견으로부터 동맥성인지 아닌지를 판단합니다. 돌발적인 출혈로 환자는 놀라 당황하겠지만, 먼저 손가락 또는 거즈를 이용해 압박지혈을 합니다. 10~15분 후에 해제해 지혈 효과가 없는 경우에는 재빨리 전문의료기관으로 소개를 고려합니다. 물론 거즈 등으로 압박을 계속한 채로 vital sign을 확인하면서 이송합니다(그림 58-2).

기종은 하악 수평매복 사랑니의 handpiece를 이용한 치관분할술에서 일어나는 경우가 많습니다. 출혈이 있을 때의 파급과 마찬가지로 공간으로 진전해 염발음을 동반합니다. 방치하면 감염의 리스크가 높아지므로 재빨리 항균제 거즈를 물리고 안정이 필요합니다(그림 58-3).

2) 기구파손

사용기구 파손의 유무는 반드시 술중에 확인합니다. 시술 부위에 파절 기구의 잔존이 의심되는 경우에는 제거를 시도하는데, 깊은 부위여서 적출이 불가능한 경우에는 전문의에게 소개해 제거하는 것이 좋습니다. 상처를 완전히 폐쇄해 반흔화를 기대했다고 해도 앞으로 비정상 통증이나 감염 등이 발생하는 경우가 있습니다(그림 58-4).

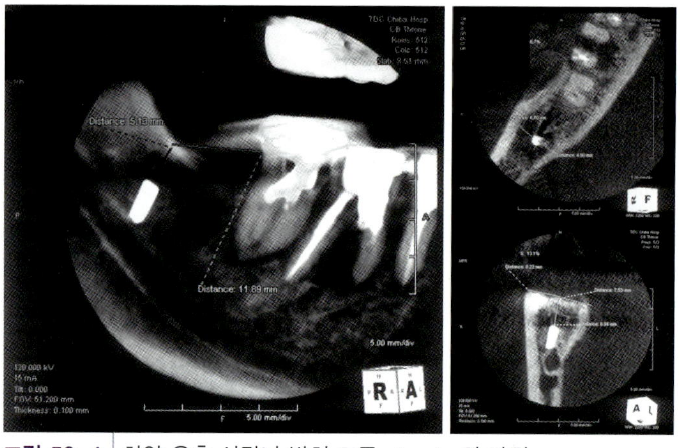

그림 58-4 하악 우측 사랑니 발치 도중 elevator의 파절.
38세 남성. 하악 우측의 위화감을 주소로 내원. 3년 전에 발치했다. 초진의 CBCT영상에서 사랑니가 있던 부위 원심골에 elevator의 끝부분이 보인다.

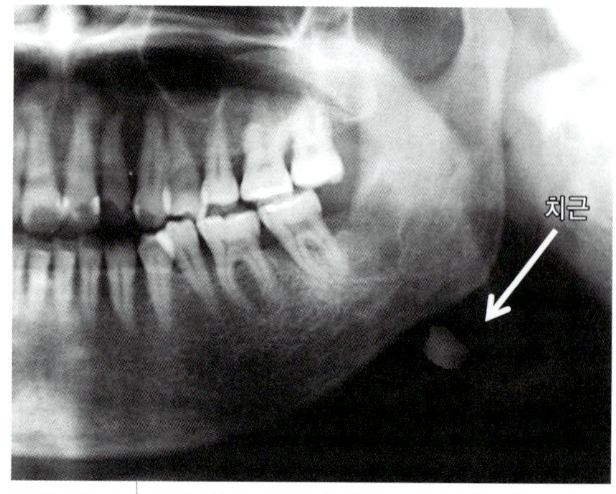

그림 58-5 하악 좌측 사랑니 발치 도중 치근의 조직 내 매립.
28세 남성. 분할발치 도중에 설측 피질골 천공. 사랑니 치근을 elevator로 탈구할 때 구강저로 매립.

3) 조직 내 매립

구강저 또는 상악동으로 들어가 버린 경우에는 당일에 적출하는 것이 원칙입니다. 매복치라 해도 감염원이 되어 술후 봉와직염, 치성상악동염을 일으키는 경우가 많습니다. 보통 발치와에서 접근하는 것은 어렵고, 주위에서 점막골막 피판을 광범위하게 형성하고 주요한 해부학적 구조물을 피해 정확하게 제거할 필요가 있습니다. 항균제 투여도 필요하므로 전문의에게 의뢰하는 것이 좋습니다(그림 58-5).

술후의 판단 포인트

1) 신경마비(하치조신경과 설신경)

술중에 비정상 통증이 발생하지 않아도 술후에 증상이 발현되는 경우가 있습니다. 신경손상의 정도를 평가하는 것이 중요하며, 단순히 경과 관찰만으로 완화된다고 할 수는 없습니다. 경우에 따라 신경단열이 일어났다면 신속한 신경수복술이 필요합니다. 그러므로 신경마비의 정도를 주관적 및 객관적으로 파악해 병태를 진단할 필요가 있습니다(그림 58-6).

2) 출혈·통증

발치 후 치유부전이 의심되므로 원인 규명을 위해 노력합니다. 구강 내 소견 및 화상 소견을 바탕으로 명확한 원인을 파악할 수 있으면 원인을 개선하지만, 오랜 기간 경과해도 완화가 되지 않는 경우에는 전문의에게 상담하는 것을 고려합니다. 약제 투여만으로 진통이 가능하다고 해도 근본적인 진단과 치유는 아니라는 점도 인식해야 합니다.

3) 개구장애·감염

발치 다음 날 또는 몇 주 후에 증상이 발현되는 경우도 있습니다. 개구장애가 술후 반응성의 현상인지 저작근으로의 염증 파급인지를 감별합니다. 염증은 시시각각 변화하므로 시간의 흐름에 따른 임상증상의

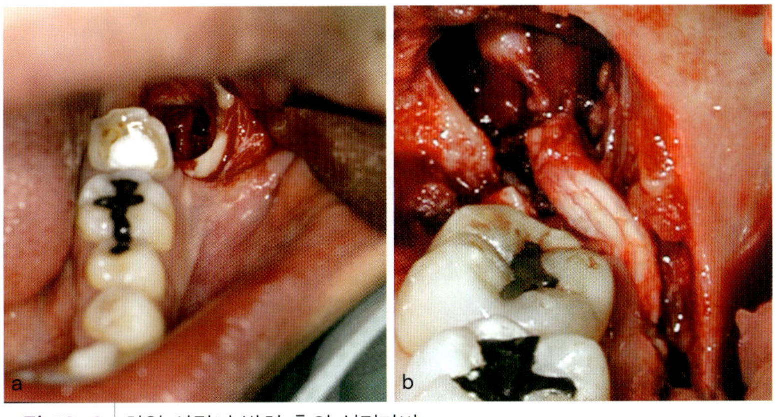

그림 58-6 하악 사랑니 발치 후의 신경마비.
a, 하악 좌측 사랑니 발치 후 하치조신경의 일회성 전도장애.
b, 하악 우측 사랑니 발치 후의 설신경 완전 단열.

파악이 중요합니다. 염증의 5대 증상(발적, 종창, 통증, 발열, 기능장애)을 확인해 감염증의 판단이 늦어지지 않도록 노력합니다. 때로는 특이성 염증이 계속해서 나타나는 경우도 있으므로 주의가 필요합니다.

사랑니 발치라고 해도 쉽게 보지 않는 것이 좋습니다. 예상치 못한 병태를 일으켜 소송에 이르는 사례도 드물게 경험합니다. 환자 및 사회가 발치 술자에게 요구하는 것은 해당 치아의 병태를 충분히 파악해 안전하고 적절한 기량을 실시하는 것, 상정될 수 있는 리스크를 알고 회피하는 처치를 선택하는 것, 예상외의 사태에 대한 현상을 파악해 적절하게 대처(소개도 포함)하는 것의 3가지 항목입니다.

의료 현장은 환자의 고령화, 위험이 많은 병태, 고도의 요구 등으로 보다 복잡해지고 있습니다. 자신을 지키는 수단 중 하나로서 구강외과를 효과적으로 활용하는 것이 좋다고 생각합니다.

메모: BRONJ에 대해

현재 급증하는 BRONJ에 대해 조금 덧붙입니다. BP 제제 투여 전이라면 치료 또는 예방 목적의 발치도 할 수 있습니다. BP 처방을 받는 중이고 ONJ 증상이 나타나지 않은 경우, 발치 적응증인 치아라면 예방 목적으로 발치합니다. ONJ 증상이 나타난 경우에도 발치를 주저해야 하는 것은 아니고, 세정만으로 무리하게 보존하는 것은 ONJ를 진전시킬 뿐입니다.

BP 제제 처방을 받는 중에 발치를 할 때는 되도록 비침습적인 처치, 발치와에서 날카로운 변연의 제거, 골면 노출을 피하고 완전 폐쇄(감장절개를 응용)에 유의합니다. 물론 항균제 투여는 술전부터 시행하고, 술후 상피화가 완전히 이루어질 때까지 계속합니다. 보통의 경우와는 다르다는 사실을 인식하기 바라고, 전문의료기관에 소개하는 것도 하나의 대책입니다.

Shibahara Takahiko(柴原孝彦)
도쿄 치과대학 구강악안면외과학강좌
첫 출간: Vol.117 No.2 (2017)

Question 59

영구치가 탈구된 경우에 재식의 기준은 무엇입니까? 또한 재식한 치아는 어떻게 고정하면 좋습니까?

Answer

여기서는 성인에게서 탈구된 경우의 처치에 대해 대답합니다.

치아의 탈구에는 치조에서 치아가 탈락하는 완전탈구와 치조에 머무르고 있는 불완전탈구가 있습니다. 모두 치조골이 크게 손상을 받지 않는 한 원래의 위치로 되돌려 재식하는 것이 가능합니다. 먼저 다른 부위에 커다란 손상이 없는 것을 확인한 후 standard X-ray 사진으로 치조의 상태, 그리고 불완전탈구라면 치근의 파절이 없는지를 확인합니다. 이어서 치조부의 순설측을 촉진해 골편의 움직임이 없는지를 확인하는 것도 중요합니다.

불완전탈구의 경우에는 치근의 파절이 없으면 상처 부위를 세정한 후 수술적으로 정복해 인접치와 고정합니다. 완전탈구의 경우, 치아의 재식을 판단하는 가장 큰 기준은 상처를 받고 나서 재식까지 걸린 시간과 그때까지의 치아 상태입니다. 완전탈구에서 그대로 재식할 수 있다고 생각되는 경우는 손상을 받은 후 30분 이내일 때입니다. 30분 이상 상온 환경에 방치되면 치근막의 90% 이상이 괴사되므로 치근막을 온전히 보존한 상태로 치아를 재식하는 것이 어려워집니다. 따라서 완전탈구 치아에 대한 현장의 응급처치에서 중요한 것은, 탈구된 치아를 청결하고 습윤된 상태에서 보존하는 것입니다. 가장 적합한 것은 치아 보존액(Teeth Keeper: NEO®)이지만, 쉽게 구할 수 있는 것으로는 우유가 효과적입니다. 생리식염수도 효과적이지만 우유가 치근막의 보존에 가장 적합하다는 실험결과가 보고되어 있습니다. 우유에 담가 이송된 치아는 생리식염수로 세정한 후 교합관계를 확인하면서 백악질과 치근막을 기계적으로 손상시키지 않도록 재식해 인접치와 고정합니다. 탈락된 치아가 30분 이상 건조된 상태로 방치된 경우나 땅바닥 등에 떨어져 오염이 심한 경우에는 생리식염수 등으로 충분히 세정한 후 치근막을 제거하고 재식합니다. 재식 치아의 경과를 관찰한 조사에 의하면 30분 이내에 재식된 증례는 2년 후에 90%가 치근흡수를 일으키지 않는 데 비해, 2시간 이상 경과하고 나서 재식된 증례는 2년 후 95%에서 치근흡수를 일으켰다고 보고하고 있습니다.

고정법은 인접치의 상태에 따라 선택합니다. 인접치가 존재하면 wire 결찰법(연속치아결찰), wire resin 법, direct bonding법 등을 이용하는데, wire(clasp wire 등)를 접착성 레진으로 치아에 고정하는 방법이 간편하고 충분한 고정력을 얻을 수 있습니다. 인접치가 없으면 의치상 형태의 스플린트가 응용됩니다. 경과가 순조롭다면 4주 후에 고정을 제거합니다.

고정 제거 후에 치수생활반응이 보이지 않으면 근관치료가 필요합니다. 적절한 시기에 근관치료를 시행해 재식 후 염증성 흡수나 골성 유착을 동반한 치환성 흡수의 발현을 방지할 필요가 있습니다.

치아의 외상이 발생하기 쉬운 곳은 학교입니다. '치아 보존액'을 준비한 보건실도 많아졌지만, 학교 치과의사를 담당하는 선생님은 양호교사에게 손상을 받은 직후 치아의 적절한 취급에 대해 설명해 두는 것

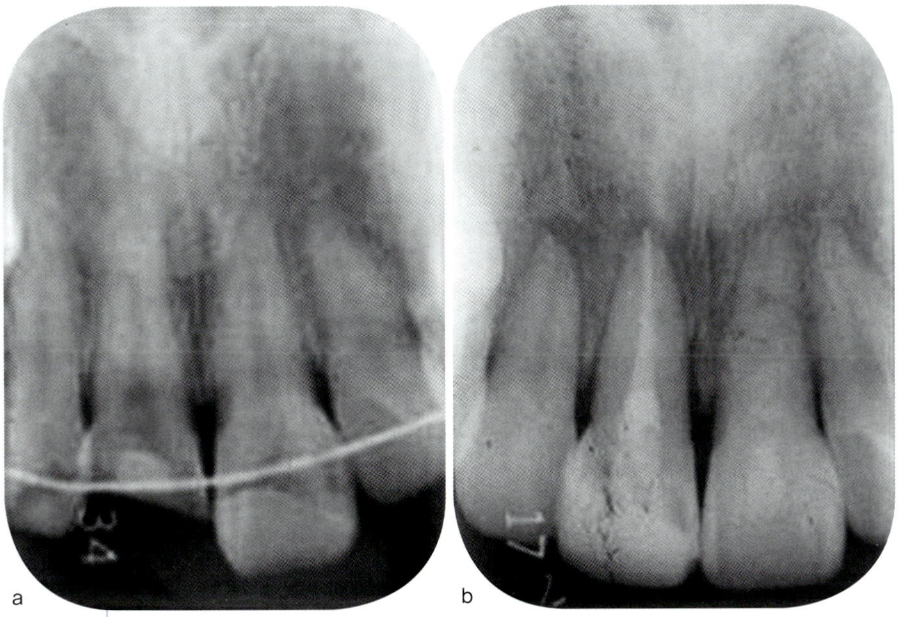

a b

그림 59-1 27세 여성. 넘어져서 #11이 완전탈구, #21이 불완전탈구. 손상 20분 후에 재식하여 고정.
a, 재식한 직후. Clasp wire를 접착성 레진으로 치아에 고정했다.
b, 6주 후의 상태. 4주 후에 고정을 제거하고 #11은 근관치료를 시행하고 수복했다. #21은 생활반응이 되돌아왔다.

이 필요합니다.

마지막으로 탈구 치아를 재식하기 위한 요점을 정리합니다(그림 59-1).

① 완전탈구인지 불완전탈구인지를 확인한다.

② 완전탈구라면 탈락 후 경과한 시간과 보존 상태가 중요하고, 습윤 상태에서 30분 이내라면 예후가 양호하다.

③ Wire를 접착성 레진으로 약 4주간 고정한다.

④ 경과를 관찰해 치수반응이 돌아오지 않으면 치수처치를 한다(재식하고 나서 2~4주 후).

Katakura Akira(片倉 朗)
도쿄 치과대학 구강병태외과학강좌

Question 60

치아를 뺀 후 출혈이 멈추지 않습니다. 원인과 대처법을 가르쳐 주십시오.

Answer

치과의사에게 발치는 근관처치나 지대치 형성과 마찬가지로 기본적인 기술입니다. 그러므로 발치 후 출혈은 진료 도중 많이 경험하는 상황입니다.

발치 후 출혈은 올바른 압박지혈이 이루어지면 15분 이내에 지혈되는 것이 보통입니다. 그러나 몇십 분이 지나도 지혈되지 않는 경우에는 곧바로 출혈의 원인을 밝혀 그에 걸맞은 지혈처치를 할 필요가 있습니다. 전신적인 문제가 있는 경우에는 2차·3차 의료기관에 의뢰하는 것도 생각해야 하지만, 지식이 뒷받침된 냉정한 판단과 확실한 초기대응이 중요합니다.

원인

원인으로는 국소적인 원인과 전신적인 원인의 2가지를 생각할 수 있습니다.

1) 국소적 원인

발치와 내 및 근첨부나 변연부의 병적 육아조직의 잔존, 발치창 부위 조직의 손상, 치조골 골절, 발치와 주위의 치은 열상, 인접치의 탈구나 동요, 치조부 혈관의 손상, 과도한 양치로 인한 혈병의 유실 등을 들 수 있습니다.

이러한 원인의 대부분은 술자측에 있습니다. 동요가 심한 간단한 발치라 해도 근첨병소나 치주병소의 염증성 육아조직을 남기면 육아 안의 혈관은 약하고 수축성이 떨어지므로 지혈하기 어렵고, 치아와 골의 유착이 심하면 발치할 때 피질골의 골절이 생겨 커다란 수술 침습의 결과 출혈의 원인이 되는 경우가 있습니다. 또한 매복치를 발치할 때 점막골막 피판의 설계 실수나 치조골 골절 등의 부수적인 손상으로 장애를 받은 중소혈관의 출혈이 압박지혈 후에 다시 일어나는 경우도 있습니다.

발치할 때 침윤마취로 혈관수축제가 첨가된 국소마취제를 과도하게 사용하면 발치 직후에 지혈처치가 불완전하게 되므로, 발치 후에 생기는 혈관의 반응성 확장에 의해 재출혈이 일어날 수 있습니다. 발치 후 충분히 지혈을 확인해도 '발치 후의 주의사항'을 환자에게 이해할 수 있도록 설명하지 않으면, 집으로 돌아간 후 환자가 혀로 발치와를 자극하거나 빈번한 양치로 인해 발치와를 막고 있던 혈병이 탈락되어 출혈을 일으키는 경우가 있습니다.

또한 충분한 기술을 몸에 익히지 않았거나 자기만의 위험한 발치조작의 실수로 인한 출혈도 있다는 점을 잊어서는 안 됩니다.

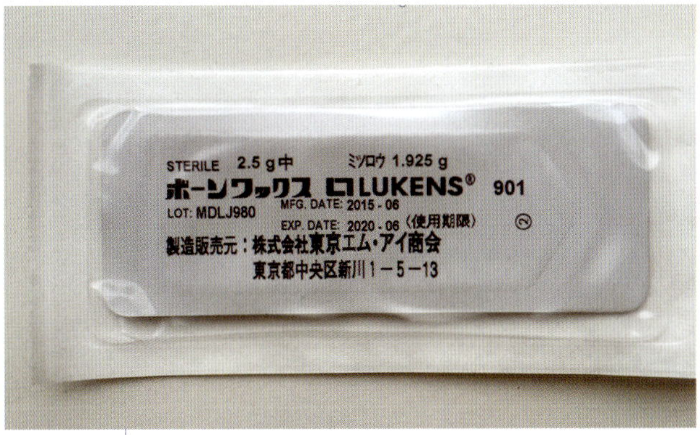

그림 60-1 Bone wax.

2) 전신적 원인

과거에 비정상 출혈의 병력이 있는 경우에는 전신적인 원인이 되는 기왕력이 없는지를 발치 전에 충분히 문진할 필요가 있습니다.

후천적인 출혈성 소인이 불분명한 경우에는 2차 의료기관에 지혈에 관한 screening 검사를 의뢰하고, 필요하면 이후의 치료를 의뢰하는 것도 필요합니다.

백혈병이나 재생불량성 빈혈 등의 혈액질환에서는 혈소판의 생성이 장애를 받아 출혈 경향을 보이며, 교원병이나 알레르기에서는 항혈소판 항체에 의한 혈소판 감소 외에 혈관벽 장애가 생기는 경우도 있습니다. 제Ⅷ인자를 제외한 응고인자는 모두 간에서 만들어지고 그중에서 특히 제Ⅱ, Ⅶ, Ⅸ, Ⅹ인자의 생성을 위해서는 비타민 K가 필요하기 때문에, 간기능 장애나 비타민 K의 생성을 저하시키는 약물을 장기 투여한 경우에는 많은 응고인자의 결핍이 일어날 가능성이 있습니다. 특히 간경변 환자는 주의가 필요합니다. 또한 신부전으로 인공 투석을 받고 있는 환자는 헤파린을 투여받고 있으므로 주의가 필요합니다. 허혈성 심장질환이나 뇌경색의 기왕력이 있는 환자는 항혈전제를 투여받고 있으며, 당뇨병 환자는 혈관이 약하다는 사실을 알아야 합니다.

대처법

발치 후 출혈은 환자 본인에게도 우려할 만한 사태입니다. 출혈이 생기면 불안으로 인해 혈압이 올라가 더 많은 출혈로 이어진다는 사실도 잊어서는 안 되는데, 어떤 경우라도 먼저 국소의 압박지혈이 기본입니다. 상처 부위를 생리식염수 등으로 충분히 세정하여 오래된 혈병을 제거하고, 상처 부위를 명확히 보고 출혈이 되는 부분을 확인합니다. 그 부위에 딱딱하게 접은 청결한 거즈를 대고 몇 분간 압박지혈을 시도합니다. 거즈를 천천히 제거한 후 발치창의 출혈 상태를 충분히 관찰합니다. 발치와의 특정 장소에서 용출성 출혈이 있으면 그 부위의 혈관 손상을 생각할 수 있으므로 전기소작기를 이용한 전기응고지혈이나 봉합지혈 등 영구지혈을 시행합니다.

발치창 전체에서 삼출성으로 출혈이 있는 경우에는 염증성 육아를 남겼거나 다른 출혈성 소인 등도 의심할 수 있습니다. 불량 육아가 잔존하면 이것을 깨끗이 제거하고 다시 압박지혈을 시도합니다. 이것으로 지혈이 되지 않는 경우에는 전신적인 출혈 경향을 의심할 수 있으므로 압박지혈을 계속하면서 2차 의료기관의 진료를 받도록 해야 합니다.

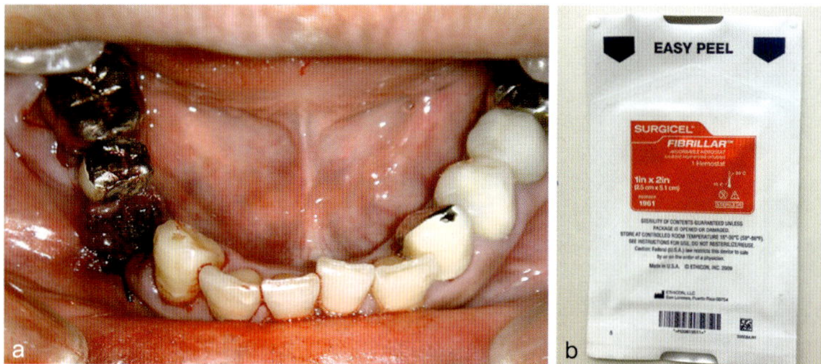

그림 60-2 Surgicel®을 넣은 발치와.

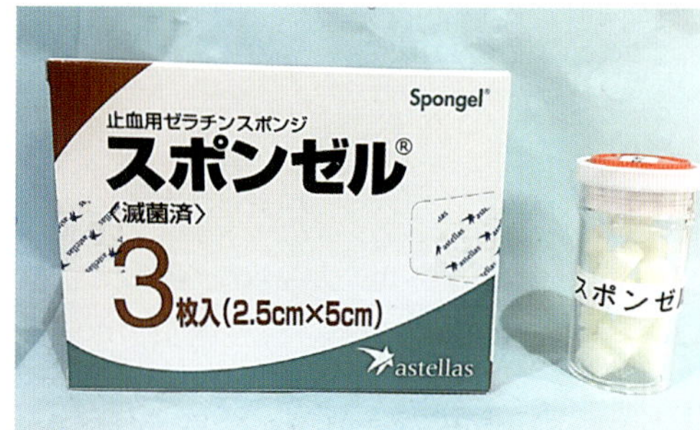

그림 60-3 Spongel®.

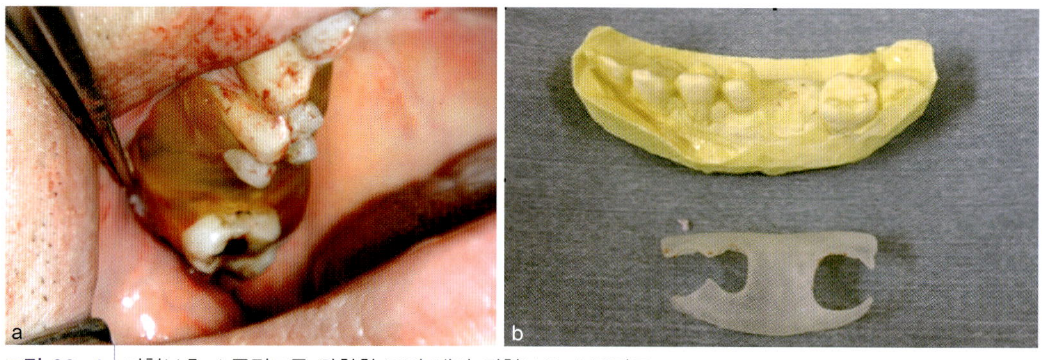

그림 60-4 지혈보호 스플린트를 장착한 구강 내와 지혈보호 스플린트.

국소적 원인에 의한 경우에는 위에서 기록한 것과 같이 냉정하게 출혈 부위를 확인하고 연조직에서 일어나는 출혈인지, 치조골 등 경조직에서 일어나는 출혈인지를 확인해 상처의 봉합, 압박지혈, 국소지혈제의 사용을 통해 지혈합니다. 골에서 일어나는 출혈에는 좌멸법을 시행하거나 출혈되는 골면에 bone wax (그림 60-1)를 발라 지혈합니다. 소혈관에서 일어나는 출혈에는 전기소작기를 이용해 전기응고지혈을 시행하는 것이 효과적입니다. 일반적으로는 국소지혈제(Surgicel®, Spongel® 등)(그림 60-2, 60-3)를 발치와에 넣고 봉합과 압박을 시행합니다. 그리고 지혈보호 스플린트(그림 60-4)를 재빨리 제작해 압박고정 하는 것도 효과적입니다. 항혈전요법을 받는 환자 등 출혈이 예상되는 환자의 경우에는 미리 지혈보호 스플린트를 제작하고 나서 발치하는 것이 필요합니다.

참고문헌

1) 工藤逸郎監修. 口腔外科学　第5版. 学建書院, 2016.
2) 白砂兼光, 古郷幹彦編著. 口腔外科学　第3版. 医歯薬出版, 2010.
3) 内山健志ほか編集. カラーアトラス　サクシンクト口腔外科　第3版. 学建書院, 2011.
4) 野間弘康, 瀬戸晥一監修. 標準口腔外科学　第4版. 医学書院, 2015.
5) 野間弘康, 金子　譲. カラーアトラス　抜歯の臨床. 医歯薬出版, 1991.
6) 住友雅人ほか編. 歯科臨床イヤーノート2014. クインテッセンス出版, 2013.

Bessho Hiroki(別所央城)
도쿄 치과대학 구강병태외과학강좌

Question 61

환자가 치과치료에 의한 금속 알레르기가 아닌지 의심스럽다고 합니다. 어떻게 대처하면 좋습니까?

Answer

환자의 동의를 얻어 적절한 순서에 따라 진단·치료합니다[1](그림 61-1). 먼저 어떤 치과치료 후에 금속 알레르기 증상이 나타났는지, 그리고 기타 알레르기 질환의 기왕력 유무에 대한 충분한 의료면접이 필요합니다[2]. 그때 육안 소견뿐만 아니라 구강 내 금속의 유무를 X-ray 사진이나 구강 내 사진으로 기록하는 것은 필수입니다.

또한 설염, 구내염, 구순염, 편평태선(그림 61-2), 장척농포증(palmoplantar pustulosis), 아급성 양진, 이한성 습진, 다형 만성 양진, 홍피증, 화폐상 습진, 가성 아토피성 피부염 등 치과금속 알레르기의 관여가 의심스러운 구강점막 및 피부질환이라면 해당 진료과에 진찰을 의뢰합니다. 진단이 확정되면 환자의 동의를 얻어 금속 알레르기 검사를 시행합니다.

금속 알레르기 검사는 피부첩포시험(patch test)이 golden standard입니다(그림 61-3). 이 검사는 시약을 환자의 등에 48시간 밀폐첩포하고 피부반응으로 감작의 유무를 판정하는 방법입니다. 그러나 이 검사는 부하시험이기 때문에 증상을 악화시킬 가능성이나 새로운 금속을 항원으로 몸에 인식시킬 위험성이 있습니다. 건강한 사람이라도 피부첩포시험이 양성으로 나오는 경우가 있으므로 함부로 검사하는 것은 피하는 것이 좋을 것입니다.

검사의 문제점으로는 3일째 되는 날까지 목욕을 할 수 없어서 여름에는 시행하기 어렵습니다. 그리고 주 4일(0일째, 2일째, 3일째, 7일째)의 내원이 필요합니다. 판정의 문제점으로는 알레르기 반응과 1차 자극 반응의 판별이 어려워서 판정하는 데 숙련이 필요합니다. 첩포한 포 주위에 용액이 고이기 쉬워, 반응이 나오기 쉬운 끝 효과(edge effect)나 강한 양성 시약 주위에서 알레르기가 없는 금속까지 반응하는

- 의료면접

↓

- 피부첩포시험(patch test)
- 혈액검사(금속자극 림프구 유약화 시험)

↓

- 구강 내 금속 분석

↓

- 치과금속 제거

↓

- 경과 관찰

↓

- 원인 금속을 포함하지 않은 재료로 치과치료

그림 61-1 치과금속 알레르기의 진단·치료의 흐름.

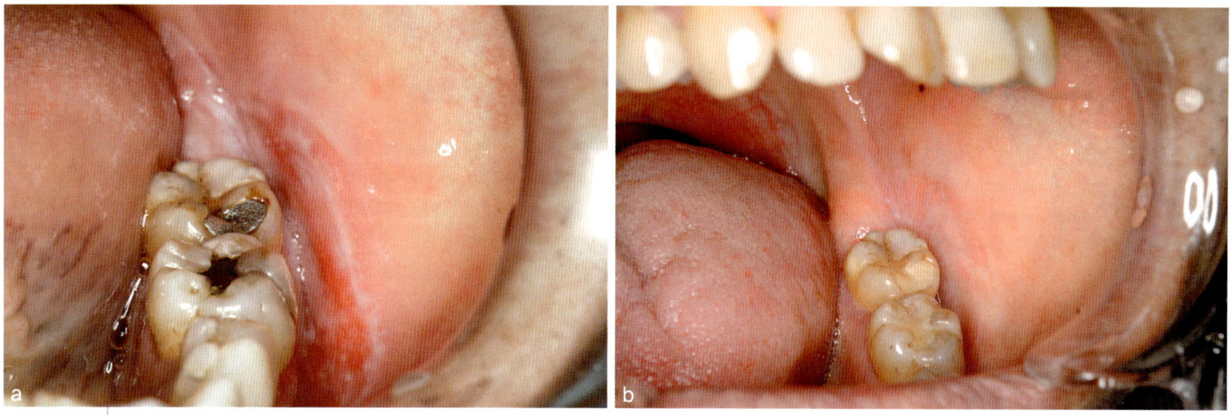

그림 61-2 아말감 제거 전(a)과 아말감 제거 후에 조금 나아진 구강 편평태선(b).

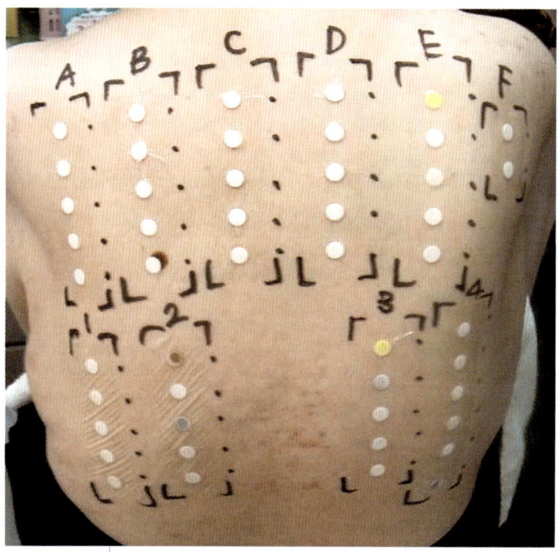

그림 61-3 피부첩포시험(patch test).

exited skin syndrome이라는 병태를 보이는 경우도 있으므로 주의가 필요합니다.

이러한 문제점을 보완하기 위한 보조적인 진단방법으로 금속자극 림프구 유약화 시험(metal lymphocyte stimulation test; MLST)을 시행하는 경우가 있습니다. 이 검사는 환자 말초혈을 채취해 금속 항원을 추가하고 림프구의 증식 능력을 판정하는 방법인데, 한 번의 채혈만으로 간편하게 시행할 수 있습니다. 그러나 위양성이나 위음성이 나오기 쉽다는 단점도 있습니다. 또한 검사는 보험적용이 되지 않고 검사 용액(patch test 시약)의 제공이 필요한 점 등 아직 연구단계인 부분도 있어서 이후 개선되기를 바랍니다.

위에서 기록한 진단 방법에서 어떠한 금속에 양성반응을 보이고 구강 내에 보철물이 존재하는 경우에는 구강 내의 금속을 채취합니다. 금속 제거용 버를 이용해 각각의 치아에서 시료를 채취합니다. 육안으로 확인할 수 있는 정도의 절삭 조각이 있으면 문제없습니다. 금속을 채취할 때 환자가 절삭 금속에 노출되지 않도록 러버댐 방습이나 구강 내 suction을 사용해 방호합니다. 금속 채취를 위해 제거된 금속은 X선 마이크로아날라이저(electronic probe microanalyzer; EPMA)(그림 61-4)나 형광X선분석장치(X-ray

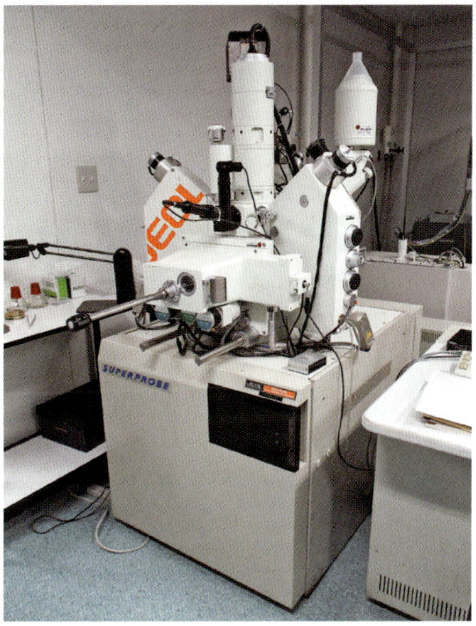

그림 61-4 X선 마이크로아날라이저(electronic probe microanalyzer; EPMA).

fluorescence spectroscope; XRFS) 등을 이용해 금속 성분에 대해 분석합니다.

금속 분석을 이용한 알레르기 검사에서 양성인 금속이 구강 내에 존재하는 경우에는 환자의 동의를 얻어 보철수복물을 제거합니다. 일정기간의 경과 관찰 후에 증상이 조금 나아지는 것을 확인할 수 있으면 원인금속을 포함하지 않는 재료로 보철처치를 시행합니다. 또한 알레르기 검사에서 양성인 금속이 보철수복물에 포함되지 않아도 치과용 시멘트나 근관 충전재료 등에 포함되어 있는 경우도 있으므로 주의가 필요합니다[3].

치과치료에 의한 금속 알레르기 검사와 보철수복치료가 끝나도 새로운 치과치료를 받을 때 증상이 나타나는 경우가 있습니다. 환자와 주치의에게 알레르기 검사 결과를 교부해 어느 금속이 알레르기원인지를 통지할 필요가 있습니다. 또한 재치료를 할 때 구강 내의 금속과는 다른 종류의 금속을 사용하면 국소전지를 형성해 알레르기 증상이 나타나기 쉬워지므로 같은 종류의 금속 또는 metal free 재료를 이용한 치료가 바람직합니다.

금속 알레르기의 진단·치료는 환자의 육체적 또는 경제적인 부담이 커집니다. 보통 치과금속진이라고 알려진 질환은 다인성인 경우가 많으므로, 알레르기 검사에서 양성인 재료를 제거했다고 해서 근본 질환의 상태가 반드시 호전되지 않을 가능성에 대해서도 충분한 설명이 필요합니다.

참고문헌

1) 髙橋愼一. 歯科と金属アレルギー. アレルギーの臨床. 2007;27:795-800.
2) 日本口腔外科学会編. 一般臨床家, 口腔外科医のための口腔外科ハンドマニュアル'09. クインテッセンス出版, 2009;139-146.
3) 海老原　全ほか編. 歯科アレルギーNOW　疾患の基礎と臨床のエッセンシャル. デンタルダイヤモンド社, 2016;126-128.

Ukichi Kenichiro(浮地賢一郎)
도쿄 치과대학 oral medicine·구강외과학강좌

Question 62

투석치료를 받는 환자의 치과치료에 대해 주의해야 할 점과 알아 두어야 할 점에 대해 가르쳐 주십시오.

Answer

인공 투석은 신장의 기능을 인공적으로 대체하는 치료법입니다. 신부전 환자는 요독증을 방지하기 위해 외적인 수단을 통해 혈액의 '노폐물 제거', '전해질 유지', '수분량 유지'를 할 필요가 있습니다. 투석은 복막투석과 혈액투석으로 나뉘는데, 대부분 혈액투석입니다.

신장의 기능과 신장 장애

신장은 허리의 약간 윗부분에 좌우로 각각 1개씩 있는 주먹 크기의 장기입니다. 신장에는 '노폐물 제거', '전해질 유지', '수분량 유지' 외에 혈압 조절(레닌-앤지오텐신 시스템에 의한 액성 조절), 조혈 호르몬(에리스로포이에틴) 생성, 비타민 D의 활성화 등 여러 가지 기능이 있습니다.

인공 투석의 적응증에 대해서는 신장기능이 정상의 10~15% 이하가 되면 필요하다고 이야기하지만, 혈청 크레아티닌 수치나 일상적인 임상증상에 따라서도 판정합니다. 원인으로는 당뇨성 신증에 의한 것이 가장 많고, 이어서 만성 사구체신염에 의한 신부전을 들 수 있습니다.

인공 투석의 실제

순서로는 혈관을 확보하고 혈액을 체외로 빼냅니다. 그리고 dialyzer(인공신장)라 불리는 투석기에 혈액을 통과시켜 혈액 내 여분의 수분이나 노폐물을 제거합니다. 정화된 혈액은 다시 체내로 되돌립니다. 이때 항응고제인 헤파린을 이용해 혈액의 응고를 방지합니다. 헤파린은 반감기가 짧아 2~4시간 후 항응고 작용이 거의 소실됩니다. 투석 횟수는 1주에 3회, 1회에 3~5시간 정도가 필요합니다.

또한 투석이 필요하게 된 경우에는 팔 혈관의 동맥과 정맥을 서로 연결하는 shunt 수술을 하는 경우가 대부분입니다. Shunt를 설치하면 정맥으로 많은 혈액이 흘러 대량의 혈액을 빼내기 쉽습니다(그림 62-1, 62-2). Shunt는 구혈(무혈관화)에 의한 혈관폐쇄의 리스크가 있으므로 shunt를 설치한 쪽에서는 혈압을 측정하지 않거나 채혈하지 않는 등의 배려가 필요합니다.

인공 투석 환자의 주요 합병증

치과의사는 인공 투석 환자의 전신 및 구강 내의 특징을 알아 둘 필요가 있습니다. 인공 투석에 동반하는 주요 합병증은 표 62-1과 같습니다.

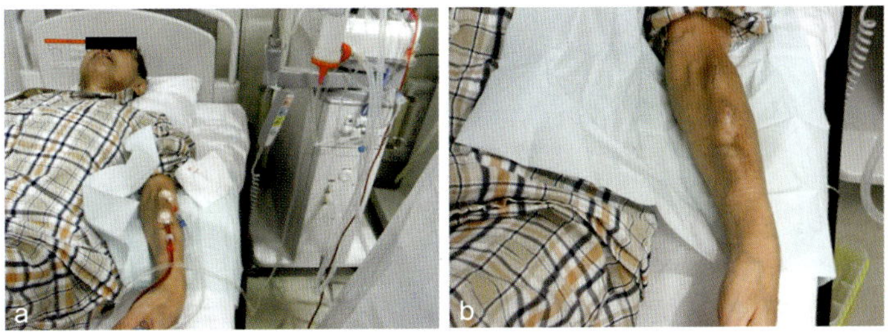

그림 62-1 인공 투석을 받는 모습(**a**)과 만들어진 체내 shunt(**b**).

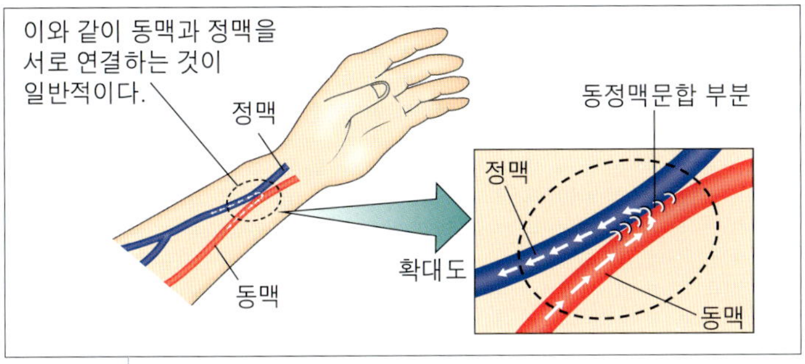

그림 62-2 Shunt 수술.
문합 부분에 shunt 매듭이 형성되어 매듭 내에 고압의 대류가 발생한다.

표 62-1 혈액투석에 동반하는 주요 합병증

전신적 합병증	구강 내 합병증
골·미네랄 대사이상	구강건조
쉬운 감염성	미각장애
혈압이상·동맥경화	우식·치주 질환의 중증화
정신심리학적 장애	구강 내 출혈
빈혈	

전신적으로는 비타민 D 활성화 장애를 동반하여 신성골이과양증, 저칼륨혈증, 고인혈증에 동반하는 혈관 등의 이소성 석회침착, 투석 아밀로이드증(아밀로이드 침착에 의한 관절 병변) 증상이 나타납니다. 또한 비정상 고혈압이나 투석 직후의 저혈압도 문제가 됩니다. 뿐만 아니라 동맥경화에 의한 심장질환의 리스크도 높다고 이야기하며, 불면이나 빈혈 경향도 나타납니다. 한편 구강 내에서는 구강건조, 미각장애, 우식·치주질환의 중증화, 구강 내 출혈 등이 나타납니다.

인공 투석 환자에 대한 치과치료의 주의사항(표 62-2)

1) 침습적 치과치료(발치, 치석 제거 등)

대부분의 투석 환자가 주 3회(월·수·금 또는 화·목·토)의 투석을 받습니다. 투석 당일에는 지혈 곤란이 발생할 수 있으므로, 침습적 치과치료는 그 사이 투석을 하지 않는 날에 시행합니다.

2) 출혈

투석환자는 헤파린 등의 항응고제를 사용하고 있어 출혈 경향이 생기기 때문에 주의해야 합니다. 대량의 출혈이 예상되는 경우에는 사전에 주치의와 상담하여 항응고제를 감량하거나 저분자 헤파린 또는 나파모스타트메실산염(nafamostat mesilate: Futhan®)으로 변경하는 경우가 있습니다.

3) 국소마취나 투약

치과에서 이루어지는 마취에 관해서 보통의 양은 문제없습니다. 감염되기 쉬우므로 치료할 때는 항균제 투여가 필요합니다. 신장 배출형 약제는 축적하는 경향이 있으므로 투석 환자에게 사용할 때는 감량하든지 간 대사형 약제를 사용합니다.

표 62-2 혈액투석 환자에 대한 치과치료의 주의사항

1. 침습적 치과치료는 투석을 받지 않는 날에 시행한다.
2. 비정상 출혈에 주의한다.
3. 감염에 주의한다. 항균제를 투여할 때 신장 배설형 약제에 대해서는 투여량에 주의한다. 소염진통제는 필요 최소량만 투여한다.
4. Shunt를 설치한 쪽은 혈압 측정이나 채혈을 하지 않는다.
5. 감염증(HBs 항원, HBc 항체, 매독)을 확인한다.

① 세펨 계열, 페니실린 계열은 경구용 약제라면 보통의 양으로 문제없다. 주사제는 감량을 고려한다.
② 뉴퀴놀론 계열의 대부분은 신장 배설형이므로 감량이 필요하다.
③ 마크롤라이드 계열이나 테트라사이클린 계열은 기본적으로 보통량을 투여해도 상관없다.
소염진통제는 감량할 필요는 없지만 막연하게 투여하지 말고 필요 최소량만 투여하도록 배려해야 합니다.

4) 체내 shunt에 대한 배려

투석 환자는 좌우 어딘가의 팔 안에 shunt가 있습니다. 따라서 shunt가 설치된 쪽의 혈압 측정이나 채혈을 피할 필요가 있습니다.

5) 감염증(HBs 항원, HBc 항체, 매독)의 확인

투석 환자는 1년에 1~2회 감염증을 확인합니다. 침습적 치과치료를 시행하는 경우에는 감염증의 유무를 확인할 필요가 있습니다.

침습적 치과치료가 필요한 경우에는 스스로 판단하지 말고 반드시 진료의뢰서를 작성해 신부전에 대한 주치의 또는 인공 투석을 담당하는 의사의 소견을 참고하고, 긴밀한 연계를 갖는 것이 가장 중요합니다.

참고문헌

1) 大平整爾. インフォームドコンセントのための図説シリーズ　透析療法　改訂3版. 医薬ジャーナル社, 2013.
2) 山根源之ほか編. 口腔内科学. 永末書店, 2016.
3) 金子明寛ほか編. 歯科におけるくすりの使い方＜2015-2018＞. デンタルダイヤモンド社, 2014.

Nakagawa Ken(中川 健), Nomura Takeshi(野村武史)
도쿄 치과대학 이치가와종합병원 비뇨기과
도쿄 치과대학 oral medicine·구강외과학강좌

Question 63

고혈압 환자의 치과치료에서 주의해야 할 점과 알아두어야 할 점에 대해 가르쳐 주십시오.

Answer 1

고혈압

고혈압은 모든 질환 중에서 가장 이환 환자 수가 많은 질환이기 때문에 일상의 치과진료에서도 가장 많이 만나는 합병 질환이라고 할 수 있습니다. 따라서 고혈압에 대해 깊게 이해하는 것이 필수이고, 의료 종사자로서 적절하게 대응하는 것이 요구됩니다.

고혈압은 원인에 따라 본태성 고혈압과 2차성 고혈압으로 나뉩니다. 2차성 고혈압은 고혈압의 원인이 특정되어 있는 것으로, 빈도는 낮지만 적절한 치료를 통해 치유를 기대할 수 있습니다(표 63-1). 따라서 고혈압 환자를 볼 때 2차성 고혈압을 제외하는 진단의 목적에서 내과의에 의한 진단이 중요합니다. 2차성 고혈압이 제외되면 본태성 고혈압입니다. 일본 고혈압학회 고혈압 치료 가이드라인에 따른 혈압 수치의 분류를 제시합니다(표 63-2).

고혈압이 방치되면 뇌·심혈관 질환에 이환되는 비율이 높아지고, 혈압이 높으면 높을수록 사망 리스크는 올라갑니다. 따라서 고혈압 치료의 목적은 뇌·심혈관 질환 발생의 예방입니다. 치료의 제1단계는 잘못된 생활습관을 시정하는 것이고 제2단계가 혈압강하 치료제의 복용인데, 최근에는 제3의 방법으로 신동

표 63-1 주요 2차성 고혈압

신실질성 고혈압	만성 사구체신염, 만성 신우신염, 낭포신 등
신혈관성 고혈압	신동맥의 협착 또는 폐색으로 인한 증상발현
원발성 알도스테론증	특발성 알도스테론의 과잉
쿠싱증후군	코르티솔의 자율성 및 과잉 분비
갈색세포종	부신종양에서 카테콜아민 과잉 분비
갑상선기능저하증	교본병 등의 자기면역 관여 질환
갑상선기능항진증	바제도병 등
부갑상선기능항진증	선종 또는 과형성에 의함
대동맥염증후군	고안동맥염이라고도 불리는 비특이성 혈관염
교원병원성 고혈압	결절성 다발동맥염, 전신성 강피증 등
뇌간부 혈관압박	뇌종양 등에 의한 두개내압 항진에서 기인
수면호흡장애	폐색성 수면무호흡증후군에서 볼 수 있음
약물유발성 고혈압	비스테로이드성 항염증제(NSAIDs) 등

표 63-2 성인의 진료실 혈압 수치의 분류 (단위: mmHg)

분류	수축기 혈압		확장기 혈압
최적 혈압	<120	그리고	<80
정상 혈압	<130	그리고	<85
정상 고치 혈압	130~139	또는	85~89
I도 고혈압	140~159	또는	90~99
II도 고혈압	160~179	또는	100~109
III도 고혈압	>179	또는	>109
수축기 고혈압	>139	그리고	<90

표 63-3 혈압강하제의 종류

(1) 칼슘길항제
- 예전부터 가장 많이 사용된 혈압강하제이다.
- 직접 말초혈관이나 관상동맥을 확장시키는 강력한 혈압강하제이다.
- 부작용으로 안면홍조, 하퇴부종 및 치은부종이 나타나는 경우가 있다.

(2) 앤지오텐신 변환효소 저해제
- 강력한 혈압상승 물질인 앤지오텐신의 생성을 억제해 혈압강하를 얻을 수 있다.
- 장기보호효과가 있다.
- 부작용으로 마른기침을 보이는 경우가 있다.
- NSAIDs를 함께 사용하면 효과가 줄어드는 경우가 있다.

(3) 앤지오텐신 수용체 길항제
- 앤지오텐신 변환효소 저해제와 마찬가지로 레닌, 앤지오텐신 계열의 저해제이지만 앤지오텐신 수용체에 길항하여 혈압강하 효과를 발휘한다.
- 장기보호효과가 있다.
- 당뇨병을 비롯한 모든 위험인자에 억제적으로 작용하기 때문에 제1선택이 되는 경우가 많다.

(4) 이뇨제
- 체내의 과잉 염분을 배출하는 효과로 인해 강력한 혈압강하를 얻을 수 있다.
- 부작용으로 탈수, 고요산혈증 등이 나타나는 경우가 있다.
- NSAIDs를 함께 사용하면 효과가 줄어드는 경우가 있다.

(5) β 차단제
- 심장 수축에 억제적으로 작용해 심박출량의 저하, 레닌 생성 저하 및 중추에서 교감신경 억제 등을 통해 혈압을 내린다.
- 심장질환 합병증에서 사용되는 경우가 많다.
- 부작용으로 극단적인 서맥이 생길 가능성이 있다.
- 갑자기 약 복용을 중단하면 혈압이 급상승하는 경우가 있다.

(6) α 차단제
- 혈관평활근에 직접 작용해 혈관을 확장한다.
- 부작용으로 현기증이 나타나는 경우가 있고, 와위에서 좌위로 체위를 변환할 때 실신이 일어날 가능성이 있다.

맥 ablation이라 불리는 신동맥 자율신경 지배에 대한 외과적 intervention도 하나의 선택지로 들 수 있습니다. 대부분의 환자는 제2단계까지 치료를 합니다.

고혈압 환자의 치과치료

치과치료를 할 때는 병력을 청취하는 것이 필수인데 고혈압의 기왕력이 있는 경우에는 그 치료 상황에 대해서도 확인하는 것이 필요합니다.

현재 사용되는 혈압강하제는 다수 있지만 그 종류에 따라 혈압강하 기전, 효과의 정도, 그리고 기관 장애에 대한 유효성이 서로 다르기 때문에 환자의 배경, 합병증, 기왕증 및 고혈압의 정도에 따라 약제가 선택됩니다. 부주의한 혈압강하제의 복용 중지는 급격한 혈압상승을 가져올 위험이 있으므로, 복용하는 양의 증감은 항상 신중하게 이루어져야 합니다. 주요 혈압강하제의 종류를 표 63-3에 제시합니다.

치과치료에서 중요한 점

고침습 치료 전에는 vital sign을 확인하는 것이 필수이고, 혈압은 의식 level, 맥박, 호흡수 및 체온과 마찬가지로 vital sign 중 하나이므로 혈압 측정은 모든 의료행위를 시행하기 전 또는 실시 중에 이루어져야 합니다.

고혈압의 기왕력이 없어도 치과치료는 정신적·육체적 스트레스가 되어 내인성 카테콜아민이 상승하여 급격한 혈압상승이 생길 가능성이 있습니다. 따라서 예측하지 못한 사태에 대해 곧바로 대응할 수 있는 진료태세를 정비하고, 정신적 긴장을 완화시키고 충분한 마취 전 처치가 필요합니다. 아드레날린 함유

표 63-4 고혈압성 긴급증의 증상

혈압 180/120mmHg 이상에서	
자각증상	두통, 시력장애, 오심·구토, 흉통, 등 통증, 호흡곤란
타각증상	마비, 의식장애, 경축, 저산소혈증, 청색증(cyanosis), 발한

Xylocaine®에 의해 혈압이 급상승하는 일은 거의 없지만 통증을 제어할 수 있는 최소량을 투여하는 것이 바람직합니다.

고혈압성 긴급증

일반적인 고혈압과는 다른 개념으로, 오랜 기간에 걸친 관찰의 결과로 진단된 고혈압이 아니라 급격한 또는 일시적으로 혈압이 높은 수치를 보여 뇌, 심장, 신장 및 대혈관 등에 급성 장기장애를 일으키는 상태를 말합니다. 다시 말해서 본태성 고혈압 또는 2차성 고혈압 환자가 아니라도 발생하는 병태로서 모든 의료행위 실시 전이나 도중에 정신적 긴장으로 인해 발생할 가능성이 있습니다.

고혈압성 긴급증은 급성 심부전, 협심증, 치사적 부정맥, 급성 대동맥 해리(해리성 대동맥류), 뇌출혈, 지주막하출혈 및 뇌경색 등을 일으키는 경우가 있으므로 곧바로 대처해야 하며, 대응이 늦어져 장기장애가 진행된 경우에는 의료 종사자로서 책임을 피할 수 없습니다. 장기장애의 진행을 동반하지 않은 경우를 고혈압절박증이라고 이야기하는데, 중도의 고혈압 때문에 장기장애가 생길 수 있는 상태이므로 긴급증으로 이행할 가능성에 대해 반드시 유의해야 합니다. 혈압이 180/120mmHg 이상인 상태에서 자각증상이 보일 때는 고혈압성 긴급증을 의심합니다(표 63-4).

고혈압성 긴급증은 입원치료가 원칙이기 때문에 의심이 될 때는 재빨리 관혈적 모니터링 상태에서 정맥로 점적 확보를 시행해 정맥을 통한 혈압강하제의 투여가 필요한 경우가 많습니다. 설비가 없을 때는 간이적으로 칼슘길항제(에페디핀 5mg)를 내복투여 후 초기대응하고 필요에 따라 구급을 요청합니다. 고혈압성 긴급증이 아니라도 절박증이 의심되는 경우 또는 혈압이 비정상적으로 높은 수치를 보이는 경우에는 조기에 내과진료를 받도록 권장할 필요가 있습니다.

Oki Takahiro(大木貴博)
도쿄 치과대학 이치가와종합병원 순환기과
첫 출간: Vol.114 No.1 (2014)

Answer 2

혈압의 확인

회사에 근무하는 샐러리맨이라면 사내의 건강검진에서 매년 혈압 측정을 하므로 자기의 혈압을 파악하고 있습니다. 따라서 고혈압이라고 진단되면 가료하기까지 거의 시간이 걸리지 않습니다. 그러나 자영업

표 63-5 고혈압 환자의 치과치료 시 문제점

직접적 문제	출혈이 발생하기 쉬움, 지혈 곤란
간접적 문제	고혈압성 긴급증

이나 주부 등은 자기의 혈압을 파악하지 못해 고혈압에 이환된 것을 알지 못하는 환자도 종종 있습니다.

단순하게 문진표만 보고 고혈압이 아니라고 판단하는 것은 잘못된 일이므로 실제로 혈압을 측정해 확인하는 것이 바람직합니다. 또한 어떠한 처치라 하더라도 내원할 때 혈압이 180/120mmHg 이상일 때는 치료를 연기하고 우선 내과진료를 받아야 합니다.

치과치료를 할 때의 문제점

고혈압 환자에게 치과치료를 할 때의 직접적인 문제점으로는 관혈처치에서 출혈되기 쉬워 지혈 곤란에 빠지기 쉽다는 점을 들 수 있고, 간접적인 문제점으로는 고혈압성 긴급증의 발현 리스크가 높다는 점을 들 수 있습니다(표 63-5). 이러한 사실을 충분히 이해하고 치료할 필요가 있습니다.

심리적 스트레스가 별로 가해지지 않는 보존·보철처치에 관해서는 충분히 조절되는 고혈압 환자라면 커다란 문제가 없지만 관혈처치에서는 세심한 주의가 필요합니다.

치과치료를 할 때의 혈압상승 메커니즘

치과치료에 대한 불안·긴장이 정신적 스트레스가 되고, 또한 국소마취나 치료할 때의 통증, 오랜 시간의 개구상태 유지, 타액 등의 저류가 육체적인 스트레스가 됩니다. 이것들이 더해져 내인성 카테콜아민이 방출되어 혈압 상승으로 이어집니다(그림 63-1).

혈압 상승을 억제하기 위해서는

환자가 편안하게 치료를 받을 수 있는 환경을 만드는 것이 제일 중요합니다. 초진의 새로운 치과의원과 새로운 치과의사라는 긴장된 상황에서 발치 등의 침습적인 처치는 가능하면 피합니다. 또한 환자에게 부담을 주지 않는 치료를 하도록 유의하는 것도 중요합니다. 구체적으로는 여유를 가지고 처치할 수 있는 시간을 잡고, 환자도 편안한 체위에서 아프지 않게 치료를 받도록 유의합니다. 그리고 구강 내에 타액이나 물이 고이지 않도록 합니다. 환자의 긴장이 심한 증례나 커다란 침습을 동반하는 증례에서는 각종 진정법을 함께 사용하는 것이 효과적입니다.

만약 자기 의원에서 대응하기 어렵다면 치과대학병원의 치과마취과나 지역의 종합병원 치과구강외과에 치료를 의뢰하는 것도 하나의 방법입니다.

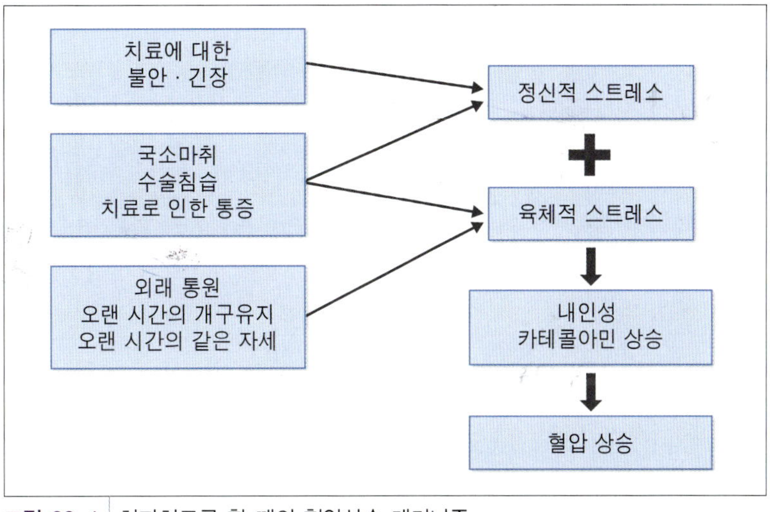

그림 63-1 치과치료를 할 때의 혈압상승 메커니즘.

관혈처치를 할 때는

고혈압 환자에게 관혈처치를 할 때는 출혈과 지혈 곤란이 예상되므로 거기에 대응할 수 있는 준비를 해 두는 것이 중요한데, 혈압이 적절하게 조절되는 것이 절대조건입니다. 내원할 때의 혈압이 160/100mmHg 이상이라면 치료를 연기합니다. 그 이하라고 해도 당일의 몸 상태 등을 고려해 연기하는 경우도 있습니다.

치료 시간대는 오전 중이 바람직합니다. 하루 중 혈압의 변동은 오후보다 오전이 비교적 안정되는 경우가 많다는 점, 그리고 만약 술후 출혈을 초래했을 때도 자기 의원에서 대처가 가능하다는 점 때문입니다. 또한 오줌이 마려운데 참는 것만으로도 스트레스가 되므로 진료의자에 앉기 전에 화장실을 다녀오도록 합니다. 그리고 치료 체위로는 좌위가 좋습니다. 수평위를 취하면 심장과 구강이 동일한 높이가 되기 때문에 필연적으로 구강의 혈압도 상승해 출혈을 일으키기 때문입니다.

출혈 방지대책으로는, 발치를 했을 때는 술중에 출혈이 거의 없었다고 해도 술후 출혈에 대비해 반드시 봉합해 둡니다. 상황에 따라 국소지혈제를 함께 사용하는 것도 매우 중요합니다. 미리 인상을 채득해 지혈 스플린트를 제작해 두는 것이 이상적입니다.

그리고 술후의 주의사항을 다시 확인합니다. 특히 출혈에 대비해 거즈 등을 물도록 하는 것을 문서를 이용해 확실히 설명해 두는 것이 중요합니다. 환자는 발치 후의 주의사항을 제대로 듣지 않고 흘려 버리는 경우가 있습니다. 출혈이 멎지 않을 때 거즈 등을 물어 스스로 지혈을 시도하려 하지 않고 당황하여 당직시간에 응급실로 내원하는 환자가 종종 있습니다.

Shibui Takeo(澁井武夫), Nomura Takeshi(野村武史)
도쿄 치과대학 oral medicine · 구강외과학강좌
첫 출간: Vol.114 No.1 (2014)

Question 64

당뇨병 환자의 치과치료에서 주의해야 할 점과 알아두어야 할 점에 대해 가르쳐 주십시오.

Answer 1

당뇨병 환자는 머리에서 발끝에 이르기까지 전신에 합병증이 있다는 점에 유의하고(그림 64-1), 당뇨병을 상세히 문진하는 것이 병태파악과 이후의 치료를 위해 가장 중요하다고 생각합니다.

병력 청취의 주의사항

당뇨병이 있는 경우에는 현 병력, 기왕력, 가족력, 치료이력에 대해 청취합니다.

1) 현 병력

고혈당 등의 대사이상으로 인한 증상(목마름, 다음, 다뇨, 체중감소, 피로감과 증상의 정도)이나 합병증이 의심되는 증상(시력저하, 다리 저림, 걸을 때의 다리 통증, 발기부전, 무월경, 발한이상, 변비, 설사, 다리궤양, 괴저의 존재).

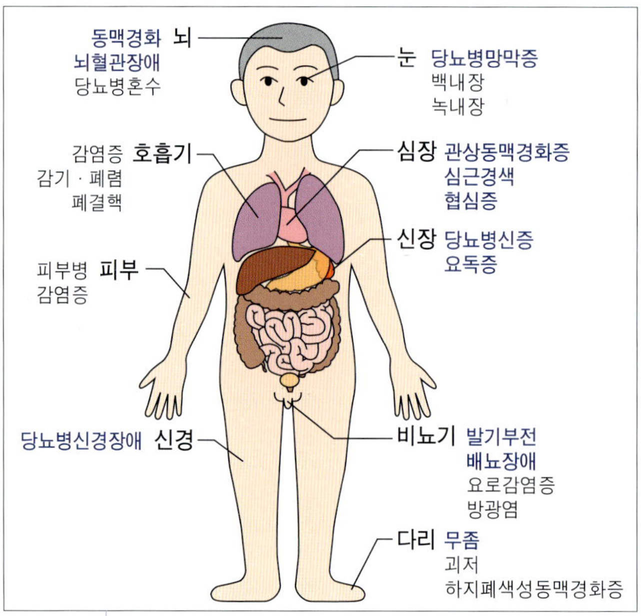

그림 64-1 당뇨병의 주요 합병증.

2) 기왕력

① 췌장질환, 내분비질환, 간질환, 위절제 등 당뇨병·당대사이상을 일으킬 가능성이 있는 질환의 기왕력 유무
② 비만, 고혈압, 지질이상증, 뇌혈관장애, 허혈성 심장질환의 유무와 경과(치료이력)
③ 체중: 체중의 변화나 체중감소가 있으면 수반증상의 유무

3) 가족력

혈연관계가 있는 사람에게 당뇨병이 있는 경우에는 당뇨병의 발현 나이, 치료내용, 각종 합병증의 유무

4) 치료이력

① 당뇨병이라고 진단되고 나서 받은 지도나 치료내용 및 계속상황, 복약중단의 유무, 증상의 경과
② 경구 혈당강하제의 종류와 복용량, 주사제의 종류와 투여량 및 조절상황의 추이
③ 합병증의 내용과 치료내용 및 의료기관과 주치의의 이름

5) 병에 관한 지식과 생활이력

① 당뇨병에 관한 교육을 받았는지에 대해
② 식사요법이나 운동요법에 대해
③ 음주습관이나 흡연의 유무
④ 직업 등 치료에 영향을 미치는 사회적 배경과 현재의 가족구성이나 생활상태(독거, 고령세대, 단신부임 등)

신체 소견의 포인트

키·몸무게, 혈압을 측정하고, 특히 당뇨병 합병증과 관련한 아래의 항목에 주목합니다.
① 피부: 백선·칸디다증 등의 감염증, 손톱병변, 습진 등
② 눈: 시력, 당뇨병망막증, 백내장·녹내장, 안압 등
③ 구강: 구강 내 건조, 우식, 치주질환, 치아결손, 구강 내 감염증 등
④ 다리: 부종, 괴저, 궤양 등
⑤ 신경계: 감각장애, 기립성 저혈압, 발한이상, 배뇨장애, 발기부전(ED) 등

5년 이상 이전부터 당뇨병이 있었으면 미세혈관장애 등 합병증의 존재(신경증, 망막증)를 부정할 수 없고, 10년 정도 이전부터 당뇨병이 있었으면 신증의 존재를 부정할 수 없으므로 신장기능 저하에 대해서도 확인합니다. 보통 신장기능 저하가 있으면 고혈압을 동반하므로 혈압 수치가 140/90mmHg 이상인지를 확인할 필요가 있습니다.

목마름, 다음·다뇨, 체중감소, 야간빈뇨, 전신권태감이 심하면 혈당조절이 불량하다고 생각할 수 있습니다. 그리고 다음과 목마름 증상이 심하고 체중감소가 짧은 기간에 심하게 일어나면(5~10kg) 혈당조절이 불량하다고 생각합니다. 또한 야간빈뇨가 매일 2, 3회 이상 있는 경우도 혈당조절 불량의 징후라고 생

각합니다.

현재 복용하고 있는 약(경구용 당뇨약, 인슐린)을 확인할 필요가 있습니다. 경구용 당뇨약(설포닐 요소제, 나테글리니드 제제)이나 인슐린 주사는 저혈당을 일으킬 가능성이 있으므로 치과치료 당일은 물론 치료 전부터 충분히 주의해야 합니다. 특히 공복 상태의 처치, 식후 6시간 이상 경과했을 때의 치과치료도 저혈당의 위험성이 높아 저혈당 상태, 강한 공복감, 손떨림, 동계(평소보다 심한 심장 고동), 의식상실의 유무를 확인하는 것이 바람직할 것입니다. 발치 등의 소수술에서는 더욱 주의가 필요합니다.

식후 시간이 상당히 경과했을 때의 치과처치, 발치는 저혈당에 대해 충분한 주의를 기울이는 것이 바람직합니다. 비구아니드 제제 등을 복용하는 경우에는 수술할 때 신장기능 악화나 허혈을 일으키는 경우를 대비해 며칠 전부터 미리 중지하는 것을 고려하는 것이 좋을 것입니다.

그리고 당뇨병 환자의 약 40%는 고혈압을 함께 가지고 있으므로 혈압과 지질의 관리상태도 확인하는 것이 좋습니다.

또한 비만 등이 있다면 심근경색, 뇌경색의 기왕력 등도 확인해야 하는데, 항혈소판제나 항응고제를 복용하는 경우에는 문제가 될 수 있습니다. 심장질환, 뇌혈관장애를 가지고 있으면 치과치료를 할 때 스트레스 부하에 대한 신중한 대응이 필요합니다.

항혈소판제와 항응고제는 치과처치를 할 때(발치 후의 처치) 출혈이 멎지 않을 가능성이 많아, 수일에서 1주일 전부터 중지하는 편이 좋은 경우가 많습니다. 내과주치의에게 확인하는 것이 바람직합니다. 치과치료를 할 때 감염 가능성이 있으면 그에 대한 처치를 소홀히 하지 않도록 배려해야 합니다.

당뇨병이 없는 환자에 비해 치주질환 등을 가진 경우가 매우 많으므로, 치료나 수술 등을 시행하면 국소 감염증뿐만 아니라 전신 감염증을 일으킨다는 사실도 염두에 두는 것이 좋을 것입니다.

치주질환

① 치주질환은 그람음성 혐기성 세균인 *Porphyromonas gingivalis* 등의 감염으로 인한 치주조직의 만성 염증이므로 당뇨병의 중대한 합병증 중 하나이다.

② 당뇨병 환자는 치주질환이 중증화된다.

③ 주요 원인은 생체의 감염방어능력을 가진 대식세포 기능 또는 호중구의 세균탐식능력이 고혈당이나 허혈에 의해 저하되어 치주질환 원인 세균의 증식을 억제할 수 없는 데 있다고 생각한다.

④ 만성 염증에 의한 치은종창이 생기므로 만지면 출혈된다. 진행되면 치근부의 치은이 퇴축하여 치아가 길어진 것처럼 보인다. 치아와 치은 사이의 공간인 치주낭도 깊어져 그 부분에서 출혈, 배농이 일어나 구취 원인 중 하나가 된다. 더 진행되면 치아가 흔들리고 최종적으로는 치아를 빼게 된다.

⑤ 혈당의 조절이 불량하면 치주질환이 악화되기 쉬우며 특히 고령자, 흡연자, 비만, 면역부전에서는 이환율이 높다.

⑥ 치주질환이 중증일수록 혈당조절은 불량해진다. 또한 치주치료를 통해 치주조직의 만성 염증을 개선하면 혈당조절 상태가 개선된다는 보고가 있다.

⑦ 치주질환은 심근경색 등의 동맥경화성 질환 또는 감염성 심내막염, 호흡기질환, 저체중아 출산 등의 유발 요인이 될 가능성이 지적되고 있다.

고혈당 상태가 일으키는 말초조직에 대한 영향을 구강 내에서도 볼 수 있습니다. 염증에 의한 증상이 심각해져 구강 봉와직염까지 진행된 경우도 있습니다. 또한 이것은 세균감염증인 치주질환에서도 마찬가지이므로 당뇨병 환자는 치주질환의 이환율이 높다는 보고나 중증도가 높다는 등의 보고를 볼 수 있습니다. 타액 분비량의 감소에도 영향을 미쳐 나이가 들거나 치주질환의 진행 등에 의해 생긴 치근면 노출 부위의 우식도 자주 볼 수 있습니다.

당뇨병 환자에게 치과치료를 할 때의 우발증(병발증)으로는 감염으로 인한 우발증과 혈당의 영향에 의해 일어나는 우발증이 있다고 생각합니다. 일반적으로는 혈당조절이 양호하면 당뇨병이 없는 환자와 마찬가지로 처치가 가능합니다. 우발증을 회피하기 위해서는 배려가 필요하다고 생각합니다. 혈당 수치의 급격한 변화로 인해 생기는 고혈당발작이나 저혈당발작은 심각한 문제가 되는 경우도 있으므로 대응방법을 포함해 주의를 기울입니다. 또한 이러한 상태에 빠지지 않도록 스트레스가 적은 치료를 하는 것에 유의해야 할 뿐만 아니라 치료 전후, 치료 중의 혈당 수치를 모니터링하거나 환자를 관찰하는 것에 소홀하지 않는 것이 중요하다고 생각합니다.

치주질환의 처치에서는 감염에 대해 충분히 배려하는 것과 항균제의 충분한 투여를 생각하는 것이 좋을 것입니다.

고령자의 당뇨병

① 고령(65세 이상)의 당뇨병 환자는 나이가 들어 증상이 발현된 사람과 청장년일 때 증상이 발현되고 나이가 든 사람으로 나누어 생각해 환자의 나이와 이환기간, 만성 합병증이 발현되기까지 필요한 기간을 고려한다.

② 고령자는 신장, 간의 예비능력 저하로 인한 약제의 부작용이나 심장의 예비능력 저하로 인한 수액과다에 유의할 필요가 있다.

③ 약제의 부작용으로서 SU 제제에 의한 저혈당, 비구아니드 제제에 의한 유산 아미드증, 티아졸리딘 제제에 의한 부종, 심부전, α-글루코시다아제 저해제에 의한 장폐색 등 심각한 증상을 포함한 부작용이 생기기 쉽다는 점에 유의한다.

④ 고령자는 저혈당에 주의가 필요하고, 지연성 저혈당을 가져올 위험이 있으므로 약제의 양이나 종류에 주의한다.

⑤ 고령자의 저혈당에 의한 이상행동을 치매로 잘못 인식하기 쉽다는 점을 이해해야 한다.

⑥ 고령자에게 고혈당(300mg/dL 이상)이 있고 탈수징후가 심한 경우에는 케톤체 음성에서도 고삼투압성 고혈당 증후군의 가능성이 있으므로 재빨리 전문의에게 소개한다.

⑦ 고삼투압성 고혈당 증후군은 고령의 2형 당뇨병 환자가 감염증, 뇌혈관장애, 수술, 고칼로리 수액, 이뇨제나 스테로이드 호르몬 투여로 인해 고혈당을 가져오는 경우에 증상이 발현되기 쉬우므로 증상이 수일 내에 나타난다.

⑧ 고령자는 혈당조절이 불량하면 치주질환이 악화되기 쉽다.

당뇨병 환자에게 치과치료를 할 때 개개인의 상태와 변화를 일일이 파악하고 나서 치료를 시행한다고 말하기는 어려울 수도 있습니다. 하지만 치과치료를 할 때 예측되는 우발증을 통해, 일상의 치과치료를 할 때의 주의사항이나 유의해야 할 점에 대한 당뇨병 환자의 특징을 파악하고 정리해, 의과·치과 연계를 어떻게 할 것인지에 대한 하나의 지표로 삼으면 좋을 것으로 생각합니다.

당뇨병 환자의 치과치료에서 문제가 되는 것은 발치나 치주외과와 같은 관혈적 처치가 아닐까요? 일본 치주과학회의 '당뇨병 환자에 대한 치주치료 가이드라인'에는 '당뇨병 환자에게 치주외과치료 등의 관혈적 처치를 할 때 직접적인 혈당조절 수치의 기준은 없다. 그러나 경치관상동맥 intervention을 시행한 일본 당뇨병 환자를 대상으로 한 연구에서는 HbA1c가 6.9% 미만인 환자는 6.9% 이상인 환자보다 치료결과가 좋았다. 대조적으로 침습성이 낮은 치주외과치료에서는 HbA1c 6.9% 전후를 참고치로 하면 좋다고 생각한다.'라고 되어 있습니다. 따라서 혈당조절이 양호(HbA1c < 7.0%)한 경우에는 건강한 사람과 마찬가지로 시행해도 예후에 차이가 없다고 생각하지만, 혈당조절이 불량한 경우에는 처치 전에 담당의(당뇨병 전문의)에게 혈당조절을 의뢰해야 한다고 생각합니다. 관혈적 처치를 할 때는 균혈증(bacteremia)을 예방하기 위해서도 항균제를 충분히 투여(술전·술후 투여)하고, 필요에 따라 상처를 봉합하며 술후 소독을 하여 감염 예방을 위해 노력하는 것이 중요하다고 생각합니다.

국소마취에 대해서는 일시적인 혈당 수치의 상승을 볼 수 있다는 보고가 있지만, 조절되고 있는 당뇨병 환자의 경우에는 문제가 없는 것으로 알려져 있습니다. 하지만 발치와가 혈병으로 채워지지 않으면 함유된 혈관수축제의 효과에 의해 상처 치유지연의 원인이 되는 경우도 있으므로 주의가 필요합니다.

또한 앞에서 서술한 것과 같이 당뇨병 환자의 경우에는 당뇨병 합병증의 기초질환을 가진 경우도 있으므로, 이에 대한 대응도 필요하다고 생각합니다.

Takei Izumi(武井 泉)
도쿄 치과대학 이치가와종합병원 당뇨병·내분비 센터
첫 출간: Vol.112 No.3 (2012)

Answer 2

당뇨병 환자의 현재 상황과 병태

20세 이상에서 HbA1c(JDS 수치) ≧ 6.1% 또는 현재 당뇨병 치료를 받고 있다고 대답한 사람을 '당뇨병을 강하게 의심할 수 있는 사람'이고 정의했을 때, 2007년 일본의 보건·영양 조사에서 890만 명이라는 숫자가 보고되었습니다. 1997년의 동일한 조사에서는 690만 명이었으므로 증가율이 매우 높다는 것을 느낍니다. 이 배경에는 고령자의 증가가 고려되어 있지만, 일상의 치과진료에서도 당뇨병 환자가 적지 않다는 것을 분명하게 알아 둘 필요가 있습니다.

당뇨병은 '인슐린 작용의 부족으로 생기는 만성 고혈당을 주 특징으로 하는 대사질환군'이라고 정의됩니다. 다시 말해서 당이 체내 각 부분의 세포에서 에너지를 생성하는 작용에 효과적으로 이용되지 못하고 혈중에 머물러 있는 병태라고 이해할 수 있습니다. 이러한 고혈당이 오랜 기간에 걸쳐 지속되면 혈관 장애가 일어나고 각종 만성 합병증이 나타납니다. 당뇨병이 혈관병이라고 불리는 이유입니다.

당뇨병의 합병증

만성 합병증으로는 허혈성 심장질환이나 혈관장애와 같은 대혈관증과 망막증, 신증, 신경장애와 같은 당뇨병에 특이적이라는 세소혈관증이 알려져 있습니다. 세소혈관증은 모세혈관 기저막의 이상을 기본으로 하고, 미세순환장애에 의한 저산소증 또는 고혈당에서 기인하는 말초조직의 각종 대사이상이 상호 관여하는 다양하고 복잡한 병태입니다. 고혈당이 계속되는 상황에서는 구강점막에도 그와 같은 변화가 일어난다는 사실은 유의해야 할 점입니다.

한편 급성 합병증으로는 당뇨병성 혼수가 알려져 있습니다. 치과진료실에 내원한 당뇨병 환자에서는 저혈당발작에 특히 더 주의할 필요가 있습니다. 식사를 하지 않고 내원하는 환자가 의외로 많습니다. "치아본을 뜨면 넘어오려고 해서……."와 같이 보존적인 치료인데도 공복 상태에서 내원합니다. 이때 당뇨약만 평소대로 먹으면 때때로 치과치료를 할 때 저혈당발작을 일으키게 됩니다. 많은 환자는 저혈당에 관한 교육도 받으므로 대응이 가능하지만, 당분 보충이 되지 않을 때는 의식소실·생명 예후에도 관계하는 병태라는 인식이 필요합니다.

접수 후 진료실로 걸어 들어오는 모습을 확인하거나 처치 전에 식사 여부를 문진하는 기본적인 의료면접은 당뇨병 환자의 경우 특히 중요하다고 생각합니다. 또한 저혈당 상태를 평가하기 위해 간이혈당측정기가 유용하므로, 다른 모니터 종류 등과 함께 진료실에 준비해 두어야 합니다.

당뇨병 환자의 치과진료

진료를 시작할 때는 당뇨병 환자의 구강 내 특징을 다시 이해해 둘 필요가 있습니다. 특히 혈당조절이 필요한 증례에서는 계속되는 고혈당 때문에 요삼투압의 문제로 다뇨가 되고 이어서 탈수의 병태가 됩니다. 탈수와 동반하는 구강건조로 인해 치주질환이나 다발성 우식을 볼 수 있습니다.

그리고 말초순환의 문제에 더해 면역계 세포가 혈중에서 당에 노출되는 상태와 세포 자체의 에너지 생성이 잘 되지 않는 현상으로 인해 당뇨병 환자가 쉽게 감염된다는 사실은 잘 알려져 있습니다. 쉽게 감염되는 상태로서 구강 위막성 칸디다증이 종종 당뇨병의 초기 증상이었다는 증례도 볼 수 있고, 그 외에도 난치성의 구각염 병태에 당뇨병을 배경으로 한 진균감염이 고려된 경우도 있습니다. 당뇨병과 치주질환의 관계에 커다란 주목이 집중되고 있는데, 치주질환 이외의 구강질환과의 관련도 매우 깊다는 사실은 재확인되어야 합니다.

이와 같이 구강 내 증상을 계기로 당뇨병이 진단되는 경우도 있습니다. 특히 당뇨병이라는 진단이 내려지지 않은 증례에서 계속되는 치과치료를 진행하기 위해서는, 의심되는 구강상태에 따라 내과에 의뢰하는 대응이 중요한 경우가 있습니다.

각종 치과치료의 주의사항

관혈처치에서는 앞에서 서술한 쉽게 감염되는 성질이 중요한 문제입니다. 때로는 항균제의 예방적인 술전 투여가 검토되는데, 현재 상황에서 술후 감염예방을 뒷받침할 만한 충분한 임상시험에 의한 근거는 없습니다. 또한 당뇨병은 치유부전의 리스크 인자로도 알려져 있습니다.

이러한 상황에 대응하는 '가장 중요한 점'은 당뇨병이 충분히 조절되고 나서 처치를 하는 것입니다. 그러고 나서 만족할 만큼 청결한 환경에서 이루어지는 처치, 급성 염증상태에서는 침습처치를 하지 않는 것, 발치 처치라면 우호적인 처치, 불량육아의 충분한 소파, 사강 형성의 예방과 같은 기본 사항에 배려하면 보다 양호한 치유를 기대할 수 있다고 생각합니다.

됴쿄치과대학 구강외과에서도 치료되지 않은 중증의 당뇨병 환자에서 발치 후 감염으로 인해 기도관리가 필요한 심각한 염증으로 파급된 증례를 종종 경험합니다. 새삼스럽게 당뇨병의 조절과 의료면접의 중요성을 재확인하는 장면입니다. 의료면접에서는 앞에서 서술한 구강 증상이나 가족력, 그리고 "이전에 당뇨병 치료를 받았지만 지금은 받지 않습니다."와 같은 병태 인식의 상황 등에도 주의를 기울여야 한다고 생각합니다.

또한 말초순환의 문제로부터 출혈 경향이 지적되는 경우도 있습니다. 그러나 발치의 경우라면 치간유두의 봉합과 같은 보통의 적절한 처치에 의해 지혈 곤란이 문제가 되는 장면은 매우 적을 것이라고 생각합니다. 한편 수술 스트레스나 아드레날린에 의한 혈당 수치의 상승작용도 알려져 있습니다. 짧은 시간의 외래 처치라면 일시적인 고혈당이 문제가 되는 경우에는 적겠지만, 처치할 때 환자의 안정은 다른 환자와 마찬가지로 배려해야 할 것입니다. 그러기 위해서도 당뇨병을 충분히 조절하는 것이 중요합니다.

비관혈처치에도 알아 두어야 할 점이 있습니다. 당뇨병에 동반하는 신경장애를 배경으로 해서 치수염 증상을 호소하는 경우는 적다고 알려져 있습니다. 이 사실은 치과진료를 받을 기회가 줄어 우식의 진행과 같은 문제로 이어집니다. 치과 정기검진의 근거도 될 것입니다. 또한 의치에 의한 상처 때문에 통증을 호소하는 경우도 적은 경향이 있는 것 같습니다. 이때는 의치에 의한 상처로부터 심각한 봉와직염까지 이르는 증례도 있으므로, 호소하지 않는 상처에 대한 대응의 필요성도 알아 두어야 한다고 생각합니다.

의뢰서의 중요성과 치과의료의 중요성

당뇨병은 식사요법만으로 치료하는 병태부터 인슐린 요법이 필요한 병태까지 중증도에는 커다란 차이가 있습니다. 또한 1형 당뇨병에 비해 환경인자나 나이가 문제가 되는 2형 당뇨병과 같이 병태 배경에도 차이가 있습니다.

당뇨병이 어떠한 상태에 있는지, 특히 관혈처치를 시행함에 있어서는 문진뿐만 아니라 주치의에게 병의 상태를 의뢰해야 합니다. 이는 허혈성 심장질환, 뇌혈관장애, 당뇨병성 혼수와 같은 만성 합병증을 파악하기 위해서도 매우 의의가 있으며 안전한 처치를 도와주는 것입니다.

합병증이 많은 당뇨병 환자는 이번에 기재한 일반적인 특징뿐만 아니라 부수하는 합병 질환에 대한 대응이 필요하며, 때로는 구강내과학 지식을 총동원할 필요가 있습니다. 또한 발치 등의 처치에 있어서 당뇨병이 어느 정도 조절되고 나서 처치를 하기까지, 정기적인 세정이나 근관첩약을 계속하는 상황도 있을 것입니다. 이 사이 염증의 급성 악화가 염려될 것이라고 생각합니다. 상황에 따라 치과구강외과가 있는 2차 의료기관과 처치의 연계를 검토하는 판단도 필요합니다.

마지막으로 당뇨병의 중증도에는 차이가 있지만 식사요법은 모든 병태에서 중요합니다. 저작기능을 회복해 보다 효율적인 식사요법에 기여하는 등, 오랜 기간 관계를 맺은 환자를 위해 힘이 되는 것은 담당 치과의사로서 해야 할 일이라고 생각합니다.

참고문헌

1) 田嶼尚子. 糖尿病の疫学と死因. 糖尿病の療養指導2010. 日本糖尿病学会編著. 診断と治療社, 2010；32-36.

2) 中村二郎. 慢性合併症. 内科学書　改訂第7版　内分泌疾患代謝・栄養疾患. 小川　聡総編集. 中山書店, 2009；284-289.

3) 片桐重雄. 糖尿病口腔病変の成因と対応. 歯科学報. 2003；103：714-734.

4) Barasch A, et al. Risk factors for oral postoperative infection in patients with diabetes. Spec Care Dentist. 2008；28 (4) ：159-166.

Sato Kazumichi(佐藤一道)

도쿄 치과대학 oral medicine·구강외과학강좌

첫 출간: Vol.112 No.3 (2012)

Question 65

감염성 심내막염이란 어떤 질환이고, 치과치료에서는 어떠한 점에 주의하면 좋습니까?

Answer

감염성 심내막염

감염성 심내막염(infective endocarditis; IE)은 조기진단과 정확한 치료를 하지 않으면 많은 합병증을 일으켜 사망하는 비율이 높은 질환이고, 질환의 발생에는 치과진료가 깊이 관여하고 있으므로 치과의사는 반드시 질환의 원인과 리스크에 대해 이해해야 합니다.

증상이 발현된 후에는 순환기내과에서 치료가 이루어지지만, 집중적인 치료가 된다고 해도 심각하게 병이 진행되는 경우를 종종 볼 수 있습니다. 증상발현보다 예방이 중요하다는 것은 말할 필요도 없고, 치과의사는 적절한 예방책을 강구해 불운하게도 증상이 발현된 경우에는 신속하게 순환기내과로 의뢰해야 하므로 관찰을 소홀히 해서는 안 됩니다.

1) 감염성 심내막염의 개념과 병태

심내막염이란 판막, 심내막 및 대혈관내막 등에 세균이나 진균이 감염되어 생기는 염증성 질환입니다. 감염병소에는 세균이나 진균의 군집에서 만들어진 우종(vegetation)이 형성되고 판막조직의 파괴가 진행되어 심장의 기질적 질환의 악화를 초래합니다.

많은 경우에는 판막증이나 선천성 심장질환 등 특정한 기질적 질환을 기초질환으로 하고, 균혈증을 일으킬 수 있는 술식이나 처치 및 소수술과 같은 치과치료 또는 요로감염증, 폐렴 및 봉와직염 등의 균혈증을 일으킬 수 있는 감염증이 유발요인으로 작용하여 증상이 발현됩니다.

2) 감염성 심내막염의 기초 심장질환

감염성 심내막염의 증상이 발현될 수 있는 기초 심장질환으로 선천성 shunt 질환, 판막치환술 후, 감염성 심내막염의 기왕력 및 대부분의 판막증을 들 수 있습니다(표 65-1).

선천성 shunt 심장질환의 대표적인 것으로는 단심실, 완전대혈관전위, Fallot 4징후 및 심실중격결손증 등이 있습니다. 판막증에는 대동맥판막폐쇄부전, 대동맥판막협착증, 승모판막폐쇄부전, 승모판막협착, 삼첨판막폐쇄부전 및 승모판막이탈증 등이 있는데 협착증보다는 폐쇄부전증에서 증상이 발현되는 경우가 많습니다. 또한 승모판막폐쇄부전을 같이 가지고 있을 비율이 높은 폐색성 비대형심근증도 기초 심장질환이 될 수 있습니다. 그 외에도 영구 인공 심박조율기(pacemaker) 이식술 후에도 감염성 심내막염을 일으키는 경우가 있으므로, 특정 심장질환을 가지고 있다면 감염성 심내막염 발현 리스크가 있다고 생각하는 것이 좋을 것입니다.

표 65-1 감염성 심내막염의 리스크가 높은 질환[1)]

1) 특히 심각한 감염성 심내막염을 일으킬 가능성이 높은 심장질환
• 생체판막을 포함한 인공 판막 치환술 환자
• 감염성 심내막염의 기왕력을 가진 환자
• 복잡성 치아노제성 선천성 심장질환(단심실, 완전대혈관전위, Fallot 4징후)
• 체순환계와 폐순환계의 단락조설술을 실시한 환자
2) 감염성 심내막염을 일으킬 가능성이 높은 심장질환
• 대부분의 선천성 심장질환
• 후천성 판막증
• 폐색성 비대형 심근증
• 판막 역류를 동반한 승모판막이탈
3) 감염성 심내막염을 일으킬 가능성이 반드시 높지 않은 심장질환
• 인공 심박조율기(pacemaker) 또는 ICD 이식 환자
• 오랜 기간에 걸친 중심정맥 카테터 유치 환자

표 65-2 감염성 심내막염에서 Duke의 진단기준[2)]

대기준 2개, 또는 대기준 1개와 소기준 3개, 소기준 5개
〈대기준〉
I. 2회의 혈액배양 양성
II. A 또는 B
A) 우종, 농양, 인공 판막의 새로운 부분적 열개 중 하나
B) 신규 판막폐쇄부전
〈소기준〉
i. 소인이 되는 심장질환
ii. 38도 이상의 발열
iii. 주요 혈관색전, 패혈증성 뇌경색, 감염성 동맥류, 두개내출혈, 안구결막출혈, Janeway lesions
iv. 사구체신염, Osler 결절, Roth 반점, 류머티스 인자
v. 1회의 혈액배양 양성 또는 감염성 심내막염으로 모순이 없는 활동성 염증
vi. 감염성 심내막염으로 모순이 없는 조직파괴 등의 심장 초음파 소견

감염성 심내막염의 진단

감염성 심내막염에 이환되면 약 80%의 환자에서 2분 이내에 증상이 발현됩니다[1)]. 아급성 내지는 급성의 경과를 거치고, 주요 증상은 감염증상, 심장증상 및 전색증상으로 나뉩니다. 감염증상으로는 발열, 발한, 오한, 간비종, 빈혈, 백혈구 증가, 호중구 증가, 백혈구 감소, 혈침·CRP 항진 및 요단백 등을 볼 수 있고, 심장증상으로는 심장잡음, 심장확대, 동계, 호흡곤란 및 심부전 등이 출현합니다. 종종 전색증상을 같이 가지는 것이 이 질환의 특징이기도 하여 피부·점막·손발톱 아래의 출혈증, 손가락 끝의 오슬러 결절(Osler's nodes), 안저의 로스(Roth) 반점, 장기출혈, 패혈증성 뇌경색 및 신장경색 등도 생깁니다. 때로는 감염성 동맥류가 형성된 결과 뇌동맥류파열을 일으켜 급격하게 위독한 상태가 되는 경우도 있습니다.

병리학적으로는 판막에서 우종의 존재가 증명되면 확진에 이르는데, 임상적으로는 Duke의 진단기준이 이용됩니다(표 65-2). 어떠한 심장질환을 가진 환자가 치과치료를 받은 후 수주이내에 발열을 보이거나 폐렴, 요로감염증 및 그 외의 감염증이 음성이고 염증병소가 확정되지 않으며 '불명열'이라고 생각되는 경우에는 감염성 심내막염이 의심되고, Duke의 진단기준에 따라 혈액배양이 되어 진단이 확정됩니다. 검출된 균에는 *Streptococcus viridans*(녹색용연균), *Enterococcus fecalis*(장구균), *Streptococcus agalactiae*(B군용연균), *Staphylococcus aureus*(황색포도구균), *MSSA: methicillin sensitive SA*, *MRSA: methicillin resistant SA* 및 *Staphylococcus epidermidis*(표피포도구균) 등이 많습니다.

감염성 심내막염의 예방[1)]

치과치료에서 감염성 심내막염 발현의 예방을 위해 제일 중요한 것은 환자에게 감염성 심내막염의 리스크가 있는 질환이 있는지 없는지를 파악하는 것입니다. 표 65-1의 1) 및 2)에 거론된 질환에서는 특히 심각한 감염성 심내막염이 될 가능성이 있기 때문에 예방책이 필요합니다. 3)에 거론된 질환에서도 예방책을 강구하는 것이 좋을 것입니다.

1) 예방이 필요한 처치

감염성 심내막염의 예방을 위한 항균제 투여를 해야만 하는 처치로는 출혈을 동반하거나 근첨을 넘어가는 커다란 침습을 동반하는 치과 술식, 발치, 치주수술, 치석제거술, 임플란트 식립 및 근관에 대한 pin의 접착 등을 들 수 있습니다.

2) 예방 방법

리스크가 높은 환자는 일반적인 예방법으로 구강 내 세정을 추천하고, 정기적인 치과진료를 권하며 또한 올바른 구강 내 케어를 지도합니다. 그러고 나서 앞에서 서술한 처치를 할 때는 표 65-3, 65-4에 제시한 구체적 예방책을 강구합니다. 감염성 심내막염 환자는 모든 처지 전에 사전동의서(informed consent)를 작성하는 것이 매우 중요합니다.

감염성 심내막염의 치료

대표적으로 합병증이 없고 가장 빈도가 높은 녹색용연균심내막염의 사망률도 10%이고, 인공판막의 아스페르길루스(aspergillosis) 심내막염에 이르면 사망률이 100%가 되어 감염성 심내막염의 예후는 내우 불량합니다.

확정진단이 되면 되도록 빨리 항균제를 이용한 경험적 치료(empiric therapy)를 시행합니다. 경험적 치료를 할 때는 다음 사항에 유의할 필요가 있습니다.

① 항균제는 단제가 아니라 2가지 제제 이상을 함께 사용해 시작한다.
② 원인균으로서 빈도가 높은 대표적인 균종을 cover하는 항균제를 선택한다.
③ 환자의 배경 또는 증상발현의 요인 및 임상경과 등을 참고로 원인균을 추정해 항균제를 선택한다.
④ 이미 항균제가 투여되어 있으면 그것을 고려해 치료법을 선택한다.
⑤ 외과적 치료를 염두에 둔다.

외과적 치료는 중증심부전, 저항성감염 및 감염성색전증의 발생이 있었던 경우에 검토됩니다. 우종이 10mm를 넘는 큰 경우에는 색전증 발생의 가능성이 높아지기 때문에 되도록 이른 시기에 외과적 치료를 검토합니다.

경험적 치료에서 페니실린의 경우에는 보통의 10배 양을 4주 이상 투여하는 등 항균제에 의한 부작용이 발생하기 쉬운 상황이 되어, 기타의 심부전이나 색전증 발생 등에 배려가 필요하므로 매우 복잡하면서도 신중하게 치료되어야 합니다. 외과적 치료로는 감염병소, 농양 등의 배제와 판막치환술이 이루어지는 경우가 많습니다.

표 65-3 치과·구강의 술식, 처치에 대한 항균제를 이용한 예방법

대상	항균제		투여방법
경구투여 가능	아목시실린	성인	2.0g을 처치 1시간 전에 경구투여
		소아	50mg/kg을 처치 1시간 전에 경구투여
경구투여 불가	암피실린	성인	2.0g을 처치 30분 이내에 근육주사 또는 정맥주사
		소아	50mg/kg을 처치 30분 이내에 근육주사 또는 정맥주사
페니실린 알레르기 있음 경구투여 가능	클린다마이신	성인	600mg을 처치 1시간 전에 경구투여
		소아	20mg/kg을 처치 1시간 전에 경구투여
	세팔렉신 또는 세파드록실	성인	2.0g을 처치 1시간 전에 경구투여
		소아	50mg/kg을 처치 1시간 전에 경구투여
	에리트로마이신 또는 클라리트로마이신	성인	500mg을 처치 1시간 전에 경구투여
		소아	15mg/kg을 처치 1시간 전에 경구투여
페니실린 알레르기 있음 경구투여 불가	클린다마이신	성인	600mg을 처치 30분 이내에 정맥주사
		소아	20mg/kg을 처치 30분 이내에 정맥주사
	세파졸린	성인	1.0g을 처치 30분 이내에 근육주사 또는 정맥주사
		소아	25mg/kg을 처치 30분 이내에 근육주사 또는 정맥주사

표 65-4 일본 화학요법학회 추천 치과치료 시의 항균제

대상	항균제	투여방법
리스크가 높은 질환	암피실린	2.0g을 시술 30분 전부터 점적투여
	클린다마이신	600mg을 시술 30분 전부터 점적투여
리스크가 적고 경구투여 가능	아목시실린	500mg을 시술 45분 전에 복용
	세프디토렌	300mg을 시술 45분 전에 복용
	에리트로마이신	500mg을 시술 45분 전에 복용
	클라리트로마이신	400mg을 시술 45분 전에 복용

참고문헌

1) 日本循環器学会ほか. 感染性心内膜炎の予防と治療に関するガイドライン. Circ J. 2003; 67 (SupplIV): 1039-1082.

2) Durack DT, et al. New criteria for diagnosis of infective endocarditis: utilization of specific echocardiographic findings. Duke Endocarditis Service. Am J Med. 1994; 96 (3): 200-209.

Oki Takahiro(大木貴博)

도쿄 치과대학 이치가와종합병원 순환기과

첫 출간: Vol.114 No.2 (2014)

Question 66

간질환이 있는 환자의 치과치료에서 주의해야 할 점과 알아 두어야 할 점에 대해 가르쳐 주십시오.

Answer

간은 '침묵의 장기'라고도 하여, 병이 진행되어 간경변증이나 간암 등과 같은 상태가 되어도 자각증상이 전혀 없는 증례가 드물지 않습니다.

간질환의 원인으로는 바이러스성, 알코올성, 약물성, 자기면역성, 비알코올성 지방간염 등을 들 수 있는데, 일상의 진료에서 특히 주의가 필요한 간질환은 바이러스성입니다. 일본의 B형 및 C형 간염 바이러스 감염자는 300만 명이 넘고, 이들 바이러스에 의한 간경변증은 전체의 80%를 차지합니다(그림 66-1).

치과치료를 할 때는 환자가 간질환에 이환되었을 가능성이 있다는 것을 고려해 환자로부터 얻은 병력, 신체 소견 및 혈액검사 소견 등으로부터 간질환의 유무에 대해 종합적으로 판단하는 습관을 몸에 익히는 것이 매우 중요합니다.

치과진료에서 특히 주의가 필요한 간질환 및 합병증에 대해서는 아래와 같은 것을 들 수 있습니다.

B형 및 C형 간염의 감염대책

일본 후생노동성의 추정에 의하면 일본의 간염 바이러스 보유자는 B형 간염이 110~140만 명, C형 간염이 190~230만 명이므로, 일상적인 관혈적 치료가 이루어지는 치과진료에서 감염예방 대책은 매우 중요한 문제입니다.

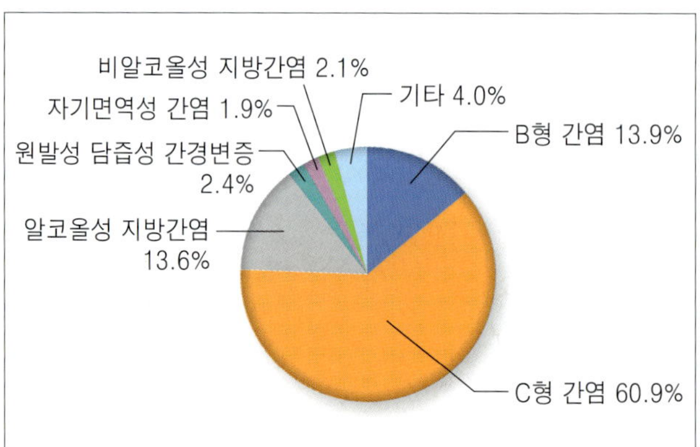

그림 66-1 간경변증의 원인[Onchi(恩地), 2008[1]을 바탕으로 작성].

초진에서 문진할 때는 환자로부터 간질환과 관련해 의료기관의 진료를 받은 이력이 있는지를 청취하고, 현재 또는 과거에 진료를 받은 이력이 있는 경우에는 진료를 받은 의료기관으로부터 바이러스성 간염의 유무 및 중증도에 대해 상세한 정보를 얻는 것이 중요합니다. 그리고 간질환의 진료 이력이 없는 경우에도 수혈이나 혈액 제제 사용의 기왕력, 문신, 건강진단에서 간기능 장애의 지적 등 간염 바이러스 감염의 가능성이 있는 환자에 대해서는 치료 전에 혈액검사를 통해 간염 바이러스 감염의 유무를 확인하는 것이 필요합니다.

감염예방책의 기본은 혈액이 부착된 주사침 등에 의한 찔림 사고가 일어나지 않도록 주의하는 것인데, 잘못해서 찔린 경우에는 곧바로 흐르는 물에 환부를 충분히 세정하는 것이 중요합니다.

B형 간염 바이러스는 감염력이 강하기 때문에 혈액을 접촉할 기회가 많은 의료 종사자는 미리 HB백신을 접종해 감염방어에 효과적인 항체 수치를 획득할 것을 강력하게 권장합니다. 찔림 사고가 발생했을 때 오염원 환자의 HBs항원이 양성이면서 피오염자의 HBs항체가 음성이라고 판단된 경우에는 재빨리 피오염자에게 HBs항체 함유 B형 간염 면역 글로불린(HBIG)을 투여해 바이러스 감염을 저지하기 위한 치료를 시행합니다.

C형 간염 바이러스는 B형 간염 바이러스에 비하면 감염력이 약해 찔림 사고에 의한 감염률은 1~3% 정도이지만, C형 간염 바이러스에 대한 특이적인 감염예방책은 없습니다. 그러므로 찔림 사고가 발생했을 때는 그 후의 정기적인 혈액검사가 매우 중요하며, 만약 C형 간염 바이러스 감염이 확인된 경우에는 전문의에게 의뢰해 항바이러스 요법을 시작합니다.

간경변증에 동반하는 출혈경향

간경변증 환자는 간에서 일어나는 응고인자 생성능력의 저하와 비종(splenomegaly)에서 기인하는 혈소판 감소로 인한 출혈 경향을 종종 볼 수 있습니다. 간경변증 환자에 대해서 발치 등의 관혈적 치료가 필요할 때는 치료 전에 혈소판 수, 프로트롬빈 시간(PT)을 측정해 출혈 경향의 정도를 미리 확인해 두는 것과 함께 지혈대책을 세워 두는 것이 중요합니다.

발치할 때 간경변증 환자의 경우, 혈소판 수가 10만 이상이라면 보통의 치료에서 문제가 없다고 생각되고, 3만 이상이라면 치과적 압박지혈이나 봉합처치 등을 통해 발치가 가능하다고 생각합니다. 혈소판 수가 3만 이하이면 발치의 적응증에 대해 재검토해야 하며, 발치 외에는 방법이 없다고 판단되면 입원 상태에서 치료를 하는 것이 바람직하고 혈소판 수혈도 고려할 필요가 있습니다.

약물성 간장애

모든 약제가 간기능 장애의 원인이 되고 드물지는 않지만 극증간염(급성 간부전) 원인이 되기도 하므로 처방할 때는 충분한 주의가 필요합니다.

약물성 간장애의 기인약물로는 치과의 일상진료에서도 많이 사용되는 항균제나 NSAIDs의 비율이 높은데, 최근의 특징으로는 건강식품이나 민간요법 약제에 의한 간장애가 증가하고 있어 염두에 둘 필요가 있습니다(그림 66-2).

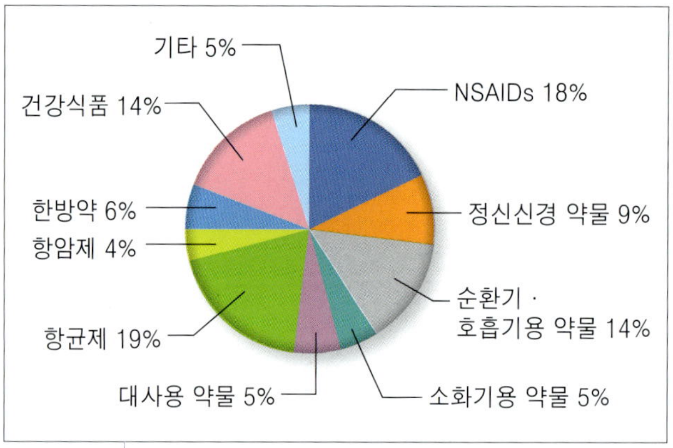

그림 66-2 약물성 간장애의 기인약물(제43회 일본 간학회 총회의 집계: 2007년)[2].

치료로는 먼저 기인약물로 의심되는 약제의 투여를 중지하는 것인데, 많은 증례에서는 중지하면 간기능이 빠르게 개선됩니다. 그러나 간기능 장애가 오래되어 황달이 보이고, 혈액응고인자의 저하가 있거나 오심, 구토 등의 임상증상을 동반하는 경우에는 경과를 관찰하는 것이 아니라 재빨리 전문의에게 소개하는 것이 중요한데, 이때는 스테로이드 요법 등의 치료가 필요합니다.

참고문헌

1) 恩地森一監修. 肝硬変の成因別実態2008. 中外医学社, 2008.
2) 滝川　一ほか. 薬剤性肝障害の最近の動向−2002～2006年の366例の検討−. 肝臓. 2007；48：517-521.

Nishida Jiro(西田次郎)
도쿄 치과대학 내과학강좌
첫 출간: Vol.110 No.6 (2010)

Question 67

임신 중인 환자의 치과치료에서 주의해야 할 점과 알아 두어야 할 점에 대해 가르쳐 주십시오.

Answer

임신 중에는 내분비 환경의 변화, 타액 분비의 저하, 입덧할 때의 칫솔질 곤란 등의 이유로 치주질환이 악화될 가능성이 시사되고 있으며, 또한 이로 인한 구강 내 pH 저하가 우식의 진행인자가 된다고 알려져 있습니다. 이와 함께 산부인과 진료 가이드라인 산과편 2017(이하 산과 가이드라인)에서도 CQ505 '임부·수유할 때의 우식·치주질환의 주의사항은?'의 Answer로서 '치과의사와 연계해 구강 관리를 권장한다.(추천 level B: 실시하는 것이 추천된다)'라고 기재되어 있기 때문에 치과의사에게 의뢰하는 기회는 앞으로 계속 증가할 것으로 생각합니다.

위의 산과 가이드라인에도 명기되어 있는 바와 같이 임신 자체는 치과치료의 적응을 제한하지 않지만 태아에 대한 영향이 염려되는 임신 초기는 응급성이 높은 치과질환 치료에 한정하는 것을 권장합니다. 반대로 응급성이 높은 상황에서는 관혈적 처치나 약제 투여 등이 필수인 증례도 많다고 생각하므로 기형의 리스크와 관련해 고민하는 경우도 적지 않을 것이라고 생각합니다. 따라서 임부의 치과치료, 특히 관혈적 처치를 할 때의 주의사항에 대해 X-ray 촬영, 투약을 중심으로 설명합니다.

선천이상 · 기형에 대한 기본 개념

태아의 선천이상의 빈도는 전체 분만의 3~5%입니다. 그중 65~70%가 원인불명, 25%가 유전적인 요인에 의한 것, 3%가 모체의 환경적인 요인(약제·방사선·감염)이라고 하므로 전체에서 차지하는 환경적 요인은 약 0.1%에 지나지 않습니다. 선천이상 아동 어머니의 문진조사에서는 95~98%가 원인을 모르겠다고 이야기하고, 반대로 감기약을 먹은 어머니의 조사에서는 리스크가 높다고 알려진 임계기에서조차 기형이 없다는 보고도 있습니다. 그러나 실제로 선천이상 아동이 태어난 경우에는 처치나 약제의 영향을 부정하는 것이 불가능하다는 사실에 비추어 보면, 산부인과 의사의 입장에서는 원칙적으로 투약이나 처치를 가능하면 피하는 것이 좋다고 생각합니다.

태아의 선천이상·기형의 리스크는 임신 주수에 따라 다릅니다. 표 67-1에 임신 주수·월수를 세는 방법과 각각의 시기를 부르는 방법을 제시하는데, 리스크가 높다고 생각되는 것은 임신 4주에서 임신 15주 말인 임신 2개월에서 4개월 사이이며, 특히 임신 4주에서 7주 말인 임신 2개월입니다. 이 시기는 임신을 알지 못하는 경우도 적지 않아 산부인과에서는 "마지막 월경은 언제였습니까?", "그것이……. 그러고 보니 늦어지고 있네요." 등과 같은 대화가 드물지 않습니다. 여성을 진찰할 때는 항상 마지막 월경을 확인하는 습관을 가지고, 필요에 따라 이른바 임신반응이라 불리는 소변검사를 통해 임신판정을 하든지 '임신 가능성은 없다고 함'이라고 진료기록지에 기재하는 것을 잊지 말아야 합니다. 또한 생식 가능한 나이가 넓

표 67-1 임신 기간의 호칭

0 3주	4 7	8 11	12 15	16 19	20 23	24 27	28 31	32 35	36 39	40 · · 주
1개월	2개월	3개월	4개월	5개월	6개월	7개월	8개월	9개월	10개월	
임신 전반기					임신 후반기					
임신 초기				임신 중기			임신 후(말)기			
1st trimester 13주				14주 2nd trimester 27주			28주 3rd trimester 41주			
유산 21주						22주 조산 36주			37주 정상분만 41주	지연임신

어지고 있으므로 10대 전반에서 또는 50대에서도 임신 가능성은 있습니다. '여성을 진찰하면 임신이라고 생각하라.'는 말은 오래되지만 새로운 격언인 것입니다.

임신 주수에 대해서는 태아심장박동을 확인할 수 있으면 모자보건수첩이 교부되어 휴대하는 경우가 많으므로 이것을 통해 확인할 수 있습니다. 반대로 모자보건수첩을 아직 받지 않은 경우는 초기일 가능성이 높다고 생각합니다.

실제 처치의 주의사항

하지만 실제 임상에서는 처치·투약이 필요한 경우도 적지 않습니다. 따라서 아래에 주의사항을 제시해 둡니다.

1) X-ray 촬영

태아에 대한 방사선 촬영은 피폭시기와 피폭선량에 의존합니다. 산과 가이드라인에서는 '수정 후 11일~임신 10주의 태아 피폭은 기형을 유발할 가능성이 있지만 "50mGy 미만 피폭량에서는 기형 발생률을 올리지 않는다."고 설명한다(추천 level B)'라고 기재되어 있습니다. 다시 말해서 예정 월경의 직후로부터 임신 10주까지는 50mGy 미만이라면 태아 기형의 리스크는 무시할 수 있는 범위입니다.

실제로 임신의 어느 시기를 통해서도 복부 단순 사진은 문제가 없다고 이야기하며, 골반부 CT조차 평균 피폭선량이 25mGy이고 최대 피폭선량은 79mGy입니다. 머리의 단순 촬영에 의한 태아 피폭량은 최대에서도 0.01mGy 이하라고 생각되기 때문에, 만약 복부차폐를 한다면 치과용 X-ray 촬영은 거의 문제가 되지 않는다고 생각합니다.

2) 투약

임신 중에 투여되는 약물의 태아에 대한 영향에 대해서도 복용시기가 중요합니다. 표 67-2에 임신 중의 약물 투여에 의한 리스크에 관하여 시기별로 기본적인 개념을 제시합니다. 다만 실제로는 랜덤화 연

표 67-2 임신 중 약제 투여에 의한 리스크의 기본적 개념

수정 전~임신 3주 말	All or None(기형은 거의 고려하지 않아도 좋음)
임신 4주~7주 말	기형을 일으킬 수 있는 약물이 소수 존재하므로 신중히 대응한다.
임신 8주~11주 말	대기형을 일으키지 않지만, 소기형을 일으킬 수 있는 약물이 아주 조금 있다(생식기나 구개에 대한 영향이 있을 수 있다).
임신 12주~	기형을 일으킬 수 없지만 태아기능장애, 태아독성의 가능성이 있는 약물이 약간 있다.

구가 이루어졌다고 보기는 어렵기 때문에, 대부분의 약제 붙임문서에는 '치료의 유익성이 위험성을 웃돈다고 판단되는 경우에만 투여할 수 있다.'라는 이익투여로 적혀 있습니다. 그럼 누가 어떻게 판단할 것일까요? 실제로는 어려운 문제입니다. 환자에게는 "솔직히 이야기하면 알지 못한다고 이야기할 수밖에 없습니다만, 이제까지의 경험으로는 위험하지 않다고 알려져 있으므로 필요하면 드십시오."라고 설명하는 것이 현실입니다.

(1) 소독약

최근의 개념에 의하면, 경피투여에서도 이론적으로는 태아에 영향을 미칠 가능성이 지적되어 있습니다. 물론 관혈적 처치를 할 때부터 며칠 동안 사용한 경우에는 문제가 없지만, 예를 들어 포비돈요오드(Isodine® 등)에서도 태아의 갑상선기능이상이나 갑상선종의 원인이 될 가능성이 지적되어 있고, 붙임문서에도 '오랜 기간에 걸쳐 광범위한 사용을 피할 것'으로 되어 있습니다. 필요 최소량을 최단시기에만 사용하는 것은 어느 약제에서나 마찬가지입니다.

(2) 국소마취제

마취제는 대부분 기형을 일으킬 위험성이 없다고 생각하지만, 붙임문서에는 모두 이익투여로 되어 있습니다.

예전에 미국 FDA에서는 임부에 대한 약제의 안전성을 5단계로 분류해 붙임문서에 기록했습니다(2015년 6월 30일을 기준으로 이 분류는 폐지되었고 각각의 리스크를 기본적으로 기재하도록 변경을 계속하고 있습니다). FDA pregnancy category에서 리도카인(Xylocaine®)은 B(사람에 대한 위험성의 근거가 없다)로 되어 있기 때문에 먼저 고려해야 하는 마취제이고, 보통의 양(cartridge 2~3개)이라면 문제가 없다고 생각합니다. 다만 태반을 통과하기 쉽다는 사실과 대량 투여에서는 자궁혈류의 감소와 그로 인해 태아 사망을 일으킬 가능성이 있다는 점은 알아 둘 필요가 있습니다.

그 외로 이용되는 약제인 프로피카인(Citanest®)도 태반을 쉽게 통과하고 대량 투여로 인해 메타헤모글로빈혈증이 발현해 태아조직에서 산소공급이 감소할 가능성이나 모체보다는 태아에서 농도가 높아진

다는 사실로부터 사용을 피하는 것이 안전하다고 되어 있는 것 같고, 메피바케인(Scandonest®)은 FDA pregnancy category에서 C(위험성을 부정할 수 없다)입니다.

함께 사용되는 아드레날린은 대량투여하면 자궁수축을 일으켜 태반혈류량 감소 때문에 태아에 산소공급이 떨어질 가능성이 있다고 이야기하고 있는데, 보통의 양을 사용하면 반대로 약한 자궁이완작용이 있어서 태반혈류량을 증가시키는 것으로 알려져 있습니다. 한편 페리프레신은 경도의 자궁수축작용과 분만촉진작용이 있기 때문에 임부에게 사용할 때는 주의할 것으로 되어 있으므로 사용한다면 리도카인(아드레날린 첨가)을 보통의 양으로 사용하는 것이 안전할 것입니다.

(3) 항균제

태아에 대한 안전성이 높은 것을 선택해 사용하는 것이 바람직하고, 산과 가이드라인 2014에서는 '구체적으로는 아미노글리코시드 계열, 테트라사이클린 계열의 사용은 피한다. 페니실린 계열이나 세팔로스포린 계열 항균제는 안전하게 사용할 수 있지만 과민증(anaphylaxis)에 주의가 필요하므로 약제 과민증에 대해 충분히 문진한 후에 사용한다.'라고 기재되어 있습니다.

오래된 교과서에는 세팔렉신(Keflex®)이 제1선택으로 적혀 있는 것도 있지만, 개인적으로는 사용경험이 긴 세파크롤(Kefral®), 세파디닐(Sefzon®) 등을 선택하는 경우가 많습니다.

(4) 소염진통제

일본에서 이 category의 약제는 거의 대부분이 임신 중에는 이익투여이거나 금기입니다. 특히 비스테로이드성 항염증제(NSAIDs)는 태아 동맥관 수축 등을 일으킬 가능성이 있으므로 기본적으로는 임신 경과를 통해 금기라고 생각할 수 있습니다. 비교적 안전하게 사용할 수 있는 것은 아세트아미노펜(Calonal®)이고, 산과 가이드라인에도 '임신 중의 해열진통제로서는 아세트아미노펜이 권장된다.'라고 기재되어 있습니다.

아세트아미노펜에 대해서는 2012년 4월 붙임문서에 '임신 후기의 임부에 대한 투여로 인해 태아에게 동맥관 수축을 일으키는 경우가 있다.'가 추가되어 28주 이후의 투여에 대해 다시 주의를 환기하고 있습니다. 그러나 evidence는 아직 매우 약하고 영향은 부정적이라고 생각하는 전문가가 많습니다. 또한 FDA pregnancy category에서 이전에는 B였지만, 선천기형이 아니라 주의력 결핍/과잉행동장애(ADHD) 리스크 때문에 C가 되었습니다. 한편 오스트리아의 category에는 A(다수의 임부 및 임신가능 연령의 여성에게 사용되었던 약이지만, 그로 인해 기형의 빈도나 태아에 대한 직·간접 유해작용의 빈도가 증가한다는 어떠한 증거도 관찰되지 않는다)로 되어 있습니다. 각 약물에 관한 연구보고가 거의 망라되어 가장 유용한 교과서 중 하나라고 생각되는 Drugs in Pregnancy and Lactation의 2014년에 발행된 제10판에서는 '아세트아미노펜은 임신의 모든 기간 동안 일반적으로 사용할 수 있다. 예전부터 차세대에 리스크가 있다고 생각되지 않는다.'라고 하면서도 '최근 이것에 문제를 보이는 보고가 있다.'고 기재되어 빈번한 사용이나 타성적인 사용은 피해야 할 것이라고 되어 있습니다.

3) 앙와위저혈압증후군

임신 주수가 진행된 임부의 치과치료를 할 때, 특히 비교적 오랜 시간 앙와위를 취한 경우에는 앙와위저혈압증후군에도 주의가 필요합니다. 이것은 커진 자궁이 척주의 좌측을 주행하는 대동맥을 압박해 우심방을 향한 정맥환류가 감소하고 심박출량이 감소해 저혈압이 되기 때문에 일어납니다. 하품, 냉한, 현기증, 안면창백을 비롯해 빈맥, 오심·구토, 호흡곤란이나 심한 경우에는 쇼크가 일어나는 경우도 있습니다. 해부학적인 이유에서 왼쪽을 아래로 하고 눕거나 오른쪽에 쿠션 등을 대면 증상이 바로 가벼워집니다.

이때 중요한 것은 앙와위저혈압증후군이 일어나는 기전을 설명하는 것입니다. 임부는 기본적으로 긴장된 경우가 많기 때문에 갑자기 일어난 일에 불안해하며 태아가 괜찮은지를 염려해 급하게 산부인과에 오는 경우가 많습니다.

결론

조금 불안을 부추긴 부분도 있을지 모르겠습니다만, 여러분이 생각하고 있는 정도 또는 통계의 숫자만큼 기형이 많지 않다는 것이 실제 임상에서의 경험입니다. 실제 임상에서는 복부 차폐 상태의 치과용 X-ray 촬영, 국소마취로서는 리도카인(아드레날린 첨가)의 사용, 항균제로서 페니실린 계열 또는 세팔로스포린 계열 투여, 소염진통제로서 아세트아미노펜 투여는 기본적으로 문제가 없다고 생각합니다. 그러나 실제로 태아에 기형이 생긴 경우, 시행한 치과의료 행위가 원인이 아니라는 사실을 증명하는 것은 불가능하기 때문에 사전에 필요성을 충분히 설명하고 사전 동의서를 작성하는 것, 그리고 그 내용을 기재해 두는 것이 필수입니다.

필자는 산부인과 의사로서 투약·처치, 임신 판정이나 임신 주수 등에 대해 불분명한 경우에는 기탄없이 상담하는 것이 좋다고 생각한다는 점을 마지막으로 강조하고자 합니다.

Takamatsu Kiyoshi(髙松 潔)
도쿄 치과대학 이치가와종합병원 산부인과
첫 출간: Vol.113 No.1 (2013)